池上六朗

自然法則がカラダを変える！

【さんじくしゅうせいほう】

三軸修正法

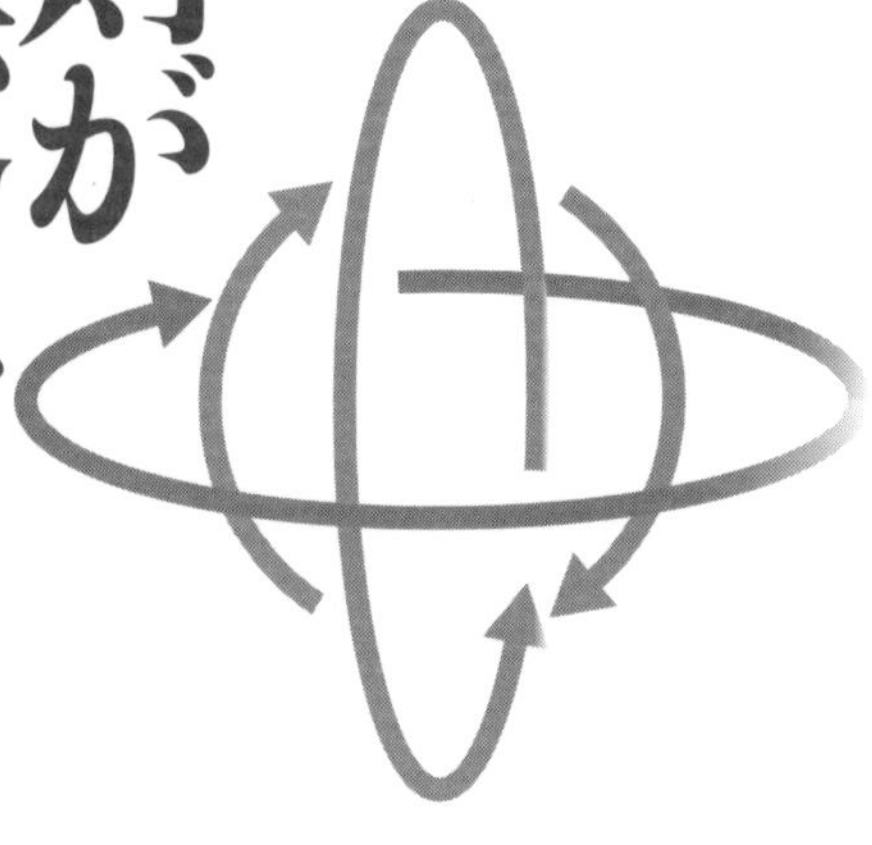

BABジャパン

池上先生のこと

クロークで札をもらったら62番で、そのあと船に乗ったら船室が62番だったというように、連続して同じ数字に出会うと、私たちはそこに何か自分宛の「メッセージ」があるのではないかと考える（例えばそれが自分の寿命を暗示しているのではないか……とか）。

これはフロイトが『無気味なこと』の中で挙げている例だけれど、偶然の符合が続くとき、私たちはそこに、私たちをある「あらかじめ決められた場所」に導く強い力を感じるというのは確かなことである。もちろん、「宿命なんか存在しない」と言う人を説得することは、私にはできない。けれども、この世界におけるすべての「出会い」は誰の身にも同一の確率で起こるわけではないというのは動かしがたい事実である。出会う人は出会うし、出会わない人は出会わない。

池上六朗先生との出会いも、説明のむずかしい偶然の符合がいくつも重なったことから始まった。その偶然の符合が何の「メッセージ」なのか。「解説」に代えてそのことを書きたい。ちょっと長い話になるから、覚悟して下さいね。

去年、私は『寝ながら学べる構造主義』（文春新書）というフランス現代思想の入門的な解説書を書いた。その本がたまたま池上先生のお目に止まった。そして、その中に池上先生は三軸修正法の原理に通じるものを看取せられたのである。

いったい、その本のどのような文言が池上先生のアンテナにヒットしたのか、私にはよく分からない。たぶんそれは思想史的には「言語論的転回」とよばれたものにかかわりがあるのではないかと私はぼんやり推察しているが、それについてはあとで述べようと思う。

一読後、池上先生はある講習会の席で、私のその本を治療家の方々にご推薦下さった。その話をもれ聞いた講習会会場（芦屋市市民センターというところだったのだけれど）の職員の方が「ウチダさんなら、来週、ここで講演会をやりますよ」と池上先生にお伝えした。

「これは奇縁」と判じられた池上先生は、ただちに神戸方面における三軸修正法の「宣教師」であり、この講習会の主催者でもあり（のちに私の「主治医」となる）三宅安道先生に私とのコンタクトを委託されたのである。

三宅先生からご連絡を頂いた私もまた、実は以前から「三軸」にはひそかな関心を寄せていた。というのは、私の通勤コースである国道二号線沿いに「三宅接骨院・三軸自在研究所」という看板を出した診療所があり、「三軸自在」とはいったい何のことであろうか、とその前を通るたびに気にかかって気にかかって仕方がなかったからなのである。（ふつう誰でも気になりますよね）。

私は稽古で右膝を痛め、その二年前に外科医から「運動・階段昇降・正座・革靴」の禁止を言い渡されて、実質的に武道家としての活動の終了を宣言されていた。しかし、こちらにも

「はい、そうですか」と修業を止めるわけにもゆかない切なる事情というものがある。なんとか傷んだ膝を使い延ばす術はないものかと暗い顔で思案していたのである。三宅先生からご懇篤なお招きを受けたのはちょうどその折りのことである。

はじめてお会いした温容の偉丈夫の三宅先生から、この訪問に至ることの経緯をお聞かせ頂いたのであるが、それでもよく分からない。それも当然で、「構造主義」と「接骨院」を結ぶ理路が「ほうほう、なるほど」で一望できる質のものであるはずがない。

とはいえ、理路は理路、膝は膝である。とりあえず診ていただくことにした。

しばらく私の身体を触っていた三宅先生は「この膝は私が治しましょう」とさらりと宣言された。仮にも二カ所の外科病院で「再起不能」を宣告された古傷である。にわかには信じがたいお見立てではあるのだが、自信に満ちた三宅先生の笑顔を見上げると「お願いします！」とすがりつかずにはいられない。

結果を言えば、三回治療に通っただけで、それまで二年間階段の上り下りにも手すりにすがりついていたほどの膝の痛みは嘘のように消えた。いかなる薬物も器具も用いず、ただ手技による身体の歪みの補正だけで、年来の疼痛があとかたもなく消失したのである。これはいかなる天の配剤であろうか。私は名医を求めて三宅先生にお会いしたのではない。三宅先生が池上先生の指示を受けて、まるで私の膝を治すためのように先方からすたすたとおいで下さったのである。（三宅先生がK—1のボブ・サップや武蔵さん、ボクサーの本田秀伸さん、徳山昌守さんら多くのプロスポーツ選手の「主治医」をつとめる斯界の名医であることを私はそのときには全く知らなかった)。

この天与の幸運に、私が粛然と襟を正したのは当然の事理である。

この治療法の発明者である池上六朗とはいかなる人なのか、その理法はいかなるものなのか。そして、なぜ池上先生は私を名指してこの天才的治療者を送り込まれたのか……私は俄然興味がわいてきて、三宅先生に頂いた本書『カラダ・ランドフォール』をひもといたのである。

この読書を通じて、私は池上先生の治療原理の一つの柱だけは何とか理解できた。それは一言で言えば、人間の身体はたいへん精妙な物理的実体である、ということである。

「そんなの当たり前じゃないか」と思われる方もおられるだろうが、この「物理学的」というときの池上先生の着眼点はふつうの人間のそれとはだいぶ違う。それについては本書に詳しいし、私の素人解説はじゃまになるばかりだから、よけいな口出しは控えるけれど、人間の身体が地球の自転や万有引力の影響を受けているという「当たり前のこと」の当たり前さに私たちはあまりにも無自覚であったのではないかと思う(そこまで無自覚だったのは私一人かも知れないけれど)。

もともと船乗りである池上先生の目には、人間の身体は海に浮かんでいる小さな帆船のように見えるらしい。

帆船は地球の自転、コリオリの力、気流、海流に影響されて航路や進度を変え、船荷の積載状況で傾斜を変え、帆につながる一本のロープを動かすだけでくるりと方向を変える。それらのすべてのファクターのどれかを見落とせば、船は迷走し、沈没する。だが、熟練した航海士の適切な指示があれば、嵐であろうと凪であろうと、船は軽快に帆走する。

私が本書を読んだときにいちばん印象的だったのは、この「人体を帆船に見立てる」という見立ての大胆さと、その絵画的イメージの爽快感であった。自分の身体を「大洋を帆走する小型帆船」としてイメージするというのは、なんとも気分のよいものである。

私自身も、ささやかな武道修業の経験から、私達が自分の身体を「ソリッドな単体」としてイメージするか、「水のような細粒の集積」として想定するかで、動きの質も力の質も一変することは知っている。

例えば、肩の関節を「ヒンジ運動（支点が固定されて円を描くワイパーのような蝶番運動）をするソリッドな機械」と想像して動かす場合と、「あらゆる方向に自在に動くぬるぬるした粘液の嚢」と想像して動かす場合では、肩関節の動きも、そこを経由して発動する力もまったく別種のものになる。

三軸修正法が従来の解剖学的・器質還元的な治療術と際だって違うのは、たぶん施療される患者自身が自己の身体について抱く「セルフイメージ」を根本的に書き換えることを治療の重要な核にしていることにあるように私には思われる（素人考えなので、的はずれかも知れないけれど）。

池上先生が人体を「帆船」モデルで考察すると着想されたとき、おそらく三軸修正法の治療体系は(モーツァルトの脳裏に交響曲の総譜が「まるごと」浮かんで、あとは「それ」を筆写するだけだったという伝説と同じく)「まるごと」池上先生の脳裏では完成していたのではないか、と私は想像するのである。というのも、池上先生の「修業時代」(つまり、あれこれの失敗を重ねながら、先輩や患者に教えられて、しだいに術技を向上させ、体系を整備していったプロセス)というものを私はうまく想像することができないからなのである。先生は治療を始めようと決められたそのときに、すでにして「治療の達人」だったという感じがする。

私のこの直感はたぶん間違っていないはずである。おそらく、三軸修正法は区々たる技術の総和ではなく、ある種の「人間の見方の切り換え」なのである。

もう一つの治療原理(そして、それがおそらく私の本と池上先生の「思想的」な接点ではないかと推察されるのであるが)にはじめて気づいたのは、池上先生ご本人とお会いしたときのことである。

三宅先生のご周旋で、今年の七月に芦屋のレストランではじめて池上先生ご夫妻と三軸修正法の指導者の方々とお会いすることになった。

白髪長身で温顔の池上先生はていねいに私に挨拶をされて、それから歓談ということになった。

人間のコミュニケーション感度はその人が「語る声」を聴くだけでかなり近似的に判定する

ことができる。これは、私が経験的に確信を持っていることの一つである。どれほど正しく、堂々たる知見であっても、聴き手を「排除する」種類の発声法というものがある。聴き手に同意のうなずきか沈黙以外のどのようなリアクションも許さないような排他性を帯びた語り口というものがある（例えば、音調の変わらない甲高いピッチで、聴き手を不安のうちに宙づりにするような長いセンテンスを連ねるような語り方がそうだ）。そういう人の話は、内容がどれほど立派でも、なかなか身にしみてこない。

その一方に、「やあ、こんにちは」という一言を聴いただけで、挨拶され、承認され、歓待され、対話への参加を懇請されていることが実感できるような声がある。

池上先生の声はもちろん後者であった。その声は深く静かに流れる「大河」のような印象を私に与えた。

その川底にどのような遺跡が眠っているのか、どのような未知の生物が棲息しているのかが、表面からは伺いしれないほど深い河、どのような急峻な山岳や残酷な荒野を経由してここまで流れてきたのか、その旅程を想像することのできないような河、けれども、同時に、田園や田畑を潤し、人々の生活用水として料理や洗濯の用を便じ、船を浮かべて旅をしたり交易をしたり水遊びをしたりすることを許す「流域住民フレンドリー」な河。

池上先生は、そんな深くゆるやかな河を思わせるような声で語り始めた。（年長者に向かってこういう評言をなすことがまことに失礼であることを承知の上で書かせていただくけれど）

私は池上先生と数分おしゃべりをするうちに、「ああ、日本にもまだこういう『ほんとうの大人』がいたのだ……」とちょっと感動してしまったのである。

それ以後、池上先生と何度かお会いしてお話を伺い、その施療の実際を経験しているうちに、ようやく三軸修正法と構造主義の「思想的接点」が「だいたい、このあたりかな」ということが推理できるようになった。まだ的はずれかも知れないけれど、私がどれほどとんちんかんなことを申し上げても、池上先生はおそらくにこにこ笑って「ああ、そういう考え方もできるかも知れませんね」と許して下さるだろうから、かまわず気楽に書かせて頂くことにする。

三軸自在と構造主義的思考の共通点は、おそらく思想史的に「言語論的転回」と呼ばれるパラダイムシフトを体系の基礎とするところにある、と私は考えている。

「言語論的転回」というのは、フェルディナン・ド・ソシュールの『一般言語学講義』を起点とする20世紀の学術的思潮のことである。一言で言えば、それは私たちが生きている世界は「モノ」の世界であると同時に（あるいはそれより先に）「意味」の世界、「記号」の世界である、という考え方のことである。

ふつう私たちは「モノには名前がある」というふうに言う。ソシュールはこの常識を覆した。むしろ、名前がついたときにモノは存在しはじめるのだ、と。

モノと名前の古典的な関係は聖書のアダムの「名付け」の場面に端的に示されている。

「創世記」によると、神さまはアダムの前に天地の動物を連れてきて「これらの生き物にあなたが名前をつけなさい」と命じる。そこで、アダムは「じゃあ、君はウマで、君はシマウマで、君はロバね」というふうに動物たちに名前をつけたことになっている。

しかし、よく考えると、これはありえない話だ。

というのは、アダムがあまり細かく分けるのに面倒になったら、ロバとウマを一くくりにして「じゃ、君たちは『縞ナシウマ』で、そっちは『シマウマ』ね」というふうに二種類に分けることだってできたはずだからである。アダムが名前を付ける前には、ウマとシマウマとロバのあいだに「境界線」はまだなかったのだから。

もう一つ例を挙げよう。英語には devil fish「悪魔の魚」という言葉がある。これは「タコ」と「エイ」をともに含む動物種のことである。しかし、英語話者がこの単語を聞いたときに、いったいどんな生物を想起しているのか、私たち日本語話者は正確には思い描くことができない（私たちに想像できるのは、「タコ」と「エイ」が仲良く一つの水槽に入っている情景だけである）。

世界が言語的に分節される前に、私たちの目の前に広がる世界は、星雲的、カオス的な混沌のうちにある。その世界が整序され、今見えているように見えるようになったのは、「モノそれ自体」に内在する実体的な差異のせいではなく、言語が導入した記号的差異の効果なのである。

ソシュール以来の構造主義的思考と池上先生の三軸修正法が出会うのは、おそらくこの「身体の言語的分節」という考想ではないだろうかと私は考える。それについて少し詳しい説明を試みてみたい。

三軸では「アラインメント」(alignment) という言葉をキーワードの一つに使っている。「アラインメント」は「直線にすること、整序すること、提携・連合」といった意味があり、日常的によく使うのは「自動車のタイヤのアラインメント」という「一直線に並べる」という用例である。体軸や四肢のつながりに歪みや屈曲があると、そこここに「詰まり」や「こわばり」ができて、身体がうまく動かないということは誰でも実感できることだ。

だが、「アラインメント」にはもう一つ語義がある。それは「ネットワークの中での自己の位置づけ」という意味である。

私たちの身体の歪みや不調は、単なる局所的な疲労や損傷ではなく、ある「ネットワーク」の中で、適正な「ポジション」にないことによってもたらされることもある。いわば「記号としての病」である。

例えば、葬式に白いスーツに赤いネクタイで登場する人がいたとする。スーツとネクタイというコーディネイトだけを取り出して言えば、どこもおかしいところはない。けれども、それは葬式に着てゆくにはふさわしくない衣装である。「スーツとネクタイのアラインメント」は狂っていないが、「服装と場のアラインメント」は狂っている。そのことに気づかない人は、周囲の弔問客の白眼視にさらされ、無用の摩擦を引き起こす（「無礼者！」と短気な弔問客に殴られたりする）。そんな風にして、その人は次第に人々とのネットワークから疎外され、さらに多くの無用無意味なトラブルに巻き込まれてゆくことになる。

「アラインメントが狂う」ことと身体の歪みや病気との関係はこれに類比的である。「適正な場における適正なふるまい」を逸することによって生じる「記号的な狂い」は身体的に症候化し、しばしば深刻な病態を取る。

池上先生の三軸修正法は、単なる関節や体軸の歪みの修正法にとどまらず、身体的な「歪み」として徴候化するものの基底にある「記号的な水準でのアラインメントの狂い」にも照準しているように私には思われる。

記号的な水準での整序の破綻は「患部特定・病巣摘出」的な外科的・局所的治療観では対処することがむずかしい。それは「局部が単独で痛んでいる」わけではなく、システム全体の失調が最も弱い環から切れてくることだからである。そして、その症候は、多くの場合、「アラインメントの狂った生き方」を繰り返し習慣的に誤り続けていることの記号的表現だからである。

三軸修正法の施療を実見された方が一様に驚くのは、池上先生があまり患者の身体に触れないことである。先生はほとんど言葉だけで腰や膝を治療をされる。だから、実際には先生が治しているのではなく、患者自身が先生の言葉をきっかけにして自分の歪みに気づき、それを自主的に補正することで治療が果たされていると解釈する他ないのである。先生が患部に触れるのは、そこに局所的な何らかの「魔術」を施術するためではなく、おそらくは、患者の意識をそこに集中させるためである。だから、被暗示性が高く、身体感覚の敏感な患者に対しては、痛みのある場所に触れるまでもなく、その部位名や、その部位が取るべき動きを声で指示するだけで治療が終わってしまうというような不思議なことが起こるのである。

しかし、それは別にそれほど不思議なことではない。ジャック・ラカンの有名な「短時間セッション」はときには握手だけで終わることがあったが、彼の精神分析は伝説的な治療効果を上げた。おそらく、ラカンも被分析者を一瞥しただけで、その「心のアラインメントの狂い」を看取することができ、場合によってはただ一言で、その狂いの補正を被分析者自身にさせることができたのだろう。

三軸修正法について、私は一介の「患者」の立場にあり、その治療原理や手技の体系については本書に記してあることの一部を理解できたという程度で、まだほとんど知るところがない。そんな素人の立場から池上先生の主著の「解説」を書くというのは、まことに無謀なことなのだけれど、私と同じく三軸修正法を「なんだかよく分からないが、すごそうだ」と思っている一般読者の方々のための「イントロダクション」としては、私程度の解説があるいはお手頃なのかも知れない。

これまでほとんどメディアに出ることのなかった池上六朗先生と三軸修正法の名を、私たちはこれから次第に頻繁に見聞きするようになるだろうと私は予測している。いずれは、専門的な立場からもっと適切に三軸修正法について解説をしてくださる方が登場されると思うけれど、それまでは不肖ウチダがしばらくは「スポークスマン」として三軸修正法の今日的意味について一般読者にアナウンスするという愉快なお仕事を引き受けていきたいと考えている。

２００３年９月

内田　樹（うちだ・たつる）
神戸女学院大学文学部教授（フランス現代思想・武道論）

はしがき

宇宙は何時から存在したのか？　それはヒトが宇宙を意識して言葉にしたときから始まった、と言う説があります。何かが存在すると言うコトは、人間の意識にとって存在すると言うコトです。モノ・コトの存在の意味はヒト　の意識が規定するのです。では意識があればモノ・コトがそこに在ると言うコトが分かるのかというと、もう一つ、自分の意識をそこに向けるという作業がなければモノ・コトの存在は分かりません。意識はそのままでは何にも知覚することは出来ません、「志向性」を持ったとき始めてモノ・コトが何処に、どの様に在るのかと言うことを意識の内側に取り込むことが出来るのです。

ヒトのカラダに対しても意識の「志向性」を変えれば、一般常識とはチョット違ったコト・モノに観察され、他の人ともチョット違ったコトが感じ合えるのかもしれません。

平成九年『カラダ・ボンヴォヤージ――三軸修正法の原理――』と言う本を柏樹社から出版しました。この本には、ヒトのカラダというモノを容器の中のコロイド（肉眼や普通の顕微鏡では見えないが、普通の原子や分子よりも大きい粒子として分散している状態）のサスペンション（液体中に固体粒子が分散した）として見立てたときに、どんなコトが読みとれるのかを著しました。

ヒトというモノを、ある大きさを持った立体的なモノとして捉えようとしたときに解らなかったコトが、一つ次元を下げて、面として観察すると、なにか解ったような気がするコトがあります。さらに線、点へと、所謂《いわゆる》微分的に、立体・面・線・点へと次元を下げて、ヒトというモノを容器の中に浮いた点の充積したモノと見立てれば、積分的にその逆を辿れば、〝立体〟、すなわちヒトのカラダに戻れて、各次元での様態が思考実験出来ることになります。

その様な意味での点（微粒子）のあやなす様が、常識的な私たちの眼にはヒトの動きや様々な姿に映るのだと規定すれば、ヒトをその様な「モデル」として捉えるコトにより〝点〟を操るコトでヒトを、好みの状態に修正するコトが可能になるはずです。

その「モデル」を使ってヒトのカラダに対して思考実験を試みるときに、あるルールを定めました。その一つは、「オッカムの剃刀（ある事象を説明するとき、その事象が必然的に要求する以上に多くの原理を立ててはならないと言う原則）を守るコト」。二つ目は「所与の条件を備えた原理で考える」と言うルールです。

何かに対して、何かを言おうとすると、絶対と言うコトを論ずるのか、比較と言うコトを論ずるのか、関係を論ずるのか、この三つを言えば大方の用は足りて余計なコトを言わないですみそうです。

絶対には所与の条件を備えた原理で当たり、比較に対しては差違で、関係に対しては系を見つけるコトというルールです。このルールで先ほどの「モデル」を観察しますと、今まで見落としていたカラダに関しての諸々のコトが見えてきます。そのコトの幾つかを著したのが『カラダ・ボンヴォヤージ』です。

その本の読者からたくさんのご意見を頂きましたがその多くは、理屈は分かるがイメージが掴めないので分かりやすいイラストを入れた本を出せと言うものでした。

幸いなコトに、「三軸自在の会」の会員で、すでに十年以上も三軸修正法を研究し、そのコンセプトを熟知している田代光児さんが、明快なイラストを担当してくれるコトになり、前著ではチョット分かり難かったところ、例えば回転している地球の表面の動きと、その動きとヒトとの関連や、カラダの内側は、地球の重力に拮抗する浮力を得ていて、想像している以上に重力そのものの影響から自由を得ているらしい、という私のイメージ等を織り込んで本著『カラダ・ランドフォール――三軸修正法の基礎――』を平成十一年の春に柏樹社から出版しました。事情により版が途絶えていましたが、このたび、ＢＡＢジャパン社さんのご厚意により改題され覆刻される運びとなりました。事に当たり『カラダ・ランドフォール――三軸修正法の基礎――』の編集者、中岡民興さんはアドバイスの依頼に対し快く適切な指示を下さいました。ありがとう御座いました。大阪大学名誉教授、丸山剛郎先生は「三軸修正法」がまだ海の物とも山の物ともつかない揺籃期から温かく見守って下さり、日本咬合学会や多くの学会で講演の機会を与えて下さって、『カラダ・ボンヴォヤージ』、『カラダ・ランドフォール』を推奨して下さいました。厚く感謝申し上げます。

私たちは常にある時代、ある地域、ある社会集団に属しており、その条件が私たちのものの見方、感じ方、考え方を基本的なところで決定している。だから、私たちは自分が思っているほど、自由に、あるいは主体的にものを見ているわけではない。むしろ私たちは、ほとんどの場合、自分の属する社会集団が受け容れたものだけを選択的に「見せられ」「感じさせられ」「考えさせられている」。そして、自分の属する社会集団が無意識的に排除してしまったものは、そもそも私たちの視界に入ることが無く、それゆえ、私たちの感受性に触れることも、私たちの思索の主題となることもない。

私たちは自分では判断や行動の「自立的な主体」であると信じているけれども、実は、その自由や自立性はかなり限定的なものである、という事実を徹底的に掘り下げたことが構造主義という方法の功績なのです。〔『寝ながら学べる構造主義』（内田樹《たつる》・著、文春新書）25ページより〕

まさにこの通りで、カラダというモノとそれが織りなすコトを自由自在に観ようとしても、今までの自分のものの見方、感じ方、考え方では上手く行きません。他からそれを借りてくる以外に仕方ありません。それに打ってつけのツールが構造主義ではないかと私には感じられるのです。そのツールの使い方をまねている間に生まれたのが「三軸修正法」です。

『寝ながら学べる構造主義』の著者であり、「思想の整体師」「現代思想のセントバーナード犬」「大人のおじさんの代弁者」等々の呼び名も高い、今や飛ぶ鳥も落とさんばかりの旬なヒト、内田樹先生と奇しきご縁でお会いして、幸いなことに解説のお言葉をお願いできることになりました。どんな批評がなされるのか、どんな評論が下されるかヒヤヒヤ、ドキドキです。

まさに、この本は、ご縁と、セレンディピティー（セイロン―現在のスリランカの古称―の三人の王子が、捜してもいない珍宝を発見する、というおとぎ話から、「思わぬものを偶然発見する才能、掘り出し上手」という意味）と、シンクロニシティー（共時性、同時性）の産物で、その標本のようなモノです。「三軸修正丸」は危うく難破しそうになりましたが無事に覆刻され「ランドフォール」も間近です。今まで支えて下さった全ての方々に御礼申し上げます。

自然法則がカラダを変える！　三軸修正法――目次

イラスト協力／田代　光児
カバーデザイン／中野　岳人

1

万有引力をカラダに活かす

カラダに祖先から伝わる知恵を発掘してみよう

私たちの先祖の生きざまを知る手がかりとなる、めずらしい遺物や遺跡が、各地からつぎつぎと発掘されています。原始時代の幕開けがここに来て一挙に数千年も遡りました。

祖先は一万年も前から集落を営み、植物を栽培していた……などの事実が明らかにされ、今まで常識となっていた先史学の定説が崩れてきました。

祖先は今まで私たちが想っていたより、遥かな昔から、高度な文化を育み、したたかに生き続けてまいりました。

私たちはその子孫として、一代も途切れるコトなく現在ここに在るのです。

当たり前と言ってしまえばそれまでですが、この一代も途切れずに、イノチが続いているという事実を想ってみると、その凄さにあらためて感じ入ってしまいます。

私たちのカラダには、祖先の経験と、それを凌いできた知恵の数々が、満ち満ちているはずです。

欲を言えばきりがありませんが、現実的に現在の時点で、これ以上望んでもどうしようもないという、形と機能を祖先から引き継ぎ、「いま私たちはここに在る」という事実を認めなくてはなりません。

単なる「モノ」から「生きたモノ」へ、さらに「ヒト」への長いみちのりの過程で、カラダが環境に適応し、順応してきた知恵を、あらためて発掘してみましょう。カラダは意外な事実を教えてくれるかもしれません。

すでにカラダが知っていたコトに気づかず、肩が凝る、腰が痛い、等々の不平を言っても仕方がありません。

あなたのカラダに関しては、あなたのカラダが一番よく知っています。

巷に氾濫する健康法を鵜呑みにする前に、日常動作のなかから、カラダの本来の機能を自分自身で思い出していきましょう。

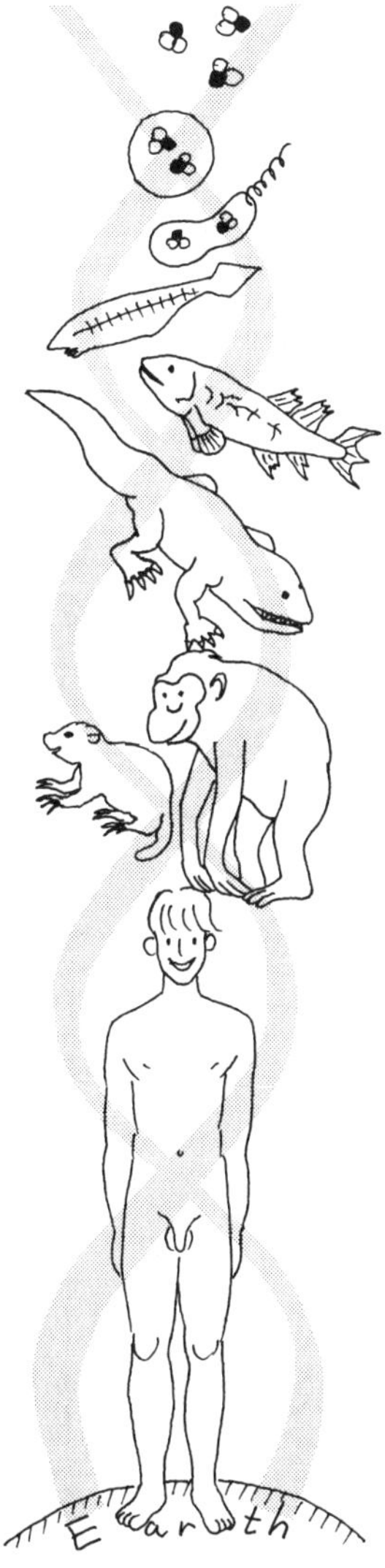

地球がモノから生命、そしてカラダへと育んできた

両足の中間に体重を掛けると動作が楽になる

立っていて、少し前にあるモノを取るなどの、何気ない日常の動作の繰り返しが、気づかないうちにカラダを疲れさせ、カラダに無理を強いているようです。

ふつう、自分の毎日の仕草の点検はしませんから、そんな簡単なコトがカラダに不快な影響を与えているなどとは思いにくいかもしれません。

試しに、次のような当たり前のコトをしてみて下さい。

まず、普通に立って、楽に手が届く範囲より少し先のモノを取る動作をしてみて下さい。

このようなコトは日頃やり続けているコトですから、ことさら何の意識も持たずに手を前方に差し伸べ、モノを取る格好をするコトでしょう。

このとき、チョット両足に注意を向けますと、体重が爪先の方に掛かっているコトに気がつきます。

今度は、少し遠くの、斜め前にあるモノを取る動作をしてみて下さい。

ほとんどのヒトが、そのモノのあるほうの足の爪先に体重を乗せてしまいます。

そのほうの足を一歩踏み出したとしても、その踏み出した足の爪先に、体重が掛かっているコトに気がつくコトと思われます。

前方にあるモノを楽に取るコツ

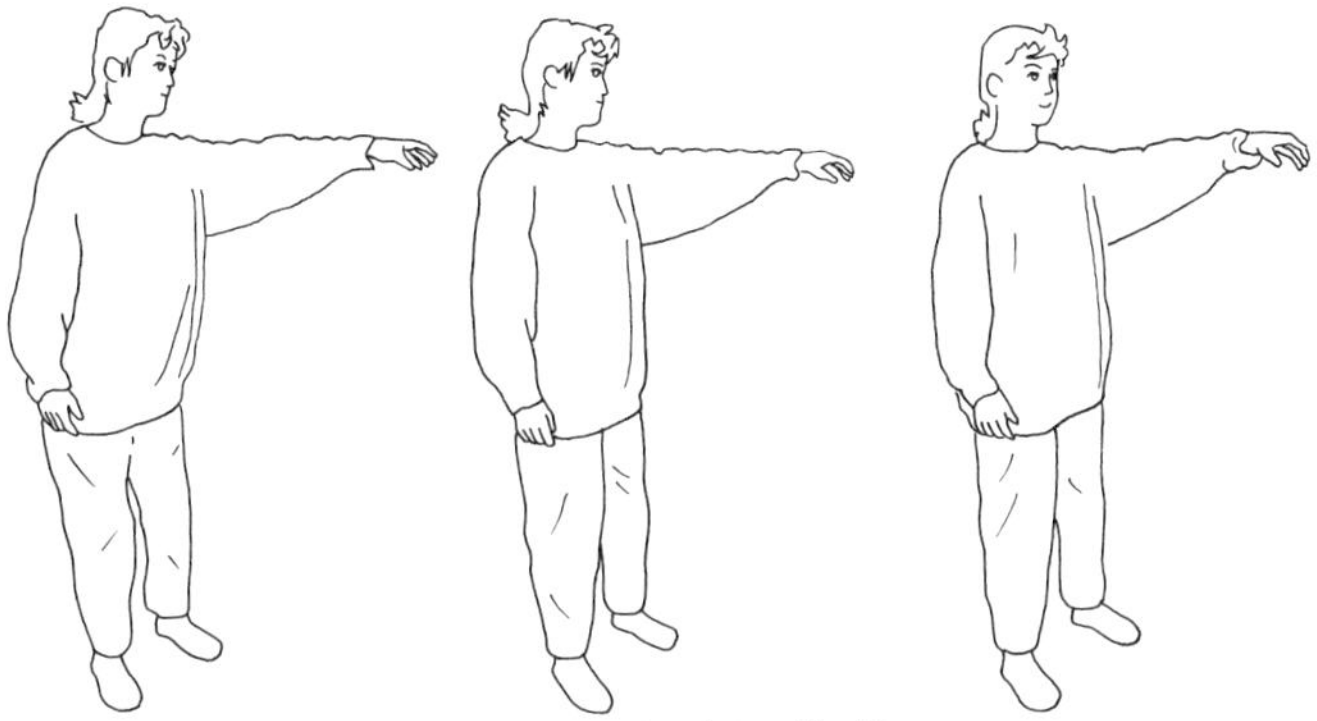

少し腰を後ろへ引いて、体重が両足の間にかかるようにすると、手が前に出やすくなる

今度は、もう少し遠くの斜め前にあるモノを取るつもりで手を伸ばすと、そのモノのある方の足の爪先に体重がかかってしまう

少し先のモノを取るつもりで手を伸ばすと、体重が爪先にかかる

　このようにチョットした動作をするたびに、私たちは体重の移動を行っています。

　この動作に少し工夫を加えると、チョット遠くのモノを取ったりするような日常の動作から無理が消え、カラダが軽くスムーズに動くようになります。

　普通に立って、少し遠くのモノを取るときに、今度は両足に意識を向けて、体重の掛かっている位置が、両足の中ほどから外れないように注意しながら、手を前に差し伸べて下さい。このとき、少し腰を後ろに引かないと、体重が爪先のほうに掛かってしまうかもしれません。

　このように、体重が両足の間に掛かるように注意しながら動作をしたほうが、手を前に出しやすくなるようです。

　チョット遠くの斜め前方のモノを取ろうとするときには、そのモノと反対方向に少し腰を引

カラダを前後に揺する（立位）

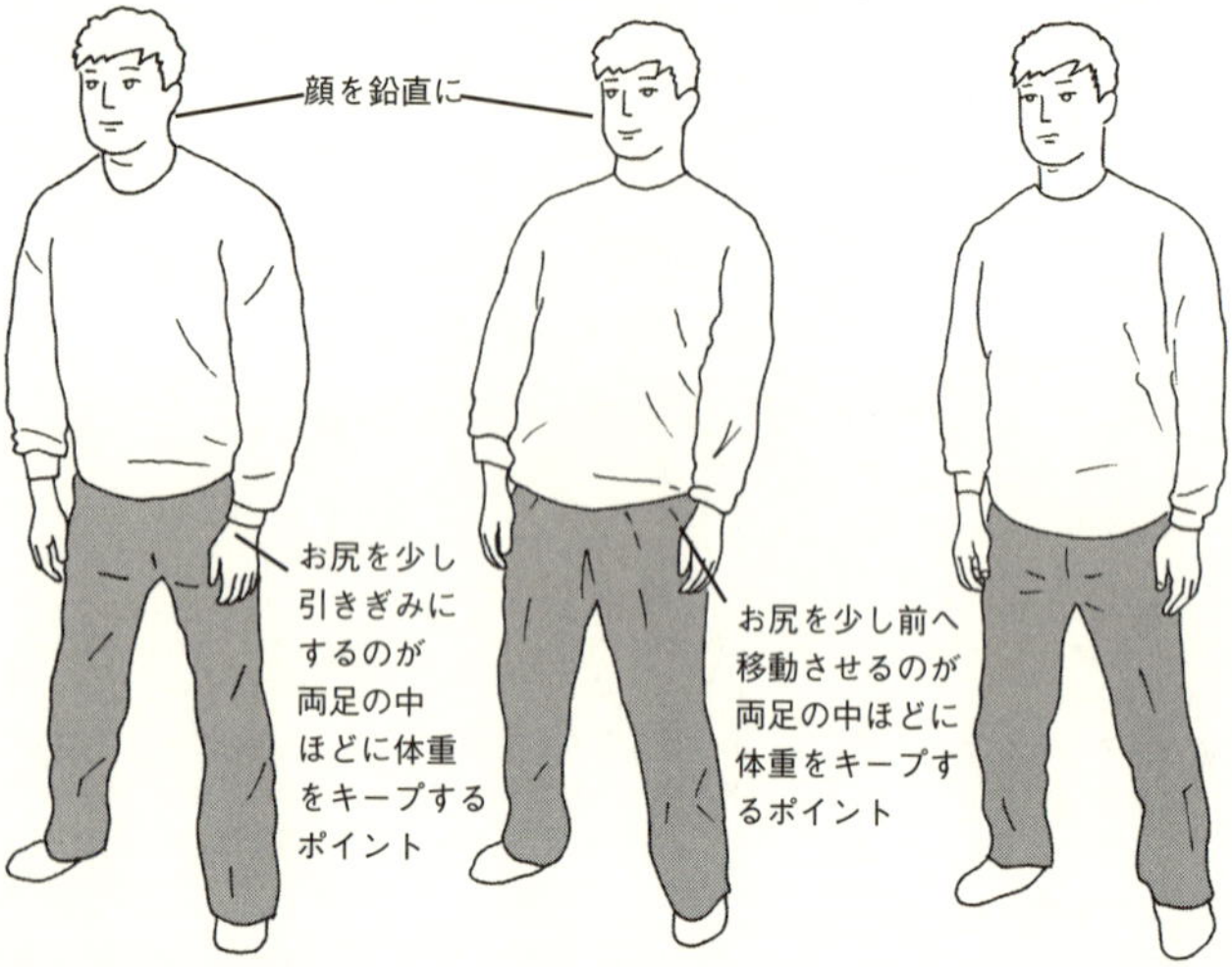
顔を鉛直に
お尻を少し引きぎみにするのが両足の中ほどに体重をキープするポイント
お尻を少し前へ移動させるのが両足の中ほどに体重をキープするポイント

き、両足の中ほどに体重を掛けておくと、カラダが安定して、楽に手が斜め前に伸びていきます。

こんな簡単なコトですが、いちいち意識せずに、この仕草が日常動作に組み込まれるにはチョットした慣れが必要です。

でも、手を前に出すときに、いちいち体重の移動が起こらない、前記の動作が習慣になりますと、日頃の疲れが減り、チョットした肩凝りや腰痛、膝の痛みなどがなくなってしまいます。

両足を動かさずに、カラダをねじったりするときなどにも、とにかく体重を両足の中ほどに掛かるように注意して行なうと、カラダが楽に動きます。

このとき、少し膝を曲げて、体重を両足の中ほどに掛けておくと、さらにカラダが楽に

カラダを左右に揺する（立位）

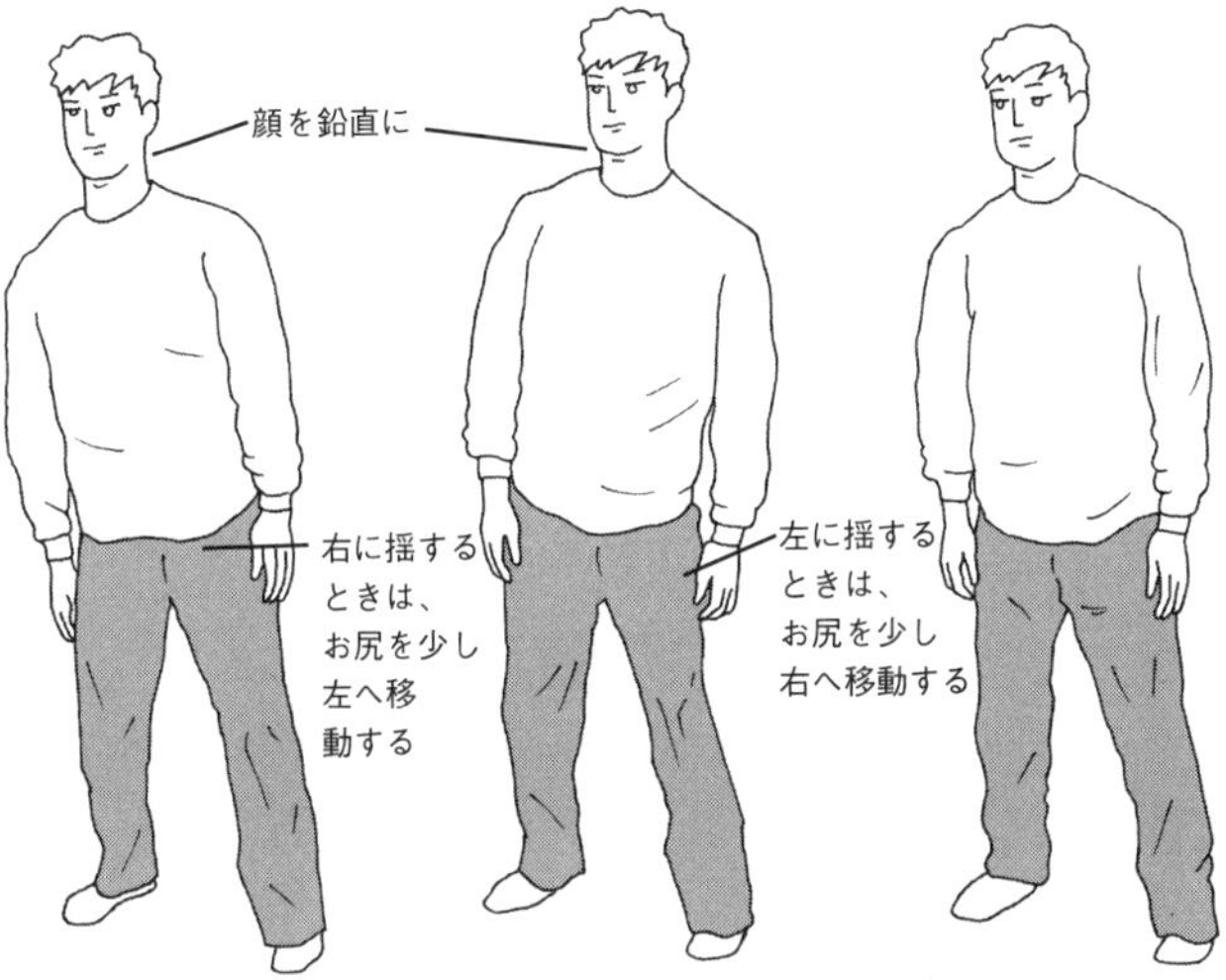
顔を鉛直に
右に揺するときは、お尻を少し左へ移動する
左に揺するときは、お尻を少し右へ移動する

ねじれます。

そこで、今度は注意を足から頭（顔）に向けてみます。

両足にほどよく体重を乗せたまま（両足の中間に体重が掛かるような）、いろいろの動作をすると、自然に、顔が鉛直に近くなり、目と耳が水平に保たれながら動作をしているコトに気がつきます。

今度は、そのコト（顔を鉛直にして、目と耳を水平に保ちながら）に意識しながら、カラダを動かして、カラダの柔軟性がどのように変化するかを確かめてみましょう。

肩の幅ほどに両足を開いて普通に立ちます。

1、前後にカラダを曲げて、カラダの柔軟性の程度を調べておきます。

2、両足の中ほどに体重が掛かるように意識しながら、その状態を変えないように、カ

カラダを前後に揺する（椅子座位）
ほんの少しの動きで体重の移動があまりない

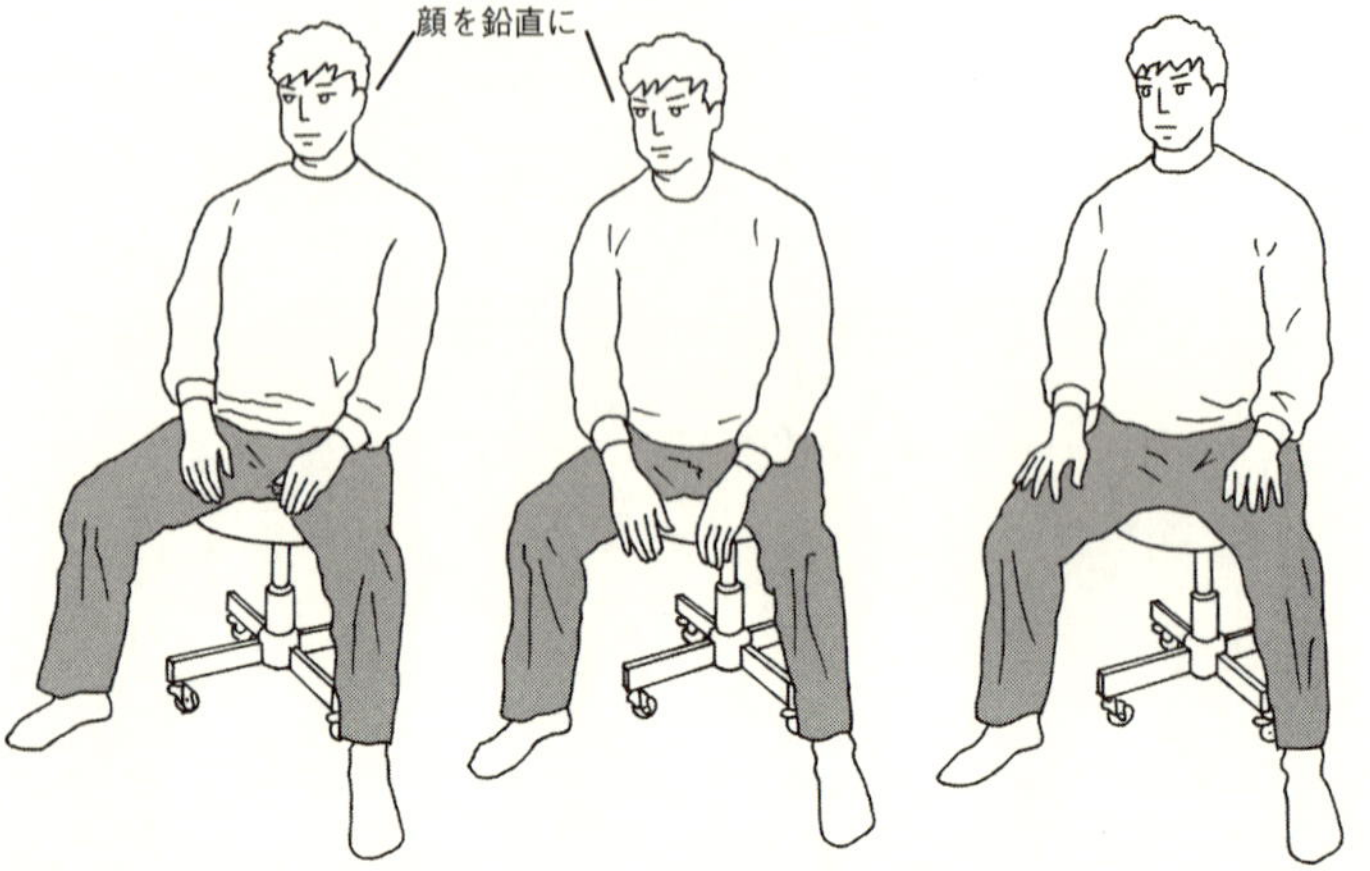

ラダを前後に軽く一度だけ揺すります。このとき、顔を鉛直に保っているコトがポイントです。

カラダを前に揺するときには、その角度に応じて、顎が少し前に突き出し、カラダを後ろに揺するときには、やはり、その角度に応じて、顎が少し引け気味にならないと、顔の鉛直が保てません。

3、右の動作が終わったら、カラダの柔軟性を確かめてみます。

この動きが上手にスムーズにできると、かなりカラダが柔らかくなったような気がします。

4、今度は（2）に動作が終わった後に続けて、やはり体重を両足の中ほどにキープしつつ、顔の鉛直を保ちながら、左右にカラダを少し揺すってみます。

カラダを左右に揺する（椅子座位）
お尻が浮き上がらない程度に

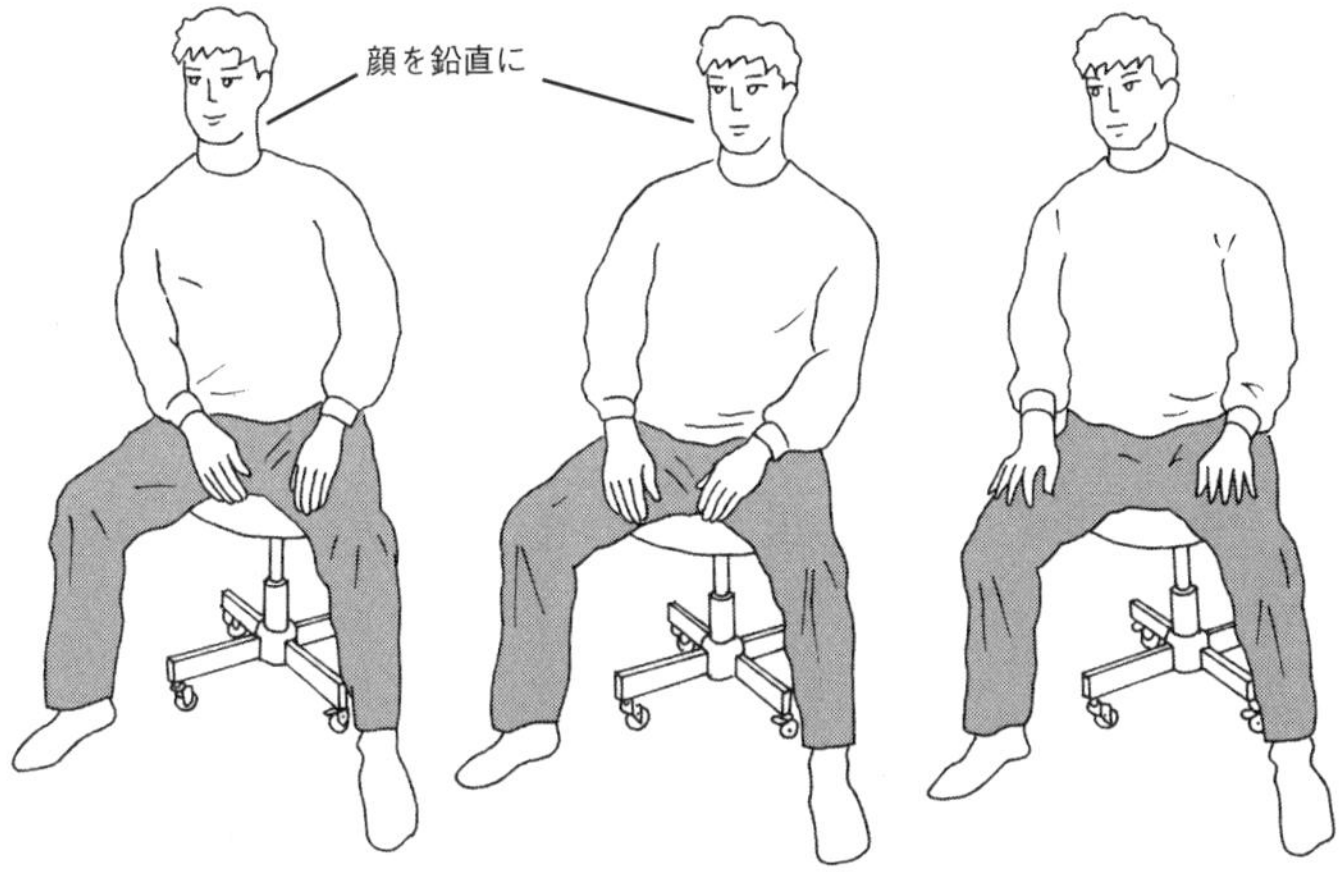

（顔の鉛直を保ちながら、カラダを左右に揺すると、必然的に両目を結んだ線と、両耳を結んだ線が水平を保ったまま、カラダが左右に揺れるコトになります）

5、この動作をスムーズに行った後に、カラダの柔軟性を調べると、（3）のときよりもさらに楽にカラダが前後に曲がります。

6、前後、左右だけではなく、斜めの方向にも顔を鉛直に保ちながら（目あるいは耳を水平に保ちながら）カラダを少し揺すると、さらにカラダが楽になります。

7、この運動のコツは、両足の間にカラダの重心が来るような状態を保ちながら、顔を鉛直に保ちつつ、肩から力を抜いて、ほんの少しだけ前後、左右、斜めの方向に無理なくカラダを気持ちよく揺するコトです。

一般の体操のように、一生懸命にカラダを

大きく動かす必要はありません。

慣れてくると、気持ちのよい方向に一度だけ、少しカラダを揺するだけで効果が期待できるようになります。

この運動は数秒という短い時間でできますから、肩が凝った、腰が痛いと訴える前に行ってみる価値があります。

カラダはこのような簡単な動きでも、それが〝道理にかなっていれば〟素直に反応します。〝当を得た〟簡単な動きがカラダを楽にするコトをカラダはすでに知っているのですが、体操とは一生懸命に気合いを入れてやるものだ、という教育を長い間うけてきたためか、自然に則した簡単な動きが、カラダの望んでいる体操であるというコトにヒトは気づきません。はやく意識がそれに気がつくコトをカラダは待っているようです。

顔を鉛直に保った動作は柔軟性が増す

デスクワークをしているヒトが、なんとなく肩が凝ってきたようなときに、頭をクルクル回す仕草をしているのをよく見かけます。

この動作はよく見かけるわりには、あまり実効が期待できません。

試しに、次の実験をして下さい。

1、普通に立って、カラダを前後に曲げ、カラダの柔軟性を確かめます。

2、椅子に腰掛けて、頭をクルクル回してから（1）の動作をして、カラダの柔軟性を再度調べてみます。

ほとんどのヒトが、あまり変化がないか、むしろカラダが硬くなってしまうようです。

3、椅子に腰掛けて、肩から力を抜き、顔を鉛直に保ち、（目と耳を水平に保ち）カラダを前後、左右に軽く揺すってみます。体重をオシリ（座骨）に感じ、あまり体重の移動がない程度のほんの少しの動きで十分です。

椅子から立って、カラダの柔軟性を確かめて下さい。

ほとんどのヒトが楽にカラダが前後に曲がるようになったコトを実感されるでしょう。

4、そのカラダの柔軟度を覚えておいて下さい。

再び、椅子に腰掛けて、カラダをほんの少しだけ前に傾けます（このとき、前に傾けた分だけ、顎を前に突き出し、顔を鉛直に保ちます）。

その姿勢から、目と耳の水平を保ちながら、静かに顔を左に向けていきます。

少し無理を感じたら、顔の鉛直と目と耳の水平をキープしながら、カラダを左に傾けます〈傾ける程度は右側のオシリ〈座骨〉が浮き上がらないほどです〉。さらに、カラダを左の方に気持ちのよい、無理のない程度にねじります。このときにも、顔の鉛直と目と耳の水平は保ったままです。

カラダを傾け、ねじる（椅子座位）

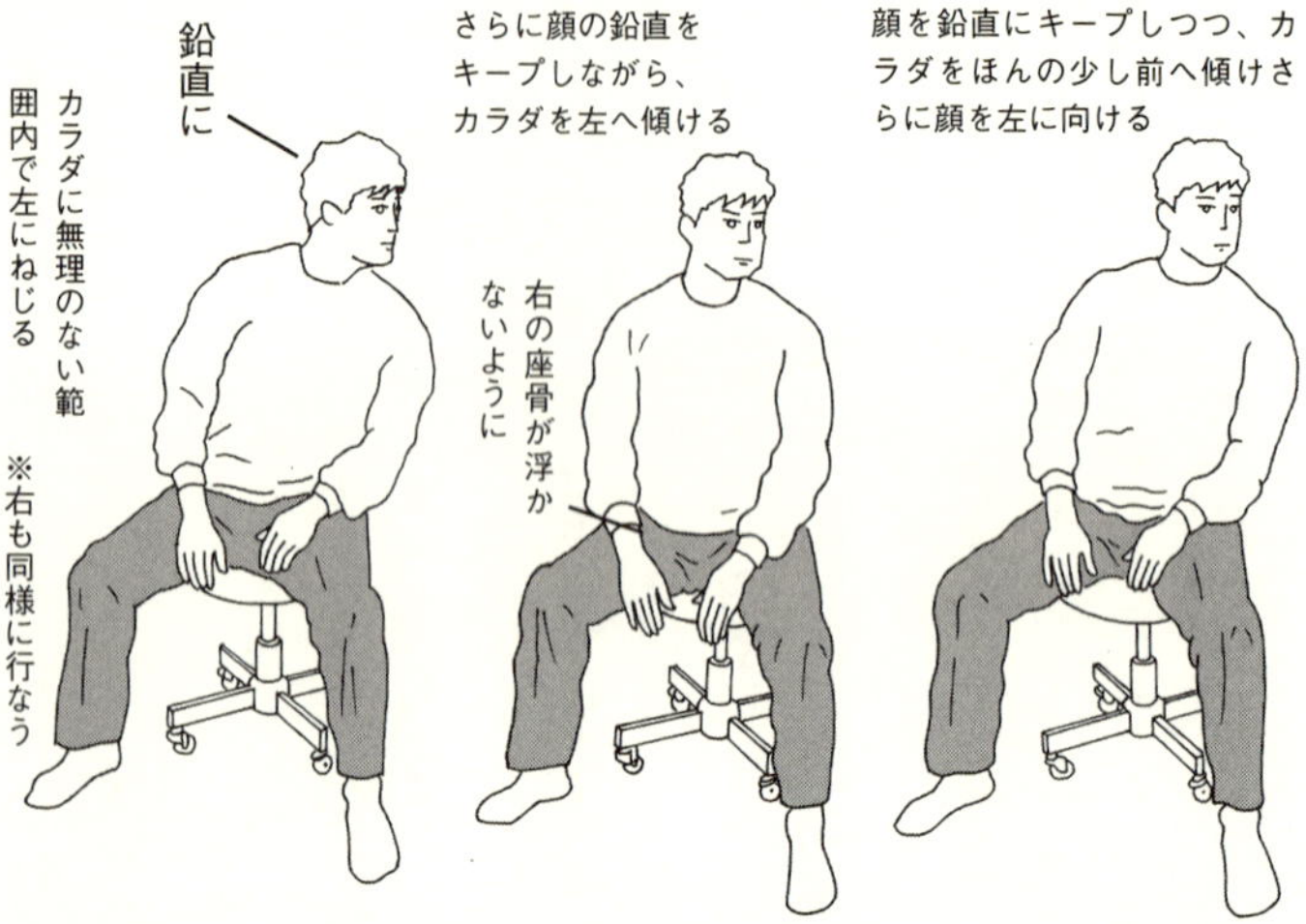
鉛直に
カラダに無理のない範囲内で左にねじる
※右も同様に行なう
さらに顔の鉛直をキープしながら、カラダを左へ傾ける
右の座骨が浮かないように
顔を鉛直にキープしつつ、カラダをほんの少し前へ傾けさらに顔を左に向ける

5、（4）の動作が終わったら、今度は（4）の要領で、右も同様にやってみましょう。カラダを少し前に傾け、右に顔を静かに向け、カラダを右に傾け、カラダを右にねじります。（4と5の動作の最後にカラダをねじりますが、このときカラダが後に反らないように注意し、むしろ背骨〈脊柱〉を軸にして気持ちよく、無理しないようにねじります）

6、以上の動作をしてから、カラダの柔軟性を確かめて下さい。

上手に行えると、さらにカラダがしなやかになっているコトが実感できます。

この一連の動作（体操）のコツは、つねに、顔を鉛直に保ちながら（顔を鉛直に保つと、鉛直と水平は直角に交わりますから、必然的に両目を結んだ線と両耳を結んだ線が水

カラダを傾け、ねじる（立位）

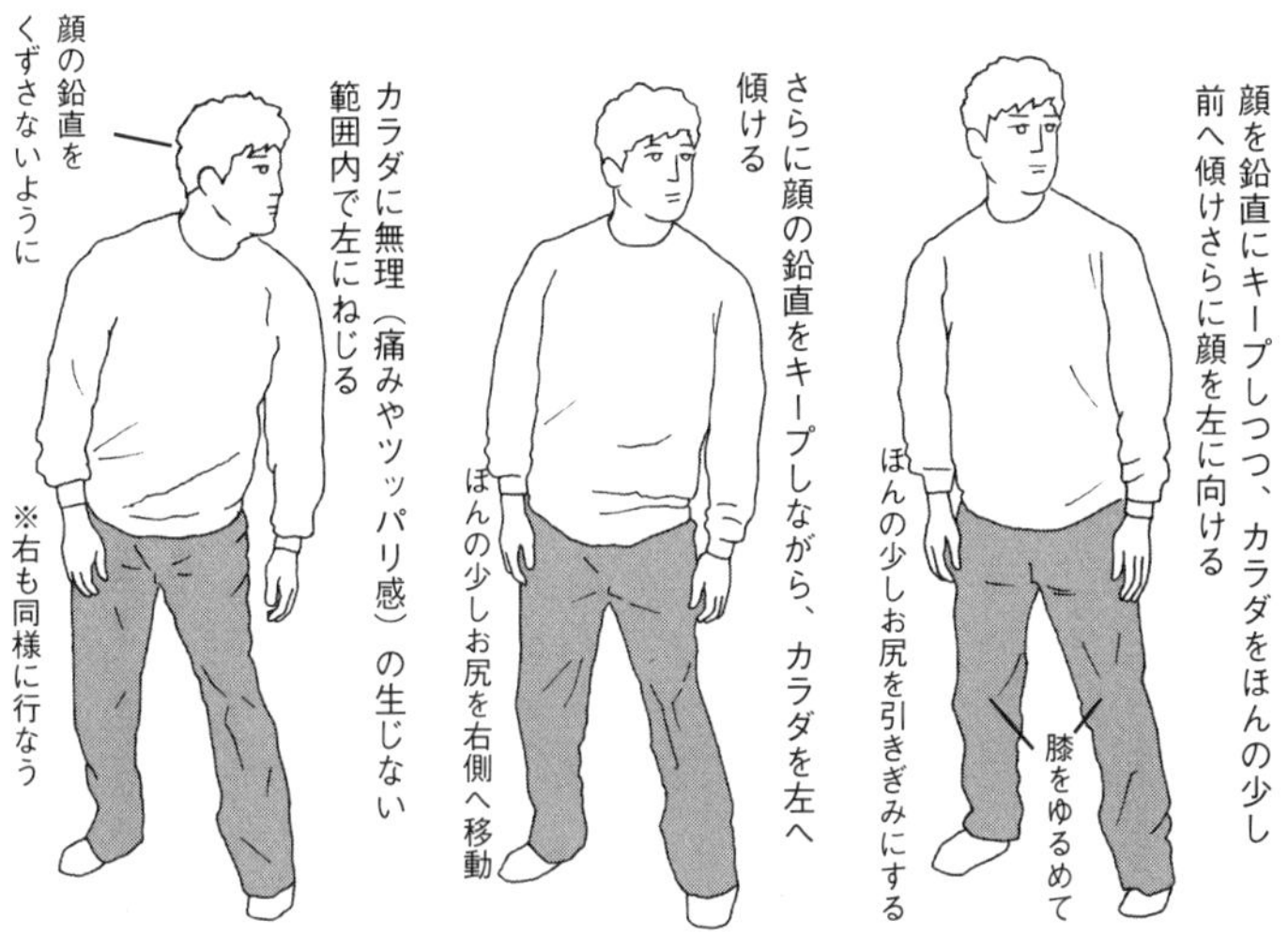

顔を鉛直にキープしつつ、カラダをほんの少し前へ傾けさらに顔を左に向ける
ほんの少しお尻を引きぎみにする
膝をゆるめて
さらに顔の鉛直をキープしながら、カラダを左へ傾ける
ほんの少しお尻を右側へ移動
カラダに無理（痛みやツッパリ感）の生じない範囲内で左にねじる
顔の鉛直をくずさないように
※右も同様に行なう

平になります）、カラダから無理な力を抜いて、気持ちのよい程度に行なうコトです。

立ち仕事をしていてチョット疲れたときには、両足を肩の幅に開いて、膝をほんの少し曲げて立ち、椅子に腰掛けていたときの要領で、（4）（5）の動作を行なえば、少々の疲れは吹っ飛んでしまいます。

これらの動作は、文章にすると少々厄介そうに感じますが、効果は非常に高いので、ぜひ試みて下さい。

以上に述べた動作に慣れるまで、簡易法として次の体操をして下さい。

足を肩幅に開いて、膝をほんの少し曲げ、肩から力を抜いて立ちます。

顔を鉛直に保ちながら（目と耳は水平にして）、両足の中間にカラダの重心をキープするコトに注意しながら、オシリ（骨盤）を、前後、左右に軽く揺すります。

こんな簡単な動きで、カラダの柔軟性が増し、少々の肩凝りや腰の痛みが消えてしまいます。

以上の動作（体操）の特徴は、いつでも、顔（頭部）を鉛直に保っておくコトです。

顔を鉛直に保つというコトがイメージでき難いヒトは、口に水を少し含んで、頬から力を抜き、カラダを前後、左右、斜めの方向に揺り動かして下さい。そのとき顔の鉛直が保たれていれば、カラダを動かしても、口に含んだ水は、いつでも舌の裏あたりにありますが、鉛直に保たれていないと、水は口の中を動きます。

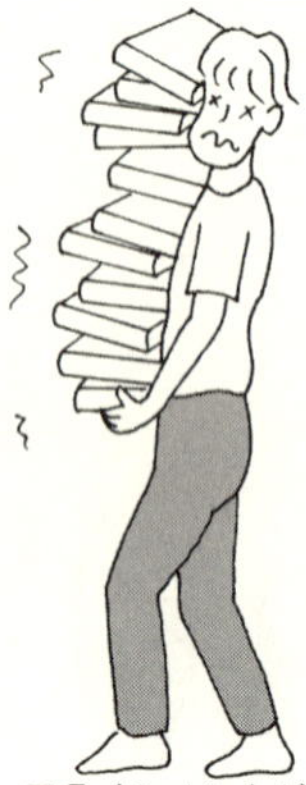

アラインメントが乱れている

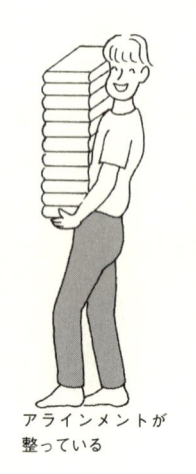

アラインメントが整っている

以上のような簡単な少しの動作で、容易にカラダの柔軟性が得られるのは、自分と地球がお互いに及ぼしあう相互作用（重力）のなかで、このような動きこそが、無理のない〝当を得た〟動きであるコトを、カラダが教示しているからです。

このような自然の動きをするコトにより、カラダの筋肉や骨格の、正常なアラインメント（alignment）が調整され、カラダの立て付けが整復された結果、カラダの持つ本来の機能が発揮されやすくなるのです。

万有引力はすべてのモノの相互作用と相互関係をしめす

にあたります。

地球儀で調べてみますと、日本のちょうど反対側は、ウルグアイやアルゼンチンの東方洋上にあたります。

その地球儀を何十回眺めてみても、そこに住む人々が、こちら側に足の裏を向けて立っているというコトが不思議に思えてしかたがありません。

日本を取り巻く海の水が、どこにもこぼれず、地球の反対側にまで丸く連なっていくという話が、若い頃に航海士をしていて、実際に地球の反対側にあたるウルグアイの東方洋上を、何度となく航海をした経験を持つ私にも、すっきりと「腑に落ちた」という感じがいたしません。

それは、地球の引力によって、海水もヒトも、すべてのモノが、地球の中心に向かって引っ張られているからだよ、と言われてしまえばそれまでですが、ただ単に教わって知っているというコトと、「腑に落ちた」というコトとの間には、少なからぬギャップがあるようです。

たしかに、南半球に行けば、夕方に西の空に見えてくる三日月は、日本の花王セッケンのマークの顔とは反対の方を向いていますし、有名な星座のオリオンなども、ひっくり返ってきますから、それらの現象を観て、遠くの星座の方が絶対的であるという地動説を前提とした航海士としての知識が、私にはありますから、オリオン星座の方ではなく、私の方が船と一緒に、丸い地球の反対側に来て、日本とは逆さになってしまったのだな、と頭では理解できるのです

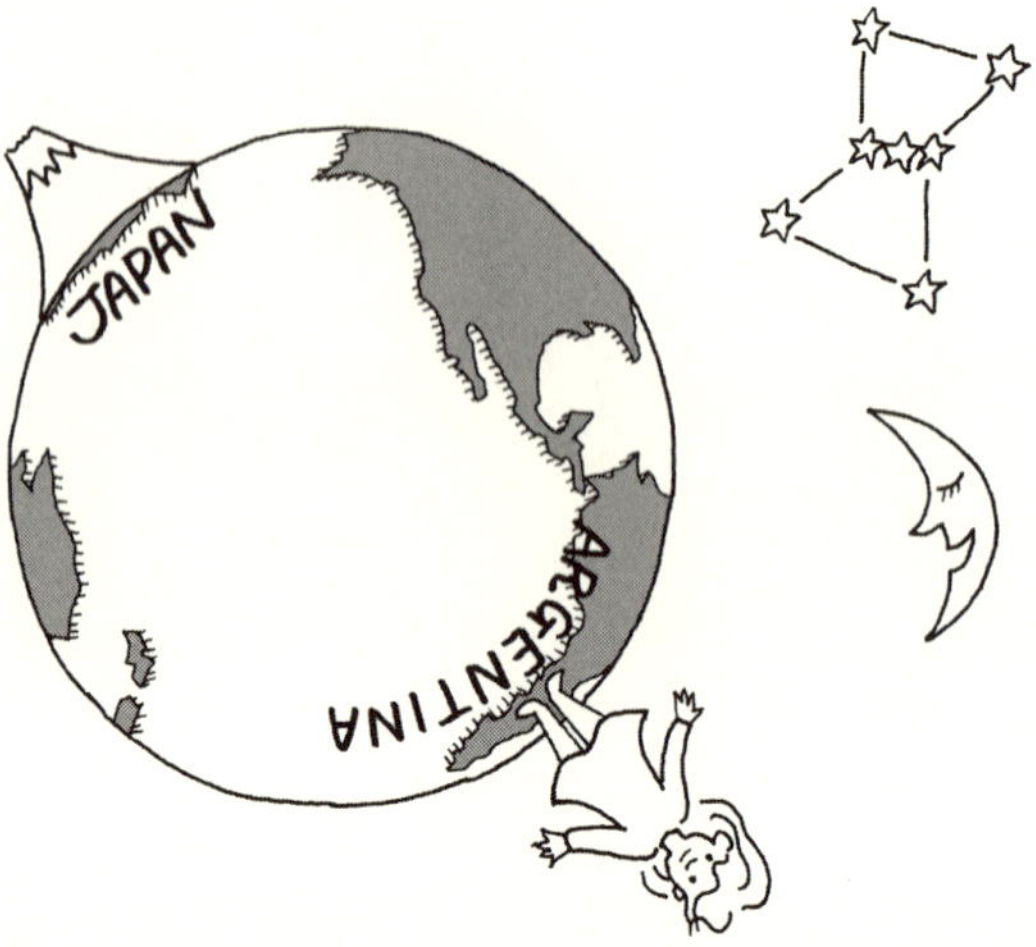

南半球に行けば、月も星座もひっくり返る

が、立っている私の足の裏が、日本を向いているというコトに、芯から「合点がいった」というわけではありません。

　当然のコトと思ってはいても、どこか遠いところで、なにか釈然としない、幽《かす》かなおもいが燻《くすぶ》っているコトがあるものです。

　私にとっては「モノが下に落ちる」という、当たり前すぎるほど当然のコトにも、幽かな妖しさが燻っているようにも映るのです。

　「モノが下に落ちる」というコトは、モノが一方的に地球に向かって落ちていくのではなく、地球とそのモノとが、互いに及ぼしあう力、すなわち二つのモノの間の相互作用が、落ちるという形をとって現れているのだ、と中学校では教わりました。

　この二つのモノの間の相互作用は、「二つのモノを特徴づける量と、二つのモノの相関関係を表わす量との、積になっている」とのコトでした。

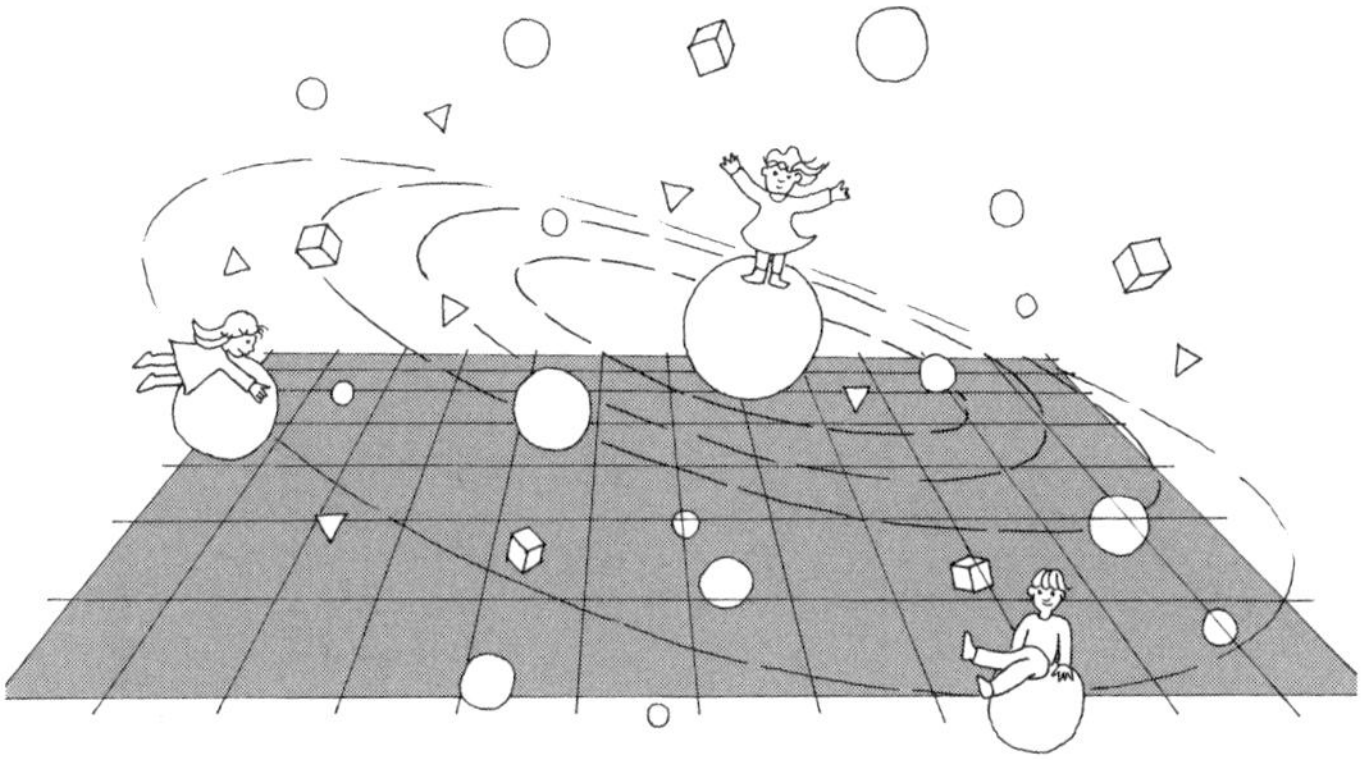

万有引力は宇宙にちりばめられた魔法みたいだ

中学校以来、悩まされ続けている、ニュートン先生の、万有引力の公式は、

「地球というモノの質量と落ちていくモノの質量が、相互作用をするモノを特徴づける量であり、この二つの量がお互いに及ぼしあう力は、この二つの量の積に比例し、その相互の関係は、その二つの距離の平方に反比例する」

というコトでした。

要するに、万有引力（universal gravitation）とは「特殊ではなく、相対的に、すべてのモノに共通に存する相互作用と、その相互の関係をしめす自然の傾向」を言っているのだと解釈すると、なんとなく感覚的に判ったような気がいたします。

宇宙に存する、すべてのモノの相互作用と相互関係をしめす、

$$\frac{m \cdot m'}{d^2}$$

m・m´……質量・質量（相互作用）

d²……距離の平方（相互関係）

という公式を衒学《げんがく》的に捉えようとはせずに、その公式を、宇宙を詩った一篇のポエムとして捉えれば、そのわずかに凝縮された宇宙のポエムから、玉手箱からたちのぼる妖煙のように、次から次へと新たな妖しげなイメージが湧いてきます。

その妖しげなイメージを膨らませてから、カラダというモノが、地球というモノとの間だけではなく、すべてのモノとの相互作用と相互の関係を、いかに結んでいるのかを探ってみようと想います。

地球からこぼれ落ちそうな不安はなぜ？

昭和二十年代後半から三十年代にかけて、たくさんの若者たちが新天地を求めて、南アメリカ大陸に移住して行きました。

ちょうどその頃、私は船乗りをしていて、その人たちを、ブラジル、ウルグアイ、アルゼンチンなどの希望の国々に送り出す移民船に、航海士として勤務していたコトがあります。

海上を航行する自分の船の位置を、さまざまな方法で確認しながら、安全に目的地まで船を進めるコトが、航海士という職務の主な仕事のひとつです。

陸地の見えない海上にあっては、天体との関連から、地球という球の表面に自分の位置を定め、海図の上にそれを記入しながら航海を続けていくのですが、そのような仕事をしている航海士でも、丸い地球の表面を進んでいるという実感を得るコトはなかなかできません。

船客の皆さんも、地球は丸いモノで、その表面を目的地に向かって船は進んで行くという知識は当然お持ちですが、日本の横浜港から出帆して太平洋を東に進み、最初の寄港地のサンフランシスコに到着しても、陸地は平らに見えますし、モノは下に落ちますから、感覚的には日本と同じ平面の上にいるように思えてしまい、その地に立っている自分の足の裏が、日本にいたときとは、すでにかなり異なった方向（地球の中心角で約七〇数度）を向いているという実感は持てないようです。

船は北米西岸からメキシコ、グァテマラ、エルサルバドル、ニカラグア、コスタリカ……などの国々の港に寄りながら、太平洋の東の端を南に下り続け、やがてパナマ運河に到着します。この辺りまで来て注意深く夜の空を観察しますと、オリオン星座などの見慣れた星座が、日本で観た時よりもかなり傾いているコトに気がつきます。

しかし、平らな海図上で自分の位置を見ているかぎり、やはり感覚的には、日本から平らに連なっている海上を船は進んで来た感じです。

船はパナマ運河を通過して太平洋からカリブ海に入り、コロンビア、ベネズエラ、ガイアナ、スリナム、ギアナの北方洋上を東に進み、いよいよブラジルの領域に入ります。

アマゾン河の河口付近で赤道を北から南に通過して、南半球に入り、ブラジルの最東端を過ぎると、日本を出てから東へ東へと進んできた船の針路が、西向きに転じながら、さらに南下の度合いが強まります。

この辺りまで来ますと、西の空に夕方見える三日月が、日本とは反対の右向きになっているコトに気づいたり、オリオン星座が逆立ちしてきているコトが気にかかり、南十字星がくっきり夜空に浮かんでいるのが認められます。

さらに南下を続けると、ブラジルの一番南のリオグランデドスル州の沖合に差しかかります。その辺りが日本の九州の対蹠点《たいせき》（正反対。地球の裏側）にあたります。

ここまで来るのに日本を出てから、約三ヵ月を経過し、横浜を出港した当初には千人もいた船客の大半が途中の港で下船してしまい、広い船内もがらんとしてひっそりと静かです。船に残っているのはウルグアイやアルゼンチンまで行く、ごくわずかの人々ばかりです。

長かった船旅も終わりに近づき、船内はセンチメンタルな雰囲気に包まれてきます。

そんな折りに、船客に地球儀の上で日本の反対側にいる船の位置を示しますと、ほとんどの方が心細い顔をしながら、どうして、どこかにこぼれ落ちてしまわないのかと質問されます。

さらに、どうして鉄で出来た船が度重なる荒天にもめげずに、ここまで来れたのか……等々、乗船して以来の不安や疑問の数々を、一挙に私たちにぶつけてきます。

自分たちの足の裏の方向が、地球の中心を貫いて故郷の方を向いているようだという自覚はなかなか持てなくても、まもなく始まる新天地での生活への期待と不安が交錯するなかで、本当に遠い遠い地球の裏側までも来てしまったというコトの現実味がひしひしと身にせまってくるようです。

そのとき地球儀で地球の裏側を見て、なんとなく、どこかにこぼれ落ちそうな心細さを感じる気持ちのなかには、船の中で知り合い、一時にせよ、境涯を同じくした仲間が次々と下船していってしまった淋しさや、故郷は遥かに遠のいてしまったという寂寥感、新しい生活に対する不安感等々、ヒトそれぞれの特殊な感情に根ざした不安が隠されています。

それに引きかえ、鉄の船が沈むのではないかという、横浜で船に乗ったときから、いつも心の底に燻り続け、海が時化《しけ》るたびごとに頭をもたげた心配の裏には、モノは支えがないかぎり、どこまでも下に落ちていくという、普遍的なデキゴトに根ざした不安が隠されていて、同じ不安であっても、両者のあいだには「特殊」と「普遍」という本質的な違いがあるようです。

それらが入り混じり、なんとも心細くなっている頃にふと想う、船もろともに地球からこぼれ落ちそうな、頼りなさの方向は空に向き、鉄の船が沈むのではないかと想う頼りなさの方向は海の底に向いています。

質問した方に、あなたの心配の種の一つは空を向き、もう一つは海に向いて、まったく正反対の方に行きたがっていますから、それらは打ち消し合って何の心配もありませんと説明しますと、一瞬キョトンとしてから、やや間をおいて、笑いだすのが常のようです。

丸い地球のどこにいても、どこにもこぼれ落ちないのも、鉄の船が浮力を得て沈まないのも、地球とそのモノが、互いに引き合う相互作用、すなわち、引力のなせるわざなのです。

万有引力の法則が一篇の詩《ポエム》として蘇る

手に持った鉛筆を離すと床に落ちるのも、月が地球から離れて行かないのも、「万有引力」のなせるわざであると、なんど聞かされても、ただそんなものかと思うだけで、心底から納得しているわけではありません。

万有＝宇宙間にあるすべてのもの。万物。万象。一切有為。

とりあえず、「万有」という言葉を広辞苑で調べてみますと、右のようなコトが載っています。子供の頃からいつも感じていたコトですが、何かを分かろうとして辞書を引くと、また分からない言葉が出てきて、さらに分からなさが増してしまい、分かろうとする行為はついついおっくうになってしまいます。

万物。万象。――は、まあまあ分かったとして「有為」とは一体何なのか？

ここはひと踏んばりして、調べてみますと、

有為＝さまざまの因縁によって生じた現象、また、その存在。絶えず生滅して無常なことを特色とする。（有為の反対は無為）

無為＝自然のままで作為のないこと。因縁によって生成されたものでないもの。生滅変化を離れた永遠の存在。

このコトから、「万有」を「一切有為」と理解すれば、宇宙間で起こるすべてのコトは、さまざまな因縁によって生じ、また、その現象は変化を離れた永遠のデキゴトではなく、条件次第で、いつも揺れ動いているコトを特色とする相互作用である、と解釈され、「万有」という言葉から、かなり「広くて深い、動きのあるデキゴト」というイメージが得られます。

そうすると、「万有引力」を、ただ字面《じづら》（文字の構成や字配りから受ける視覚的な感じ）から、「すべてのモノが有している、引き合う力」と単純に理解するのとでは、その趣がまったく異なっているコトに気がつきます。

万有引力

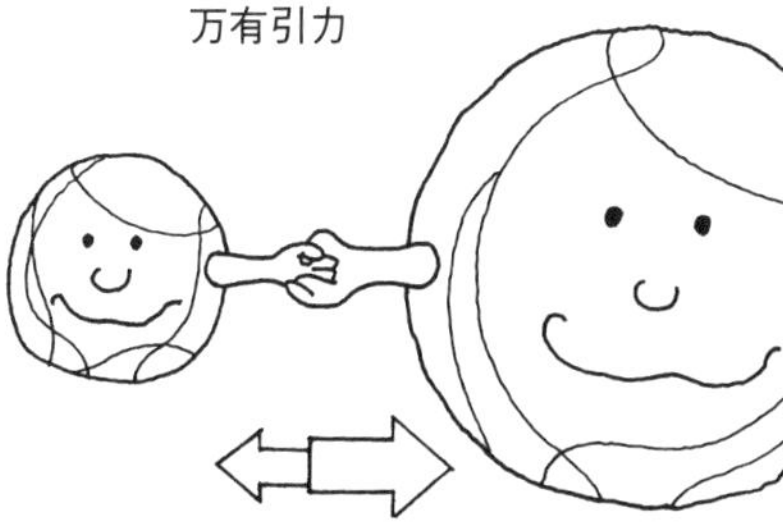

普遍的にお互いに引き合う自然の傾向

どなたが翻訳したのかは、知る由もありませんが、宇宙（天地四方、古往今来《こおうこんらい》）という立体的な広がりと、時間の経過のなかで、すべてのモノがお互いに引き合う、相互作用と相互関係の広がりを「万有引力」という、絶妙な四文字で表わした見識に驚嘆させられます。

コトのついでというか、悪乗りついでに、「万有引力」の原語、universal gravitationについて、英和辞典を引いてみますと、universalには、「一般的な、例外なく当てはまる、普遍的な、宇宙の、万有の、万物の、全称的な」などなどの意味が読み取れま

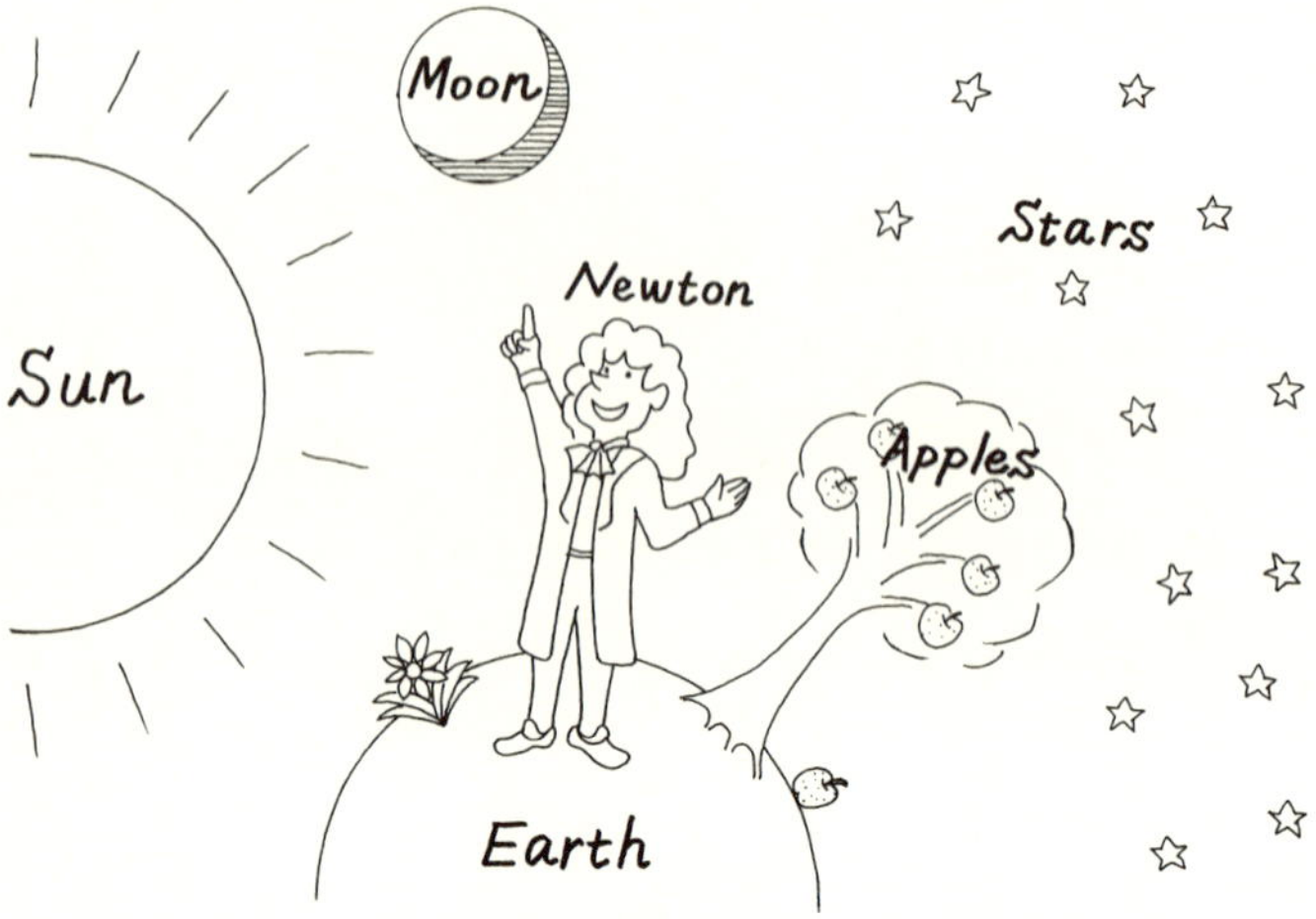

ニュートンが詩った宇宙のポエム

す。

また、その反対の言葉として、「特有の、特別の、個々の、特殊的な、小さな部分の、詳細な、特称的な」などを表わす、particularがあります。

gravitationからは、「引力（作用）、重力、（～から～へ向かう）自然の傾向」などなどが読み取れます。

このコトから、universal gravitation（万有引力）を、「宇宙に存在するモノとモノとが、特殊的ではなく、普遍的にお互いに引き合う、自然の傾向」と理解できます。

このようなコトから、$\frac{m \cdot m}{d^2}$という、万有引力の法則（the law of gravitation）を、あまり衒学《げんがく》（pedant，教育で些細な規則を強調する、杓子定規な、書物の知識に固執する、等々）的にではなく、全宇宙の営みのなかから、ニュートンがモノとモノとが、お互いに引き合おうとする傾向を、一篇のポエムとして詩ったものだなと、恣意的に解釈すると、一見、無味乾燥なこの公式が、自分との関わりをもったポエムとして蘇ってきます。

ニュートンのこの詩には、モノとモノとの特徴を表わす量と、その相互作用、また、その相互の関係が如何様になっているのかは描かれていますが、なぜ、お互いに引き合うのか、という「なぜ」について、表向きには、その詩から読み取るコトはできません。

その「なぜ、お互いが引き合うのか」が納得できないので、地球の上に立って、月を見上げていても、「万有引力」というコトが身近なコトと思えないような気がします。

科学は「なぜ」というコトについては、答えてくれないようです。

宇宙はいかにして生成したか

ガモフ（George Gamow, 一九〇四～一九六八）が唱えたビッグバン（Big Bang）宇宙論によりますと、百数十億年の昔、真空のなかで、ある偶然がはたらき、エネルギーのポテンシャルが高い状態が生じ、これが急激に膨張し始め、宇宙が開闢《かいびゃく》したとのコトです。

はじめ、一様に宇宙を構成していた高温、高密度のガスが、宇宙の膨張にともない温度が下がり、不均一になり、かたまりが生じ、銀河となり、そのなかで原初の星が生まれ、それらが爆縮、爆発を繰り返すなかで原子核反応のよって重い元素がつくられていきました。それらを集めて太陽系・地球が誕生して、そのうえで物質が変化し、生物が発生し進化がすすみ、やがて、文明をもつヒトが生まれました。

宇宙論では一条の光（火の玉）から始まり、現在に至るまでのストーリーは、それなりに展開はしていますが、はじめの火の玉の成因や宇宙の行く末については、諸説が紛々していて面白く、宇宙に対する、われわれ素人の空想をかき立ててくれます。

一様性が崩れ、不均衡になると、そこにナニカが起こる。

変化の前提として、一様性が崩れる。このコトは宇宙の開闢に端を発してから、現在、私たちの身近に起こるデキゴトに至るまで、一応の真理として存在し続けています。

一条の光とともに発した、高温、高密度の一様な（平均的な）ガスが、宇宙が断熱的に（宇宙の外の熱のやりとりのない）放射状に高速で広がり、冷やされて行く過程で不均衡になり、ナニカが生じ得る可能性が生まれていきました。

遠い遠い昔の、宇宙にインバランスが生じはじめた胎動期に想いを馳せると、そのナニカが徐々に姿を顕わしてくる妖しげな様子がイメージされます。

インバランス（不均衡）こそ、モノ、コトを生み出す原動力です。

混沌がゆらぎ、粒子が生じ、ナニカが生まれるには、それなりの傾向が必要です。

その傾向の一つが、粒子がお互いに引き合おうとする相互の作用と、その相互の関係である

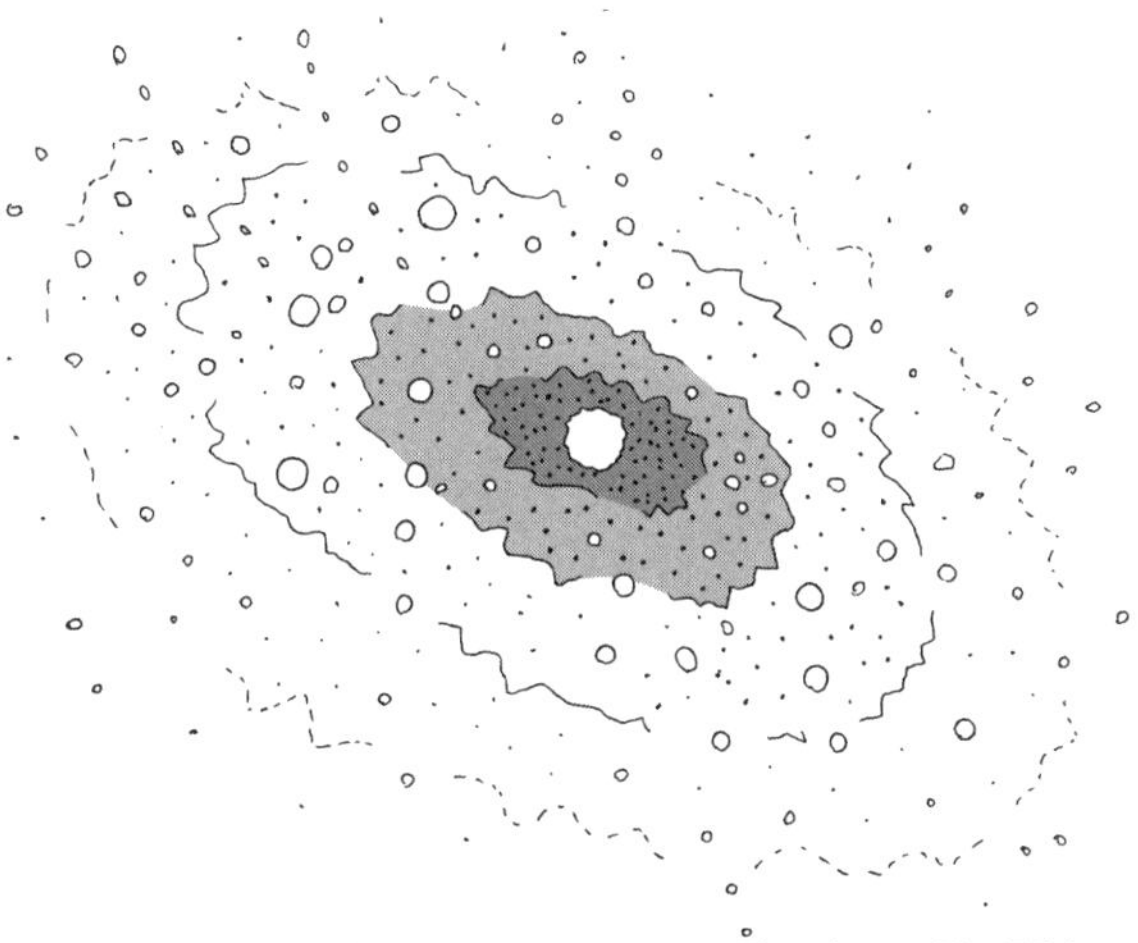

混沌がゆらぎ、粒子が生まれ、そして互いに引き合って星が誕生した

と理解すれば、とらえどころのない混沌から、星が生じ、そこに生命が誕生する可能性が、なんとなく分かるような気がします。

手に持った鉛筆を離せば下に落ちるコトも、その傾向の延長線上のデキゴトとして理解できそうです。

とは言っても、なぜ、そのような傾向が宇宙に存在するのか？

この「なぜ」についての答えは、自分がイマジネーションをはたらかせて、その中から見つける以外に方法はありません。

私は次のようにイメージしてみました。

ビッグバン宇宙論を採るかぎり、私というモノでも、本を正せば、混沌から生じた「粒子」から出来ています。

その「粒子」の集合体である私は、けっこう自己主張が強く、しかも欲深く、何でも手元に引き寄せたい傾向を持っています。

このモノを引き寄せようとする傾向は、親から引き継いだというものでも、後天的に獲得したというものでもなく、むしろ宇宙（この場合の宇宙は、地球の外の空間〈space〉というよりも、空間と物質のすべてを含む存在〈universe〉という意味合いで）の最初から、モノ（粒子）に具わった性質なのではないか、とも思えるのです。（そう思った方が気が楽になるというコトもありますが……）

宇宙の初めから、モノ（粒子）が本質的に自分の「存在」を明らかにする手段として具えていた、なんでも引き寄せようとする性質（属性）と、その存在の「領域」を主張し合った結果として、近くに在った微細な粒子どうしが、お互いに引き寄せ合い、徐々に集まりはじめ、やがて原初の星を誕生させていったのでしょう。

モノは、何でも自分のほうに引き寄せようとする「性質」を、小さなモノは小さいなりに、少なく顕わし、大きなモノはそれなりに、大きく顕わすようです。

モノは自分の「存在」の「領域」を、宇宙の端までの無限遠にまで主張し続けますが、空間の広がりの性質によって、自分からの距離が離れれば離れるほど、その距離の二乗に反比例して、その主張の強さは、急激に衰えていってしまいます。

モノが空間に対して、自分の「存在」を放射状に主張し続けても、その主張は距離が遠のけば遠のくほど、そこまでの距離を一辺とした面積に等しく、空間も広がりを見せますから、自

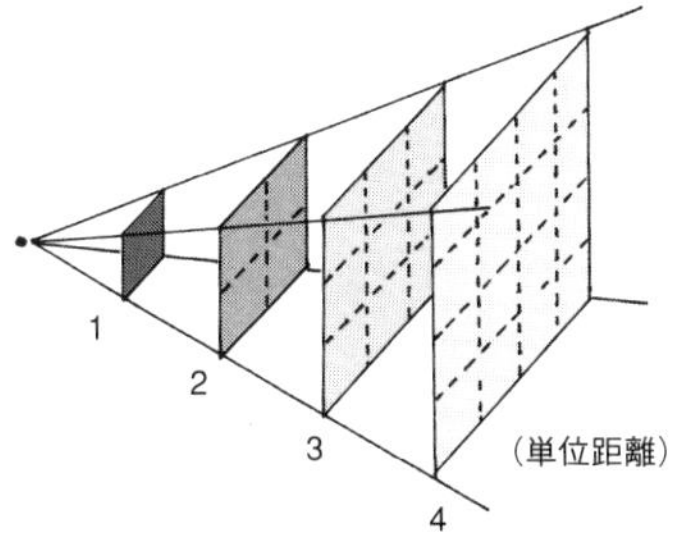

緊張の広がりは、そのモノからの距離の二乗に反比例して減衰していく

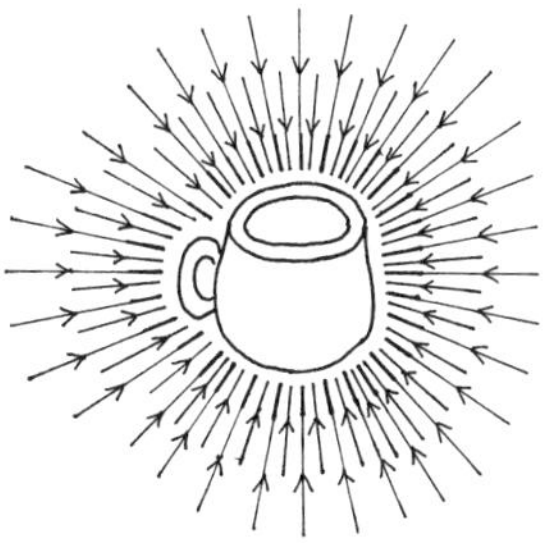

モノが存在すれば、何でも引き寄せようとする緊張状態が存在している

ずとその主張の強さは、急激に減衰してゆくコトが道理です。

要約しますと、どんなモノでも、モノが存在すれば、そのモノの回りに、ある種の緊張状態が存在しています。

その緊張状態の広がりは、無限の彼方まで及びますが、その強さは、そのモノからの距離の二乗に反比例して減衰し、その緊張状態の性質は、何でもかんでも引き寄せてしまうというものです。

その緊張状態は、質量の大きさに比例して顕れますから、モノの質量が大きくなればなるほど、他のモノを引き寄せる可能性が大きくなります。

このような性質を持ったモノとモノが、お互いに作用しあっている様子、あるいは傾向を、「ニュートンは『万有引力の法則』という一篇の詩にして、私たちに示唆しているのだな」と想えば、学問的には少々おかしくても、モノとモノがお互いに引き合っているというコトにロマンを見出だすコトができて、そこから生まれる解釈が、地球とヒト、ヒトとヒト、モノとヒト、等の関係から、新たなコトを見出だす手がかりを与えてくれるかもしれません。

鉛直方向をカラダに教えると機能は回復する

「鉛直」と「垂直」は、しばしば同じ意味に用いられます。しかし、この二つの言葉を使い分けたほうが便利なために、広辞苑にならって次のように用いるコトにいたします。

鉛　直＝鉛直線の方向。

鉛直線＝重力の方向、つまり物体を吊り下げた糸の示す方向の直線。水平面と垂直をなす。

垂　直＝a、二つの直線が互いに九十度で交わるとき、これらの二直線は直交する、あるいは互いに垂直であるという。さらに空間内の二直線が平行移動した結果、直交するときも互いに垂直であるという。

b、一つの平面上のすべての直線に垂直な直線はこの平面に垂直であるという。

c、一つの平面に垂直な直線を含む平面は、前者の平面に垂直であるという。

鉛直は常に重力の方向を指すのに対し、垂直は水平面に直交する場合は鉛直と一致しますが、空間内の任意の直線、あるいは面に対して直角の方向を意味します。

鉛直と垂直の意味を、以上のように約束してから話を進めます。

垂　直

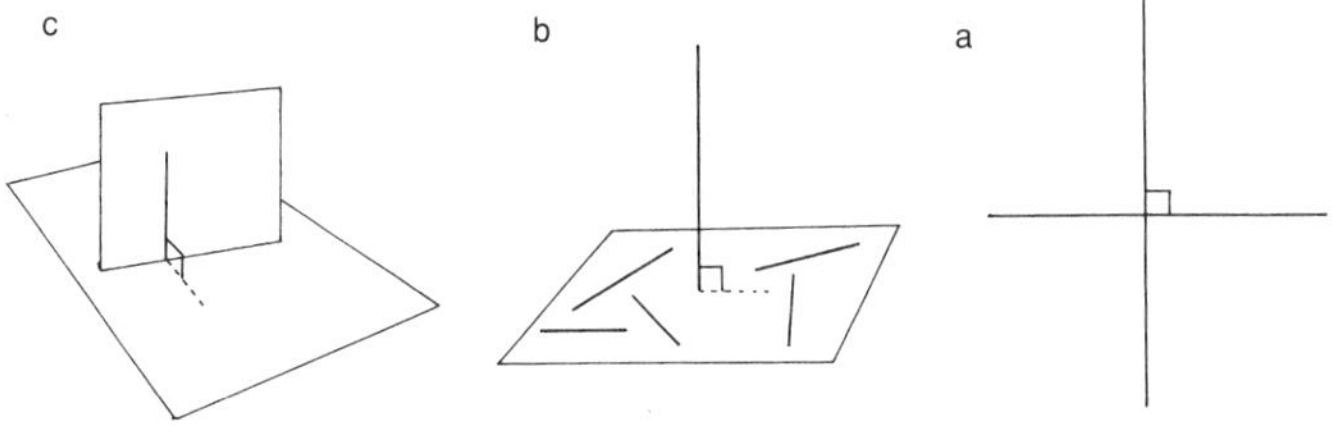

私たちのカラダは、微細な「粒子」が集まって形作られています。その微細な粒子は、宇宙の初めから、お互いに引き合おうとする傾向を具えています。その粒子が多数集まって、カラダという集合体を形成しても、その傾向は失われません。

　カラダのほとんどの部分は剛体（十分大きな力を加えても、体積・形状を変えないと仮想された物体。普通の固体は剛体とみなして差し支えのない場合が多い）ではなく、力が作用すれば形を変えるコトのできるモノですから、カラダを構成している「粒子」は原

鉛直と垂直

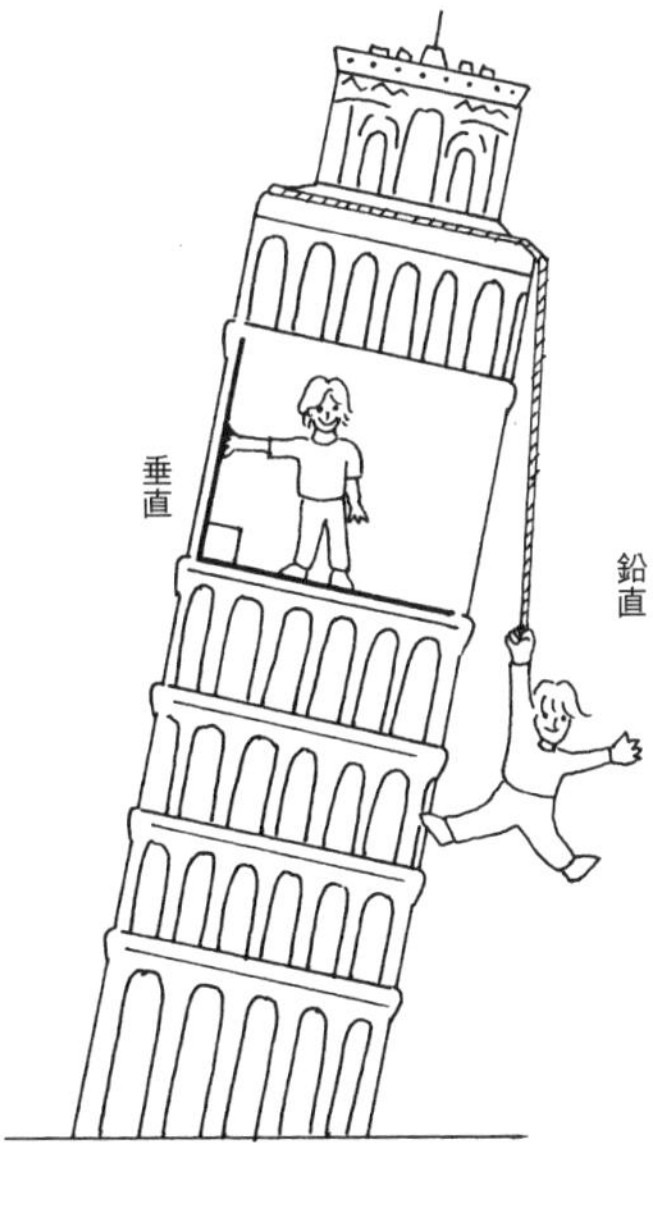

自然法則がカラダを変える！

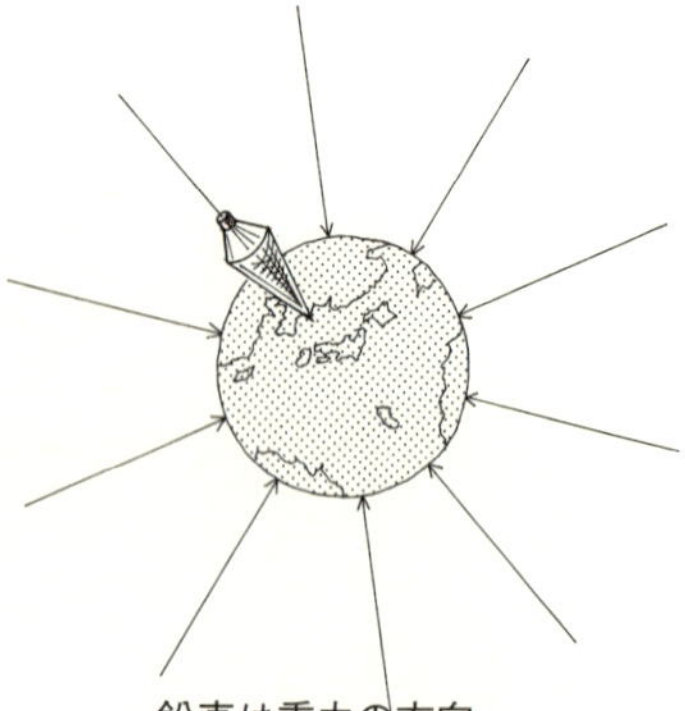

鉛直は重力の方向

初の傾向を色濃く温存しています。

カラダは地球という大きな質量の上で、進化してきました。

大きな質量のまわりには、すべてのモノを引き寄せようとする、大きな緊張状態が存在しています。

カラダは、その緊張状態のなかで、数十億年という時間をかけて進化し、いまの形状を獲得しました。

その意味において、現在の形と機能がベストのモノで、現時点ではこれ以上のモノを望み得るすべはありません。

カラダは動くというコトが使命であって、直立しっぱなしというコトが、その使命ではありません。

重力の方向は、地球上のどの地点においても、〝普遍的〟に鉛直方向ですから、カラダを動かせば、重力に対して、カラダを構成している粒子が受ける方向は、相対的にいつも変化します。その結果、必然的にカラダの形と、その機能に常に変化が生じます。

カラダは、ある範囲の変化に対しては寛容ですが、その範囲を超えた変化には狭量で、機能低下や感覚の異状などで、この範囲を超えたコトを表現します。

また、カラダの機能は、多少の変化を織り込むように進化を重ねています。

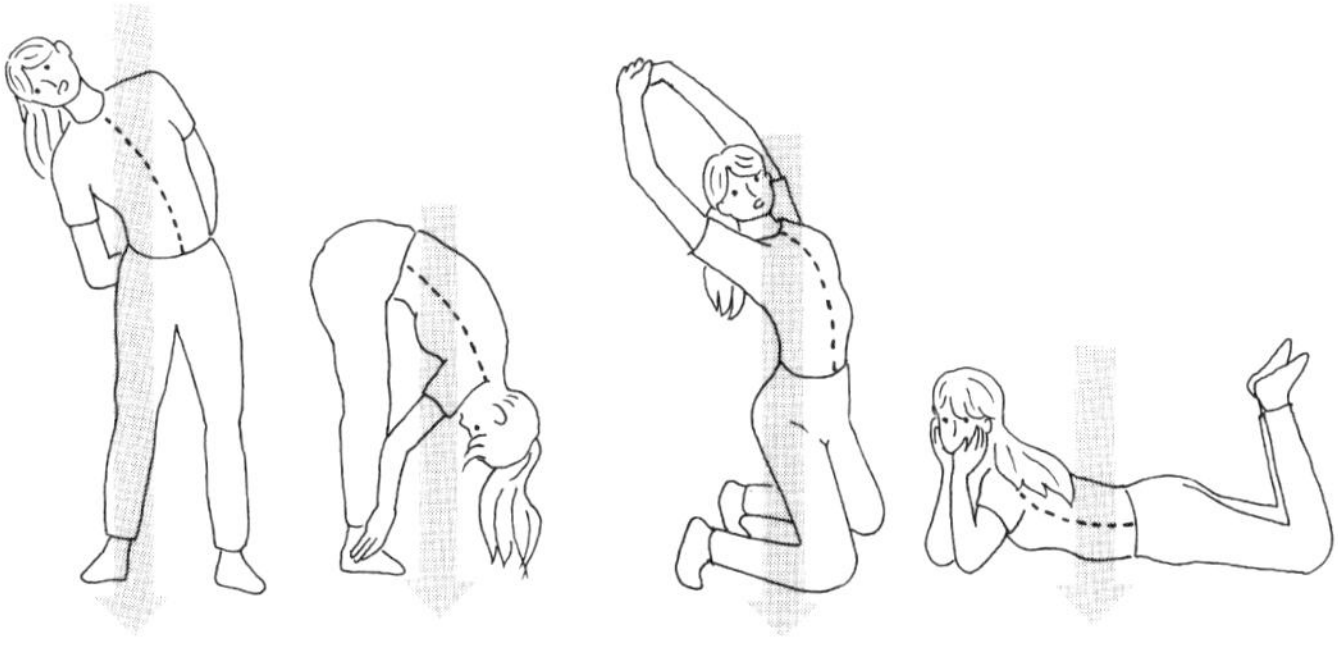

カラダを動かせば、重力に対して、カラダを構成している粒子が受ける方向は、相対的にいつも変化する

その進化の傾向に沿った、カラダの使い方をしているかぎり、機能低下は起きません。

しかし、その傾向に逆らった、カラダの使い方をすると、機能低下をもたらし、関節の可動域の減少や、痛みなどの不快感をともなった感覚で、そのカラダの使い方の間違いを表現します。

このようなときには、カラダの内側の粒子たちが、重力の方向、すなわち、鉛直という方向に対し、無理な方向を向いているのだと理解して、それを正してやればよいと考えます。

日常動作のなかで、少々肩が凝った、腰が重い、膝に違和感があるときなどに、次に示す簡単なコトを実験(実際の経験・理論や仮説が正しいかどうかを、人為的に一定の条件を設定して試し、確かめてみること)して下さい。

糸に適当な重りを付け、それをカラダの近くで吊り下げ、鉛直の方向をカラダに教えます。

難しく考えずに、なんでも手近にあるモノをぶら下げればよいのです。

器質的な病変のある場合を除き、少々の肩凝り、腰の痛み等々、日常生活で起こる不快な感じは、こんな簡単な方法で緩解いたします。

肩凝りや腰の痛みは〝特殊〟なコトですが、「鉛直」方向の強大な重力下で、ヒトは進化を重ね、現在に至っています。このコトは〝特殊〟ではなく〝普遍的〟な事実です。

〝普遍的な〟事実に対し、不都合な状態が起きていれば、健康なカラダは、なにがしかの不快感を示します。

鉛直方向の整理ができれば、健康なカラダの機能は回復します。

こんな簡単なコトで……と、一笑に付す前に、試して下さい。きっと良い結果が得られます。

疑い深い方は、次の実験をして、カラダの柔軟性の変化で、このシンプルな方法の効果を試して下さい。

直立して、カラダを前後に曲げて柔軟性の度合いを確かめます。

次に、手近にあるモノ（ぶら下げられるモノなら何でも）をチョットぶら下げてから、再び柔軟性を確かめて下さい。

素直な方は、その変化に驚かされるはずです。

次に、直立し、膝を伸ばし、腰に手をあて、ラジオ体操の要領で、頭をクルクル回します。

カラダを前後に曲げて、柔軟性のテストをして下さい。

モノをぶらさげて柔軟性をチェック

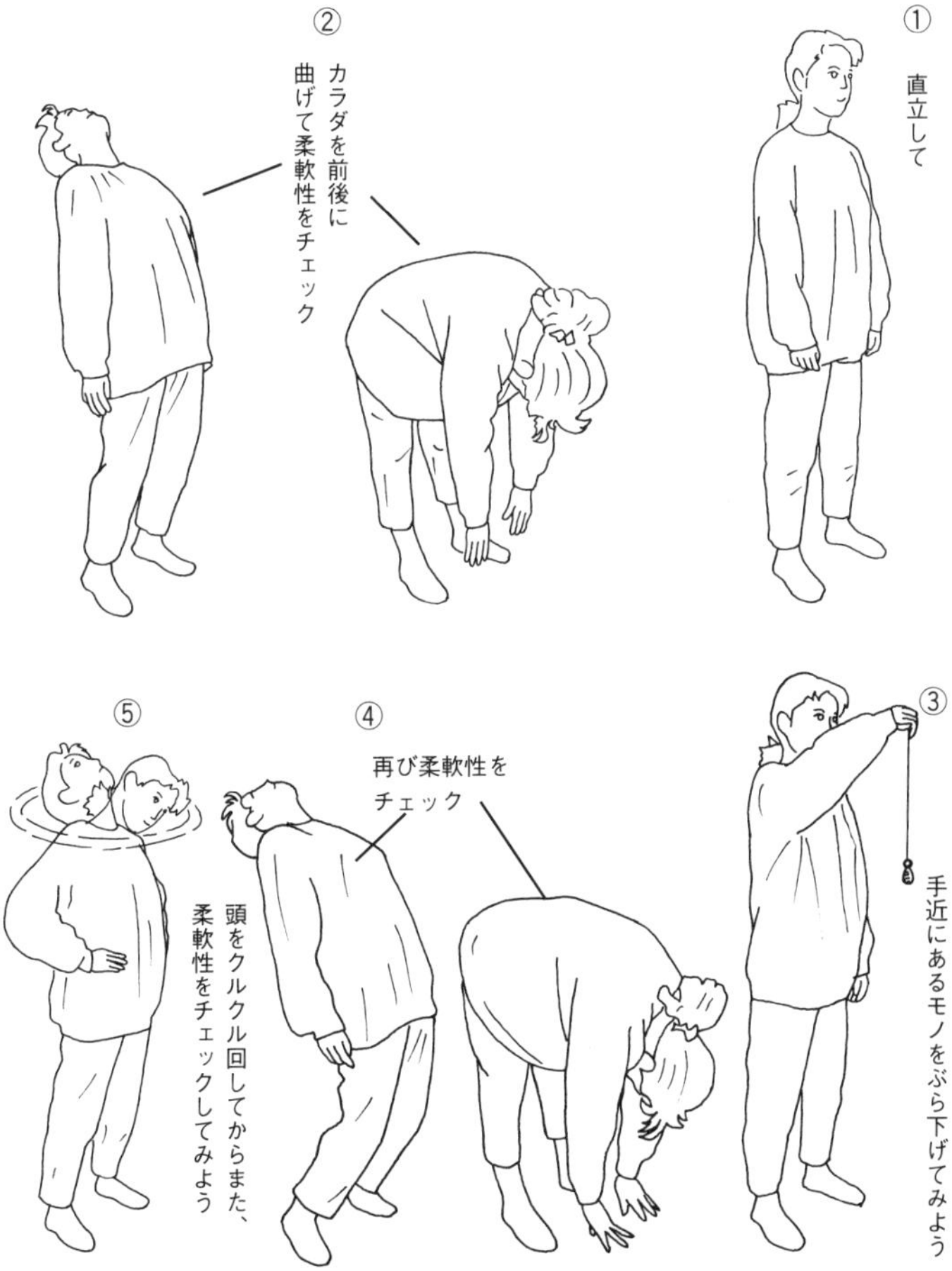
①
直立して
②
カラダを前後に
曲げて柔軟性をチェック
③
手近にあるモノをぶら下げてみよう
④
再び柔軟性を
チェック
⑤
頭をクルクル回してからまた、
柔軟性をチェックしてみよう

きっと、カラダがこわばってしまったコトに気づくはずです。

次に、先ほどの、モノをチョットぶら下げるコトを実行してから、柔軟性を確かめて下さい。

きっと、カラダが柔らかく、しなやかになったコトを実感されるコトでしょう。

日頃、私たちが常識にしているカラダの使い方が、意外にカラダの柔軟性を損ねたりしているコトが多々見受けられます。

頭で無理に考え出したカラダの使い方（体操）によって、ヒトが本来もっていた、カラダの調節機能を低下させてしまうコトがありますから、注意が必要です。

特殊なコトをやる前に、遠い昔に、すでに獲得していたはずの、〝普遍的〟な事実に裏づけされた、シンプルなカラダの動きを思い出してみる必要がありそうです。

重りの吊り下げは寝ていても効果がある

適当な重りを吊り下げると、カラダの機能が整うという方法は、立っているときにだけ有効というわけではありません。座っているときにも、寝ているときにも、カラダの近くで重りを吊り下げれば、それなりの効果が期待できます。

その例として、次のコトを実験して下さい。

二人が一組になります。

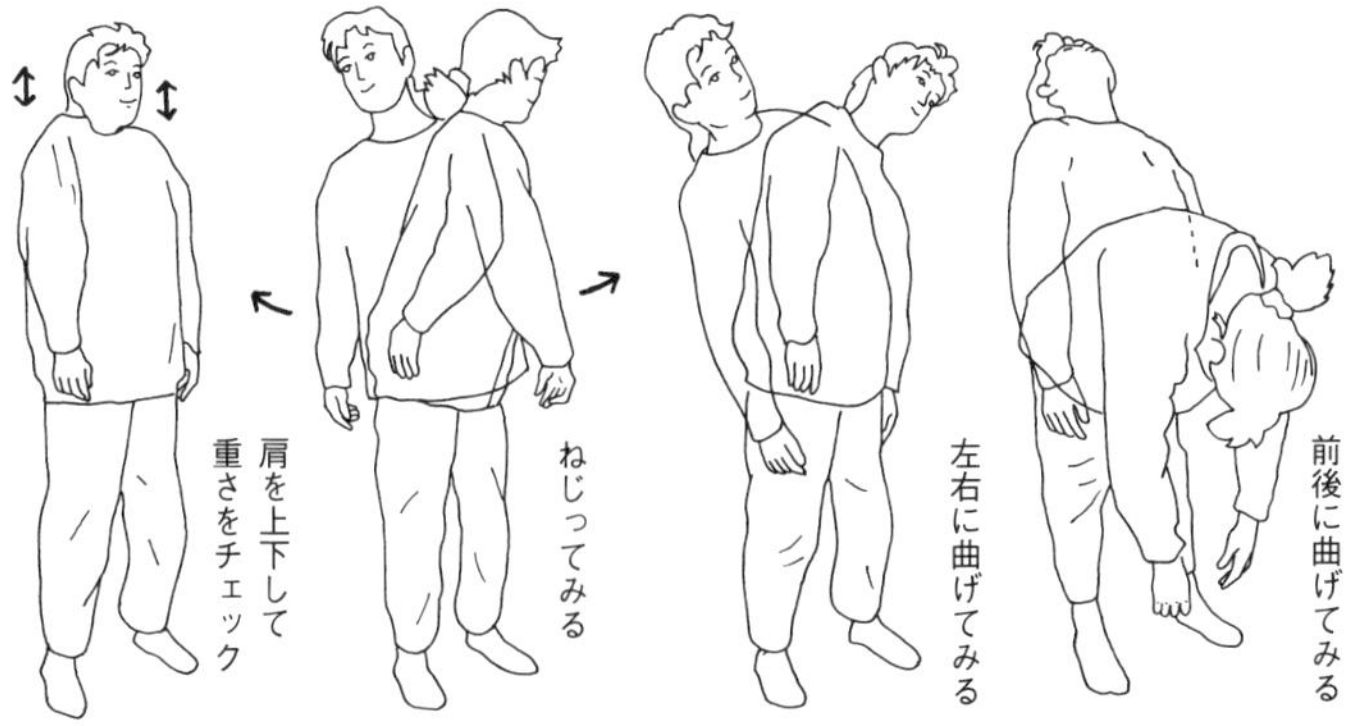

実験前にカラダの柔軟性や肩の重さなどを調べておく

一人が重りを吊り下げる実験者になり、他の一人は被験者になります。

始めに、実験者は重りを持ったまま、まだその重りを吊り下げません。

被験者は肩の重さ、カラダの柔軟性などの、そのときのカラダの状態を調べておきます。

〈実験1〉

被験者は、上を向いて寝ます（今後、この姿勢を仰臥位というコトにします）。

それから、膝を適当な角度に折り曲げ、左右にねじってから、左右のねじり難さの度合いを確かめ、膝を折り曲げたままにしておきます。

実験者は、カラダの近くで、手に持っていた重りを吊り下げます。

被験者は、再び左右のねじり難さのテストをします。

左右のねじり難さは緩解され、左右にねじりやすくなっているコトに気づくはずです。

〈実験2〉

被験者は、仰臥位で下肢を伸ばし、両脚を左右に開き、その開き難さを確かめておきます。

実験者は、被験者の近くで、手を持っていた重りを吊り下げます。

被験者は、再び両脚を開いてみます。かなり開きやすくなっているコトに気づくはずです。


〈実験3〉

被験者は、下を向いて寝ます（今後、この姿勢を腹臥位というコトにします）。

それから、両膝を曲げ、曲げ難さを確かめておきます。

実験者は、被験者の近くで、手に持っていた重りを吊り下げます。

被験者は、再び膝を曲げてみます。かなり曲げやすくなっているコトに気づくはずです。

（以上の三つの実験のときに、やり難かった側の近くに、重りを吊るした方が効果が高いようです）

以上のコトを実験してから、立ち上がって、肩の重さや柔軟性などのカラダの状態を確かめて下さい。

この実験を行なう前より、カラダが楽になり、かなりカラダの可能性が増したような気がするコトと想います。

吊り下げる重りは何でもよいのですが、今は釣りブームですから、釣り具屋さんに行くと、適当な重りが簡単に手に入ります。

重りの吊り下げ、寝ての柔軟性チェック

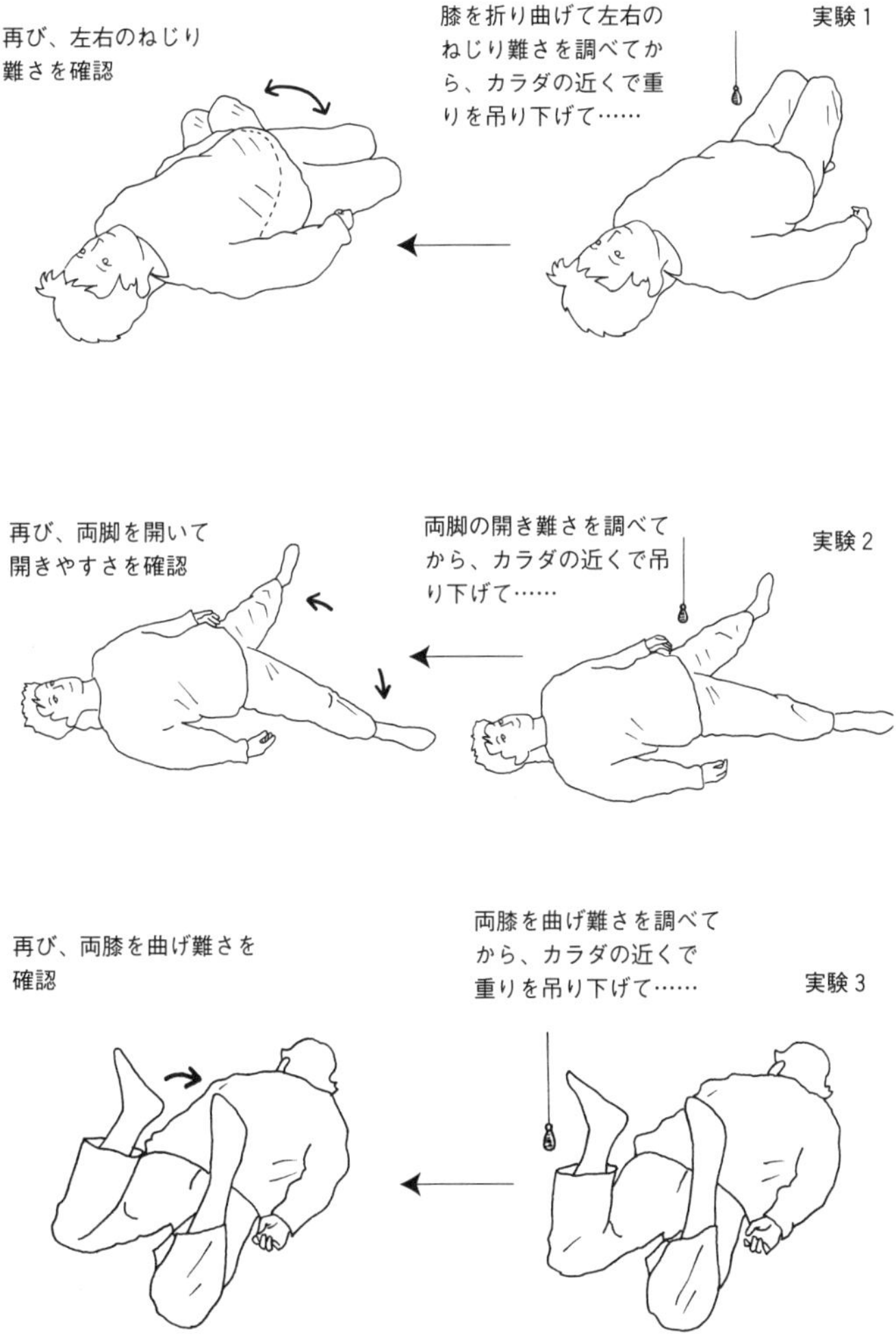
実験 1
膝を折り曲げて左右のねじり難さを調べてから、カラダの近くで重りを吊り下げて……
再び、左右のねじり難さを確認
実験 2
両脚の開き難さを調べてから、カラダの近くで吊り下げて……
再び、両脚を開いて開きやすさを確認
実験 3
両膝を曲げ難さを調べてから、カラダの近くで重りを吊り下げて……
再び、両膝を曲げ難さを確認

手ごろな重りに、一メートルほどの釣り糸を付けておくと便利です。

なぜ「重りを吊り下げる方法」が有効なのか

なぜ、カラダの近くで、重りを吊り下げると、カラダの機能が昴まるのか?

このコトを自分なりに納得しておくと、この簡単な方法に対する信頼度が増して、チョット肩が凝った、腰が痛いなどというときに、重りでも吊り下げてみようか、という気になります。

モノゴトに納得するというコトには、なんのルールもいりません。

自分が、なるほどと承知し、なるほどと認めれば、その理由が科学的であろうとなかろうと一向にかまいません。

その現象に対し、自分が最も了解しやすい理屈をつけ、それを信じて行なうのと、迷いながら実行するのとでは、その効果に雲泥の差が出てしまいます。

これからお話するコトは、現在の私が、そのようにイメージすると、私の中で合点がいくというコトですから、皆さんはご自分で納得のいく理屈を考えて下さい。

私は次のように考え、自分なりに承知して「重りを吊り下げる方法」を自分や家族の健康管理に利用しています。

「重りを吊り下げる方法」が、なぜ、カラダに有効にはたらくのかを考える前に、次のコトを試してから、その結果に照らして考えてみようと思いました。

1、まず、板状のバネ、コイル状のバネ、釣竿、ゴルフのクラブ等々の、弾力のあるモノを用意します。

2、次に、二人以上の数人のヒトに集まってもらいます。

3、それぞれのヒトに、任意の方向を向いて、任意のトコロに立ってもらいます。

4、そこで、前後、左右にカラダを曲げて、カラダの柔軟性の度合いを確かめておきます。

5、用意したバネなどに力を加えて変形させて、そのバネを変形させたまま、再び、柔軟性の度合いを確認すると、明らかに、いずれかの方向の柔軟性に変化が認められます。必ずしも柔軟性が増すとは限りません。

6、バネを曲げる方向を変えてみると、ある方向では、カラダが曲げ難くなり、また、ある方向ではカラダが曲げやすくなるなど、いずれかの方向の柔軟性の変化が認められます。

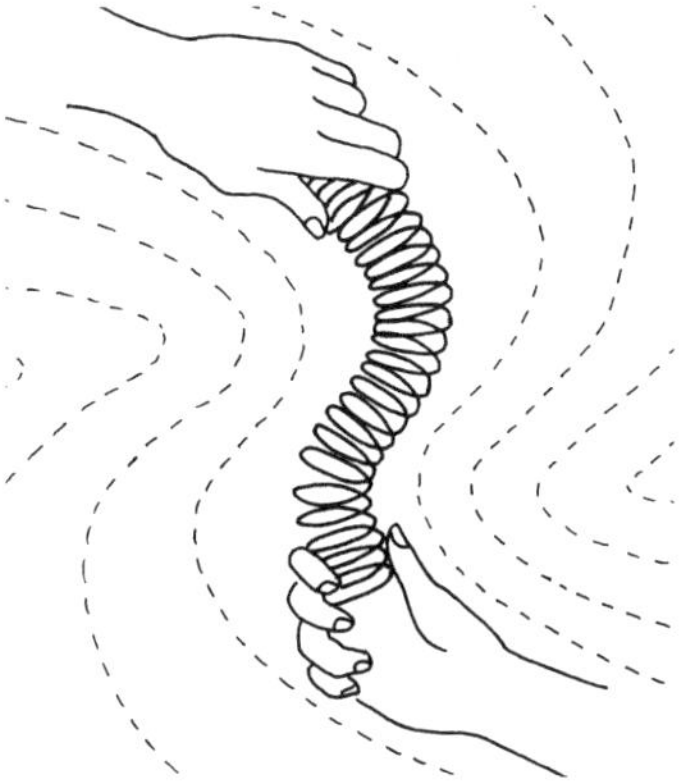

バネのポテンシャルが周囲の空間に緊張をもたらす

この実験から次のようなコトが考えられます。

カラダの近くに、バネが縮んだような、歪み（元の形に戻ろうとする状態）を有するモノがあると、その歪《ひず》みのポテンシャル（潜在する能力。

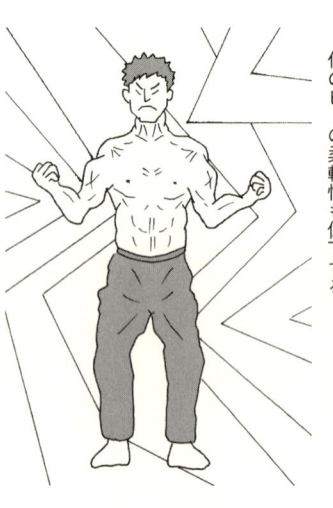

全身の筋肉を緊張させた状態を保っていると、他のヒトの柔軟性も低下する

可能性としての力）が周囲の空間に緊張を生じさせ、その空間内にあるモノに影響を与えているのではないかとイメージされるのです。

それならば、バネでなくても、カラダに無理な状態（歪みの生じた状態）を作りだせば、その歪みが周囲の空間に緊張を生じさせ、その空間内のモノにも、ある種の緊張を強要するのではないかとも想われます。

普通のモノでは、その緊張が伝わったのか、伝わらなかったのか判断できませんから、人のカラダで試してみようと想います。

まず、二人以上のヒトが集まり、柔軟性の度合いを調べておきます。

次に、その中の一人が、全身の筋肉を収縮させて（全身に力を入れて）、その状態を保っているときに、他のヒトが再び柔軟性のテストをすると、ほとんどのヒトの柔軟性が低下するコトを認めます。

全身から力を抜き、全身を弛緩させてから、もう一度、柔軟性のテストをすると、今度は、ほぼ全員のカラダの柔軟性が増し、どちらの方向にも曲げやすくなるコトが確認されます。

このコトから、カラダの近くにあるモノが緊張して、その内部に歪みが生ずると、その歪みを緩解しようとして（ポテンシャルを下げようとして）、周囲に緊張を伝播し、その近くにあるカラダにも緊張が伝わり、その結果、カラダの柔軟性の低下をきたすのではないかと推察されます。

バネを曲げたり、縮めたり、カラダ全体、あるいはその一部に、力をいれて緊張を作りだすと、そのモノやカラダの内部にランダム（無作為、手当り次第）の出たらめさの傾向が増加して、その出たらめさが周囲に伝播され、その近くにいたヒトのカラダの内部に、出たらめの緊張が増加するのではないかと想像されます。

出たらめの傾向が徐々に増加すると、ある限界を超えた時に、機能障害や痛みなどの不快感として、その出たらめさ加減がそれ相応にヒトには感じられているのではないかと想われます。

そこで、「重りを吊り下げる方法」が、なぜ有効か、について考えてみます。

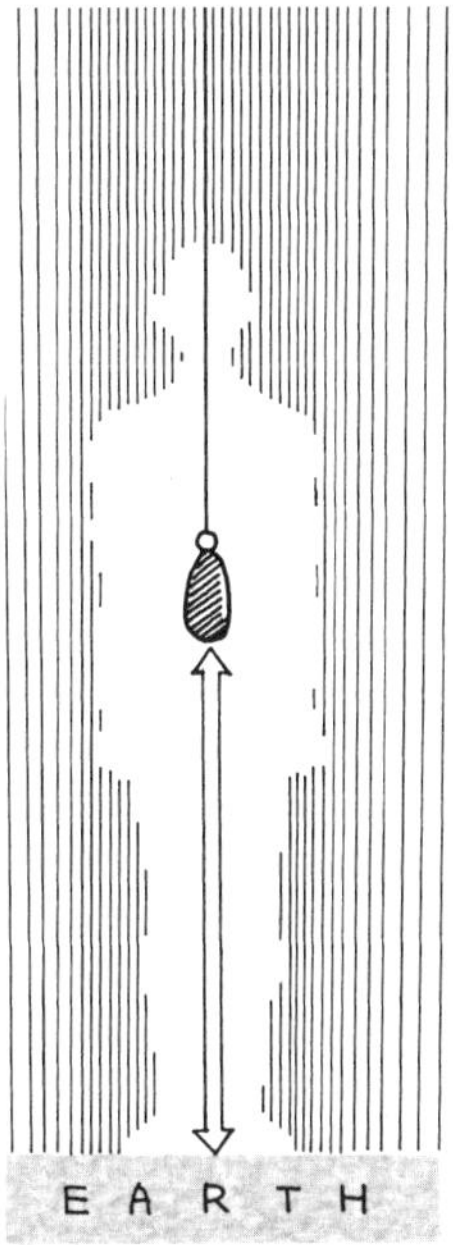

鉛直方向の緊張が周囲に伝播する

モノはその質量の大きさに応じ、何でも取り込もうとする傾向を、周

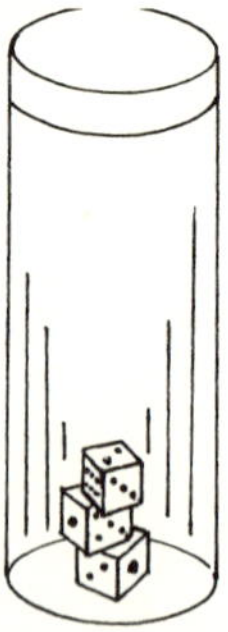

囲に主張している、その結果、関係する二つのモノの間には、方向を一つにする緊張状態が生じ、二つのモノどうしはお互いに引き合おうとする、というコトを想い出して下さい。

地球は吊り下げる重りと比べると、その質量が圧倒的に大きく、重りをその中心の方向（鉛直線の方向）に引き寄せようとしているように観えますが、それはお互いの相互作用として成り立っています。

その引き合っている（作用線）は（その向きは反対でも）、鉛直方向でランダムではありません。

その鉛直方向の緊張が、周囲に伝播され、その結果、周囲のモノを構成している微粒子にそれが伝わり、ランダムの方向に向いて緊張していた粒子が揺すられ、鉛直方向に整理、調整されるのではないかとイメージしてみるのです。

このイメージを膨らますのに、これに似た実験を思い出してみるコトにします。

チョット細身のコップにダイス（dice, サイコロ）を数個放り込んで、コップを逆にしてテーブルの上に置き、それを揺すると、その条件によってはダイスが縦に立ち上がります。ランダムにあったダイスが、振動によってコヒーレント（coherent, 筋の通った、首尾一貫した、つじつまがあった）な状態になったのです。

このように、重りを吊り下げると、地球と重りの間に、普遍的な方向（鉛直）の緊張が生じ、それに影響されて、いままでランダムの方向を向いていた、カラダを構成していた粒子が、鉛直という方向に馴じみ、整列され、カラダの機能に変化が生ずるのではないかとイメージすると、私のなかでは、何となく合点がいき、よし、この方法でカラダを整えてみようという気がしてきます。

なんども実験しているうちに、結果がはっきり現れるようになり、この「重りを吊り下げ、カラダを整える方法」に磨きがかかって、これで大丈夫という信念が湧いてきます。

「重りを吊り下げ、カラダを整える方法」は単なる情報であって、その方法を行ってみようとしたのは、貴方自身です。それを決断した貴方自身を、まず、信じるコトです。

次に、良い結果を信じ、訓練をすると、効果に自信が持てるようになります。

何を行うにも、断固とした信念が必要なのです。

カラダの部分は鉛直に適応しようとする

カラダの近くで、適当な大きさの重りを吊り下げると、カラダが整い、その機能が増すらしいコトは、前記の実験で明らかです。

なぜ、そのようなコトが起こるのか、その理由はハッキリしなくても、カラダは地球とカラダの引っ張り合い（鉛直方向にはたらく重力）を前提にして発生（生物の卵が成体に達するまどの過程）していますから、なにがしかの理由で、カラダが地球との物理的な折り合いが悪くなっていて、その機能が充分に発揮できなくなっているときに、カラダの近くで、適当な重りを吊り下げると、カラダが発生の前提となっている鉛直というコトを想い出し、地球との間で本来の関係を取り戻すのだろう、というくらいの軽い気持ちで実行すると、けっこう良い結果が現れます。

手に持ったモノを離すと下に落ちるコトも、そのモノと地球がお互いに引き合っているコトの現れであって、一方的にそのモノが地球の方に引かれていくように見えるのは、お互いに作用しあっていても、そのモノの質量より地球の質量のほうが圧倒的に大きいから、小さなモノのほうがたくさん動いて、そのように見えるのだと小学校のときに教わっています。

地球上にあるどんな大きなモノでも、地球そのものと比べると、その質量の違いは歴然としていて、結果的に地球の上に在りますから、引力というと、地球とそれらのモノとの間にだけ作用するコトであると勘違いしそうですが、万有引力の法則によりますと、すべてのモノどうしが、お互いに引き合おうとする傾向を持っているはずです。

そのコトを知る、簡単な方法があってもよいはずだ、と想いませんか？

たとえば、左右の手のひらが引き合っているかどうか？

とにかく、考えているより実行したほうが結果が早くわかりますから、次の実験をしてくだ

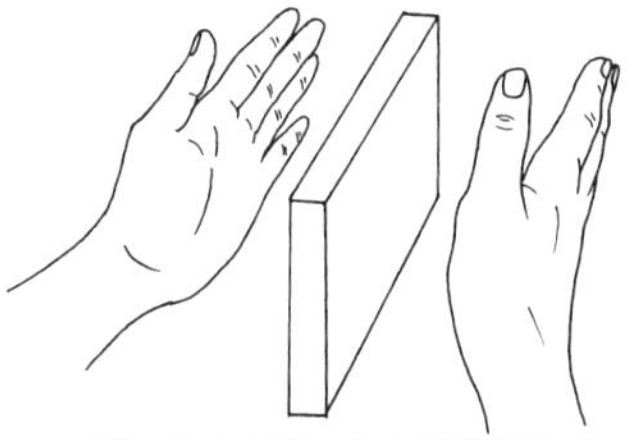

間にモノを置いても反対の手のひらの動きを感じる

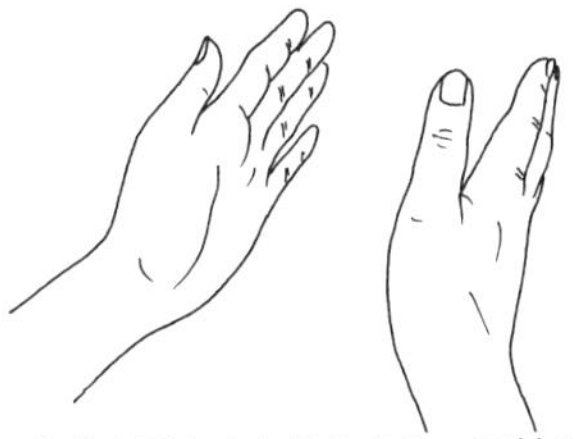

片方の手を少し動かすと、反対の手のひらに感じられる

さい。

かるく目を閉じて、手のひらを少し離して、向き合わせます。片方の手を少し動かすと、反対の手のひらにその動きが感じられませんか?

少しずつ、手の間隔を開いていっても、その感じは変わりません。両手をいっぱい開いたくらいの距離でもまだまだ感じられるはずです。

今度は、両手の間に本などのモノを置いてから、片方の手を動かして下さい。

やはり、その動きを反対の手のひらで感じるコトができます。

気功というものがありますが、それは、手のひらから「気」が出ていて、それを感じているのだ、と言ってしまえばそれまでですが、手のひらそのものではなく、片方に本のようなモノを持って、そのモノを動かして下さい。やはり反対の手のひらにそのモノの動きを感じます。

片方の手に持った本（本でなくても、少し慣れると、ペンのような小さなモノの動きでも感じ取れます）から、「気」が出ていると想うより、質量のあるモノどうしが、お互いに引き合っている傾向・力を、片方の手のひらが感じ取っているのだ、とイメージしたほうが自然であると私には想えるのです。

ふだんは意識するコトはありませんが、私たちの手のひらは、他の部分より敏感に出来ていて、モノに直接触れる以前に、そのモノの存在を感じ取り、モノに触れるというコトを前もって微妙にコントロールしているのではないかとイメージしてみます。そのほうが、生きるというコトの深さが感じられそうです。

では、カラダの手のひら以外の他の部分では、カラダの外のモノとの間の、引き合う傾向、あるいは力を感じ取るコトはできないのだろうか？

このコトも、考えているよりまず実験をしてみたほうがよいようです。

その実験の意味をわかりやすくするために、もう一度、カラダの近くで適当な重りを吊り下げると、カラダの機能が調整されるらしい、というコトを、私なりに整理して、次の実験の前提をハッキリさせておくコトにいたします。

カラダは、その発生の過程で、地球の重力の影響を織り込み（一つのモノゴトの中に他のモノゴトを組み入れる）、それに充分適応して進化してきた。

その重力の影響を織り込んだ条件と、異なった状態が、カラダの部位に生ずると、その部位に関連した部位の機能が低下する。

カラダの部位と地球の間に、お互いに引き合おうとする傾向・場（field, 空間の各点ごとに、

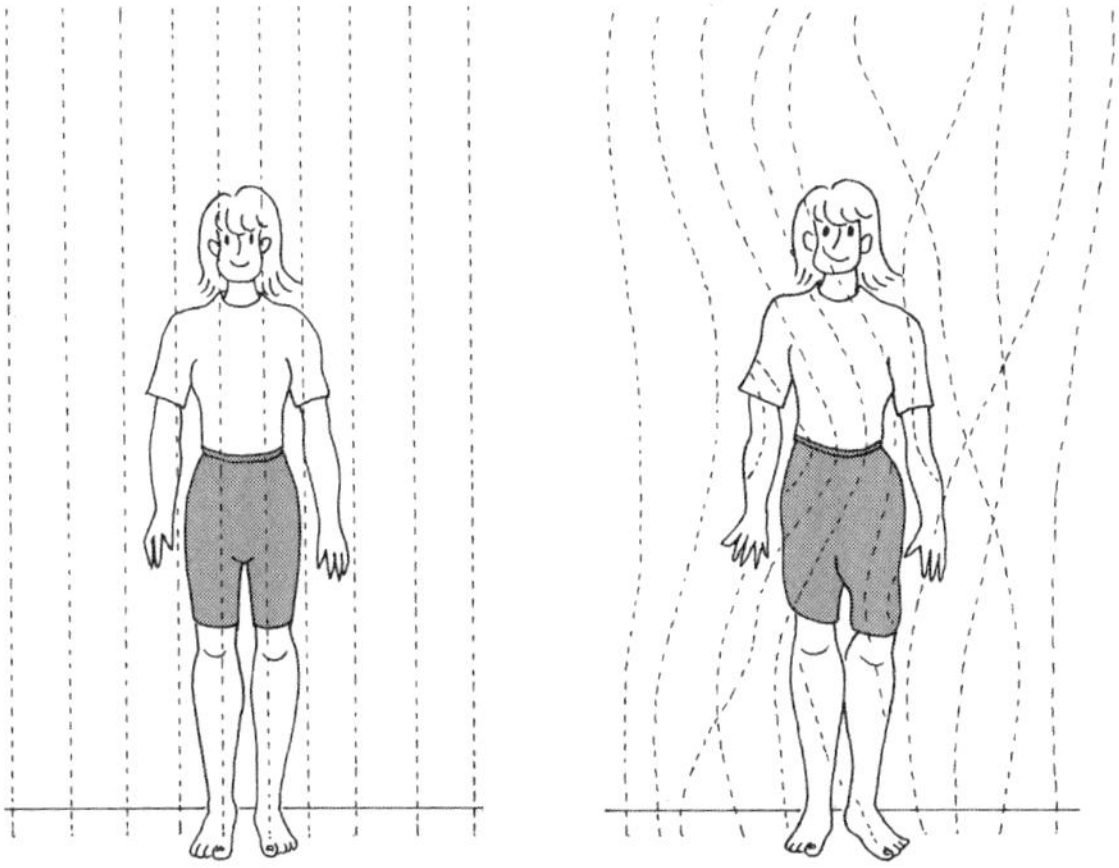

地球の重力場の中でカラダは
鉛直に適応しようとしている

カラダの鉛直への適応に無理が
起きると、周囲の空間や重力場を乱す

ある物理量Aが与えられているとき、Aの場が存在するといい、Aを場の量という。力の場、速度の場、電磁場、重力の場の類）が存在する。

その場を、重力の場（ニュートン・ポテンシャル場）と呼ぶ。

その場のなかで、お互いに引き合おうとする方向は、カラダの部分の中心と地球の中心を結ぶ方向、すなわち、鉛直方向である。

カラダの部分は、鉛直に適応しようとする傾向を有している。

その傾向に、何らかの理由で異変が生ずると、その部分と関連した部位に機能低下がおこる。

そのとき、その部位は不安定の状態（歪みの生じた状態。その歪みのポテンシャルを緩和させようと、周囲の空間に歪みを伝播させせる状態）である。
その状態は、必然的に重力の場にも影響してその場を乱す。
カラダの近くに、適当な重りを吊り下げると、新たに、その重りと地球の間に、重力の場が生じ、それがランダムに乱されていた場に影響して、鉛直方向に整った場を回復させる。
その結果、カラダの鉛直に対して乱れていた部分は、コヒーレントに正される。
そして、カラダの部分は、本来の傾向、すなわち、鉛直に適応しようとする傾向を取り戻し、カラダの機能が整う。

科学的にはどのように説明されるのか、私にはわかりませんが、以上のようにイメージすると、私のなかでは辻褄が合って、「重りを吊り下げ、カラダを整える方法」が充分、有利に機能します。

いずれにしても、カラダのパート（part, 全体の一部をなす部分）に乱れが生ずれば、それは全体に及ぶはずですから、そのパートが鉛直に対して、適応しているかどうかを試してみる価値がありそうです。

そのパートという言葉に大きなかたまりのイメージを抱いていると、いくら、カラダの近くで〝重りを吊しても〟そんな些細なコトくらいで、カラダに変化が起こるはずはないと想ってしまいがちです。

しかし、パート（part）に指小辞（ある語に付加し、その語の示すモノよりもさらに小さい観念、あるいは親愛の情を示す接辞。また、それがついて出来た派生語）のついた形のparticle（微粒子）が、無数に集まってカラダというモノが構成されているのだ、とイメージしてみると、その微粒子が重力の場の秩序に適応するコトが本来の傾向であって、その傾向が何らかの理由で乱されていても、チョットしたきっかけがあれば、本来の秩序を取り戻すのだ……と想えば、カラダの近くで、「適当な重りを吊り下げる」という些細な行為がきっかけとなって、カラダが本来の重力の場に適応するという傾向が回復し、カラダが整うのではないかと想えてくるのです。

カラダというモノを、解剖学や生物学等の知識から少しのあいだ解放して、極々微細な粒子（particle）から出来ているという見地に立って、自由にカラダというモノを観察してみると、いままで見せなかった様々な機能をカラダは見せてくれます。

カラダは地球以外の、カラダの外のモノとの間で、本当に引き合っているのだろうか？

もしそうだとしたら、カラダの近くで、適当なモノを動かせば、それにつれて、ある規則の下での、秩序だったカラダの変化が、観察されるはずです。

この疑問の手がかりを、次に探っていきましょう。

●——あらゆるモノのまわりにはニュートン・ポテンシャル場が存在する——●

カラダというモノを「極々微細な粒子のカタマリとして観てみよう」という提案をしましたが、実際に見えるのは皮膚であったり、触って感じるのは脂肪や筋肉の柔らかさや骨格の硬さです。

これからお話しするコトに皆さんの同意を得るためには、皆さんの豊かなイマジネーションをお借りする以外に方法はありません。

カラダは極微の粒子から構成されていると言いますと、それは、分子か、原子か、あるいは素粒子か？　と想われる方もいるかもしれませんが、そのような学問的な捉え方から、しばらくの間、ご自身を解放して、遊びながら実験を楽しんで下さい。

まず、うんと小さいモノが無数に集まってその密度が高いところがヒト、薄くなっているトコロが空気、また密度が高くなっているトコロが他のヒト、あるいはモノ、

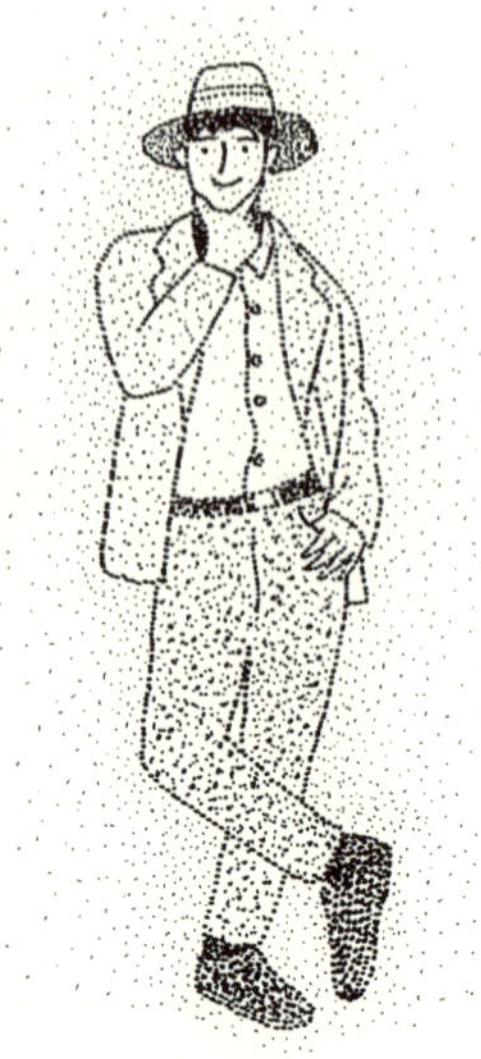

ヒトは粒子の密度の高くなっているところ

といった、至極おおざっぱな捉え方をしてください。

そのように、極微の粒子があるトコロでは濃く、またあるトコロでは薄くといった状態が、立体的に連なっている空間をイメージしてください。

そのような空間のなかで、私というモノは、単に密度が高くなっているというコトで他と区別できますが、本を正せば、空間の一形態にすぎないのだというイメージを持ってください。

そのようなイメージが持てますと、私というモノは、その空間の一部ですから、その空間のあるトコロに、あるデキゴトが生ずれば、そのデキゴトはある形となって、私である空間（空間である私）にも及んでくるはずだ、と無理なくイメージできるようになります。

そのデキゴトの伝わり方には、ある一定の傾向があるようです。

その傾向は、空間が一様でないというコトに由来します。

微粒子が濃く集まった空間は、初めのうちはあまり甘さを感じないけど、中心に近くなるにしたがって、急に甘さの度合いが増すような飴玉のようなモノと想っていただければ結構です。

そのような勾配《こうばい》（傾斜面の傾きを示す度合い）を色濃く持った空間を、微粒子のカタマリ、すなわち、モノと呼ぶコトにいたします。

空間は、密度が濃くなったり薄くなったりしながら連続していますが、モノと呼ぶコトにしたトコロの近くには特殊な状態の空間が存在していて、それは、モノに近づけば近づくほど、キューッと緊張が高くなるような勾配が存在する空間であると言えそうです。

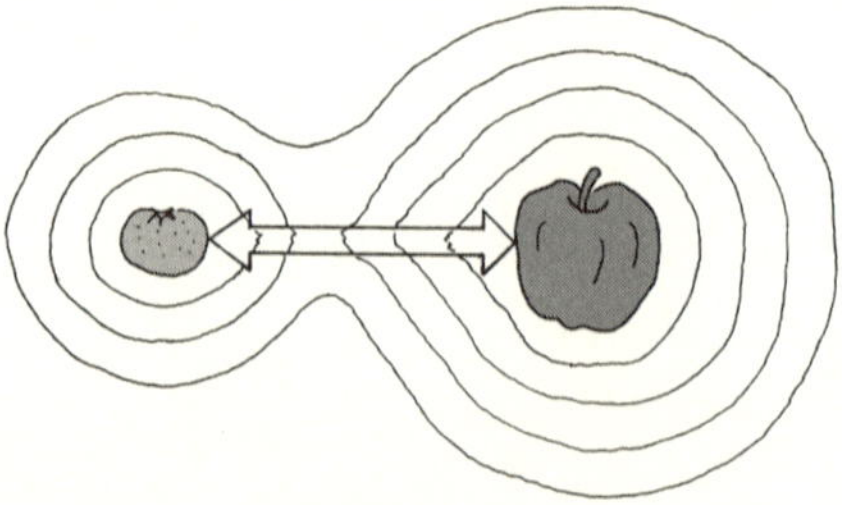

モノの近くには勾配を持った空間が生じ、他のモノが近づけば、質量と距離に関係した相互作用が生じる

そのような勾配をもった空間に他のモノが近づけば、お互いの質量の積に比例した相互作用が生じ、その距離の二乗に反比例するという相互関係に則って、モノとモノが互いに引き合うのだというイメージが持てそうです。

なんらかの理由で空間が乱れ、モノとモノが近づき、その空間の影響が無視できなくなると、その空間の持つポテンシャル（潜在する能力）は、引力という具体的な力となって現れ、お互いの中心を結んだ作用線上で、そのポテンシャルの勾配に応じた強さの加速度を、モノどうしが与え合って引き合います。その結果、小さなモノがより大きな加速度を得て、大きなモノに強く引かれていくような具体的なイメージが湧いてきます。

このような、見るコトはできなくても、物理的な仕事（力が働いて物体が移動したときに、物体が移動した向きの力と、移動した距離との積を、力が物体に成した仕事という）を成し得る可能性を持った空間を、場（field）と呼んでいます。

あらゆるモノのまわりには、万有引力に因んだ「場」が存在し、そこには、潜在的なポテンシャルが一定の秩序のもとに、立体的な球対称に分布されていて、その秩序のもとに、モノとモノとが相互に作用し合い、相互に関係し合っているのです。

この「場」のコトをニュートン・ポテンシャル場と呼んでいます。

あらゆるモノ（重力質量のあるトコロ）のまわりには、ニュートン・ポテンシャル場が存在して、条件次第ではモノとモノは引き合おうとしています。

このコトをふまえた上で、ヒトを構成している微粒子は、本当に他のモノと引き合っているかどうか、引き合っているとすれば、どのような形となってそれを顕わすのか、実験してみましょう。

●――先端のとがったモノのほうが感じやすい理由――●

手のひらを向き合わせて、片方を動かすと、反対の手のひらにその動きが感じられます。

手のひらどうしではなく、片方が本のようなモノでも、同じようにその動きを片手の手のひらで感じ取るコトができます。

その本を動かしてみたときに、本の平らな面よりも、本の角のほうが、同じ距離であっても、その動きを敏感に感じ取るコトができます。

ペンや箸などの細長いモノを近づけて動かしてみると、やはり先端のとがったほうを手のひらに向けたほうが、その動きを感知しやすいようです。

この感覚は、手のひらだけに限ったコトではなく、顔（特に眉間のあたり）の部分などで鋭敏に感じ取れます。

なかには、カラダのあらゆる部位でそれを敏感に感じ取る能力を持ったヒトがいますが、多くのヒトは手のひらや、眉間のあたり）の部位では感じるコトができても、他の部位ではあまり感じ取れないようです。

どうして皮膚に直接触れなくても、近くにモノ（特にとがったモノ）が来ただけでそれを感じ、それが動くと、その動きを感じるコトができるのでしょうか？

そのコトをチョット考えてみますと、先端のとがったモノに直接さわる以前に、その存在を感じ取ったほうが、より安全であるからだろうと容易に想像できます。

その感覚があまりに鋭敏すぎたり、カラダのあらゆる部分で感じていたのでは、かえって生きにくいからだろうとも想えるのです。

よりよく生きるために、必要最小限の部位で、触る以前に危険なモノの存在を感知できるように、長い年月をかけてカラダはその能力を身につけて来たのでしょう。

近くにモノが来たときに、それを感じ取れるコトの理由は、危険を避けるためというコトでなんとなく納得できますが、いったい、何を感じとっているのでしょうか？

ヒトは本来、危険が迫ればそれを感じ取る能力を具えている、あるいは、先端のとがったモノからは「気」が出ていて、その「気」を感じるのだ、と言ってしまえばそれまでです。

単純にそのように信じ込んでしまえば、確かにその通りに思えるかもしれませんが、それではあまりにもつまらなすぎるので、いったい何を感じているのかについて、私なりに考えてみます。

ヒトの感覚器官の受容器（receptor，動物が外界からの刺激を受容する器官や細胞）は、外界からの刺激、すなわち、その受容器に、ある量の変位を生じさせる「力」を感じるのです。その「力」により、受容器のある部位が変位して（動いて）、その量が閾値《いきち》（生体では感覚受容器の興奮を起こさせるのに必要な最小限の刺激量）に達して、はじめてその感覚が起きます。

モノは大小にかかわらず「力が作用しなければ、その運動の状態を、変えるコトはない」というコトが力学的な常識ですから、感覚受容器になにがしかの「力」が作用しない限り、私たちのカラダは何も感じ取るコトができません。

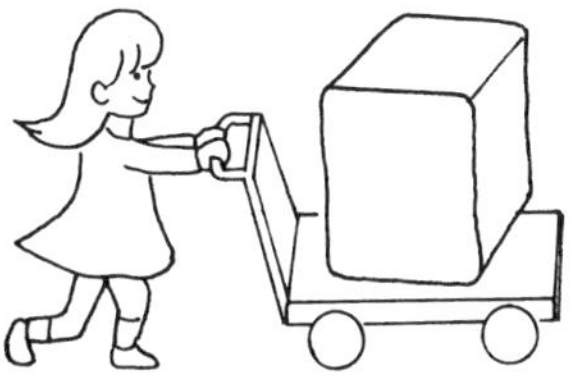

力が作用しなければ、モノの運動の状態は変わらない

手のひらや眉間が、近くにモノが来たコトを感じ取れるのは、その部位になにがしかの「力」が作用しているからです。

モノが皮膚に触っているわけではありませんから、その「力」はあきらかに感覚受容器に直接作用する「力」ではなく、遠隔的に働く「力」です。

その遠隔力の由来を探ってみると、やはり、その「力」は、近づいてきたモノと、カラダを構成している微粒子のまわりに存在するニュ

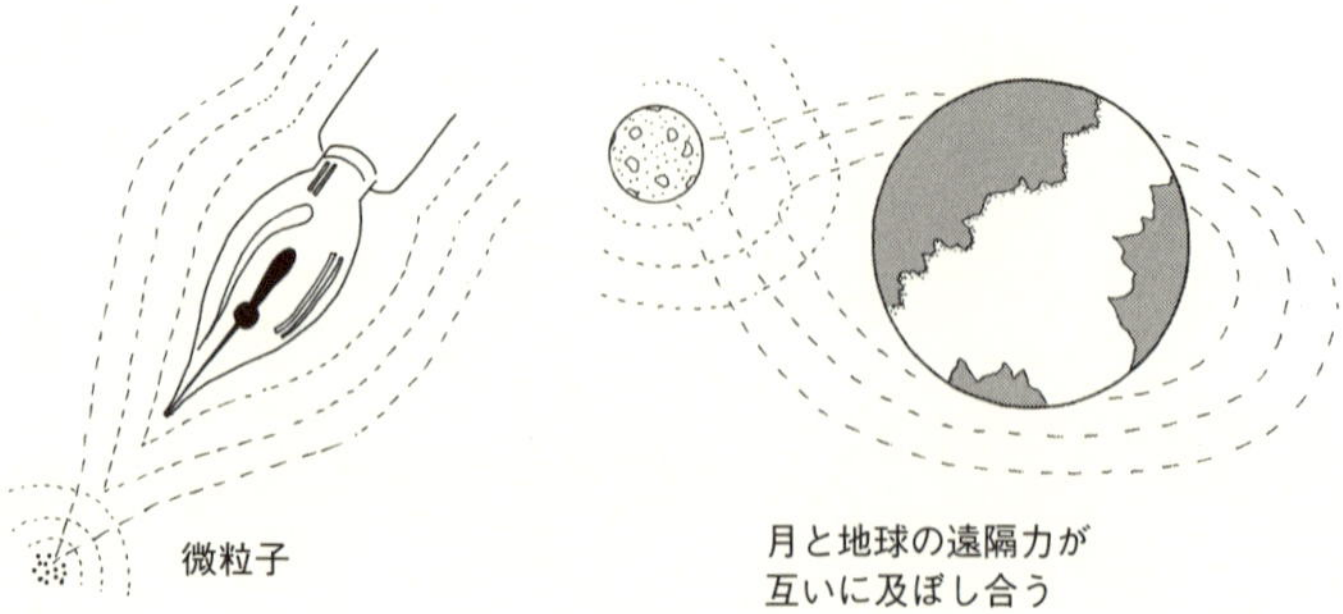
微粒子
月と地球の遠隔力が
互いに及ぼし合う

ートン・ポテンシャル場からのモノである可能性が大きいようです。

手のひらや眉間に近づいてきたモノは、ペンや箸のような見たところ小さなモノでも、カラダを構成している微粒子と比べると、その大きさは、相対的に地球と私たちほどの違いがあるかもしれません。

その両者が近づき、その「場」の影響が無視できなくなると、具体的にそのポテンシャルはお互いに引き合う「力」となって顕現し、そのポテンシャルの勾配に応じた強さの加速度をお互いに与え合いますから、その質量が圧倒的に小さい微粒子のほうがたくさん変位して、感覚受容器に刺激を与えます。

科学的な評価を気にせずに、このように考えるとなんとなく辻褄が合うような気がします。

先端のとがったモノのほうが、感じやすいコトの理由はやはり、モノの周囲に存在する「場」の性質によるのだと想えば矛盾がありません。

すなわち、その「場」に潜在的に分布するポテンシャルは、そのモノから離れると急激に小さく（距離の二乗に反比例して）なりますから、そのモノの先端部が近づいてきたとき、その部位のまわりのポテンシャルが具体的な引力として、感覚受容器にスポット的に作用し、そのスポットの部位だけの閾値を高めるから鋭敏な感覚が生ずるのだ、と想えば一通り納得ができそうです。

この見解は、あくまで私が納得するためのものですから、真偽のほどは定かではありません。以上のように考えると、モノが近づいてきたコトを、眉間や手のひらのように感じるコトはできなくても、カラダを構成している微粒子はそれを物理的に感じ取り、ある程度の変位を起こすのではないか、と類推できます。

生きていれば、カラダの中を血液やリンパ液が流れ、普通は三十数度Cの体温がありますから、カラダの大部分を占める水の分子の運動は活発で、カラダはその分だけ激しく振動しています。

このようにカラダそのモノは激しく動き、カラダの外の環境は、気温、気圧、湿度というような変動する要因で満たされていますから、いくらカラダの周囲にはニュートン・ポテンシャル場が存在しているとしても、カラダにモノが近づいたときに、そのモノと、カラダを構成している微粒子が、相互に引き合っているコトだけを、他の物理的な要因と区別して見分けるコトができるのだろうか？

また、それは、どのような形となって顕れるのだろうか？……

あまり考えてばかりいても、らちがあきませんから、とにかく、カラダにモノが近づいたときに、どのようにカラダに変化が生ずるのか、実際に試してみようと想います。

●――動くモノとカラダの機能の間に規則性はあるか――●

自然界をまとめているのは、

1、強い力（核力。原子核をまとめる力）
2、電磁力（磁石や電荷の間に働く力）
3、弱い力（中性子を陽子に変化させる原因となる力）
4、引　力（万有引力）

と呼ばれる、四つの力の働きであるといわれています。その四つの力のうちで、万有引力は強さにおいて、一番小さな力なのだそうです。

そんな小さな力ですから、手のひらほどの質量のモノでは、近くの埃《ほこり》ですら、眼に見えるカタチで引き寄せるコトはできません。

カラダは微粒子が集まって出来ているのですが、なぜその小さな粒子たちが飛び散らずにヒトというモノを形作っているのでしょう？

どうも万有引力によって微粒子どうしが引き合っているのではなく、そこにはなにか別の仕組みが働いているようです。

その別の仕組みで形作られているカラダの近くでモノを動かしたときに、カラダを構成している微粒子がその仕組みの制約を受けながらも、その動かしたモノに引かれて、かすかに動くかもしれないと空想してみると、もしほんとうにチョットでも変位すれば、その一つ一つの動きは微々たるものであっても、それが集積されて、カラダの表面に眼に見えるカタチとなって現れなくても、ある機能の変化となって現れるかもしれないと想えてくるのです。

たとえば、立っているヒトの後ろで、モノを上から下の方に動かせば、そのモノに引かれて、カラダの後ろの部分にあった微粒子が、少し下に引かれ、あるいは、その位置を変えるコトは出来なくても、少し下向きに回転して、その結果、立っているヒトは後ろにカラダを反らしやすくなるのではないか……？

もし、ほんとうにそのようなコトが起これば、今度は下から上にモノを動かせば、そのヒトは後ろには反り難くなって、その反対にカラダを前に曲げやすくなるはずです。

そのように、カラダの近くでモノが動いたときに、そのモノの動きにつれてカラダの機能に、ある規則性が見出せれば、その理由はともあれ、この事実は「モノの動きと、それに伴うカラダの機能の規則正しい変化」についての新しい発見です。

カラダの近くで動かすモノは、どのくらいの大きさ（質量・重さ）のモノか？

あるいは、カラダとの距離はどの程度か？

これらの疑問はさておき、とにかく、動くモノ（動かすモノ）と、カラダの機能との間に、規則性があるのかどうか確かめてみましょう。

●──カラダの近くでモノが動けば規則的な柔軟性の変化が現れる──●

二人が一組になり、そのうち一人が、カラダの変化を、自分のカラダで確かめる「被験者」になります。もう一人は、被験者の近くで動いて、被験者のカラダに影響を与える、モノの代わりになります。とりあえず、このヒトを「実験者」と呼ぶコトにします。

被験者は、東か西の方角を向き、直立します。（東西の方向を向くのは、地球の自転の影響を少なくするためです。このコトは後で詳しく説明します）

実験者は、被験者の後ろに同じ方向を向き、適当な距離（一～二m）をおいて直立します。

a、被験者は、カラダを反らせ（後屈）、そのときの柔軟性を確かめておきます（何回かカラダを反らせると、体操の効果が現れ、一時的にカラダの柔軟性が増しますが、ある限界を超えると、カラダが堅くなります。その限界を確かめておきます）。

次に、実験者がしゃがんで、そのままの状態にしていて、被験者が再びカラダを反らせてみます。すると、先ほどよりカラダを反らすコトが楽に、しかもたくさんできるようにな

前後に並び、後屈・前屈を楽にする実験

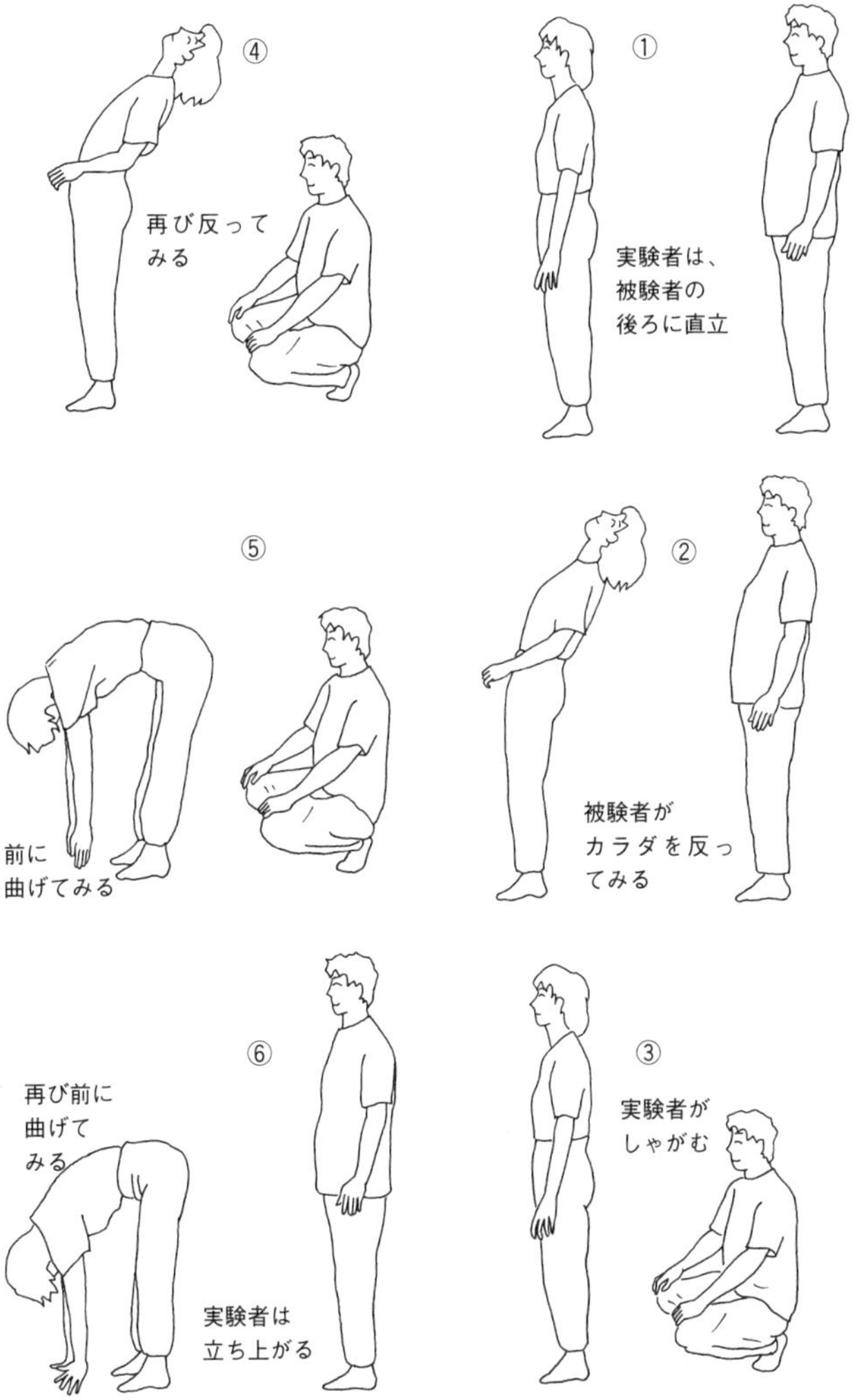
①
実験者は、被験者の後ろに直立
②
被験者がカラダを反ってみる
③
実験者がしゃがむ
④
再び反ってみる
⑤
前に曲げてみる
⑥
再び前に曲げてみる
実験者は立ち上がる

ったコトが確認できます。

b、今度は、実験者がしゃがんだまま、被験者がカラダを前に曲げて（前屈）、その柔軟性を確かめてから、直立します。

次に、実験者が立ち上がってから、被験者が再びカラダを前に曲げてみます。

先程より、かなり楽に、たくさんカラダが前に曲がったコトが確認できると想います。

aとbの実験では、被験者と実験者が、前後に並び、実験者のカラダの動きにともない、被験者のカラダに、前屈、後屈のしやすさの変化が現れたコトを確認しました。

次に、被験者と実験者が横並びになったときには、どのような結果が現れるのか実験してみましょう。

c、被験者は、やはり、東西のどちらかの方角を向き、直立します。

実験者は被験者の横（右、左のどちら側でもかまいません）に、同じ方を向いて直立します。

被験者は、カラダを反らせ、柔軟性を確かめてから、直立します。

実験者がカラダを反らせ、そのままの状態にしていて、被験者が再びカラダを反らせます。

すると、楽に、たくさん、カラダが反るコトが確認できます。

d、被験者はカラダを前に曲げ、柔軟性を確かめてから、直立します。

直立していた実験者がカラダを前に曲げ、そのままの状態で、被験者が再び前屈すると、楽にたくさん、カラダを前に曲げやすくなったコトが確認できると想われます。

左右に並び、後屈・前屈を楽にする実験

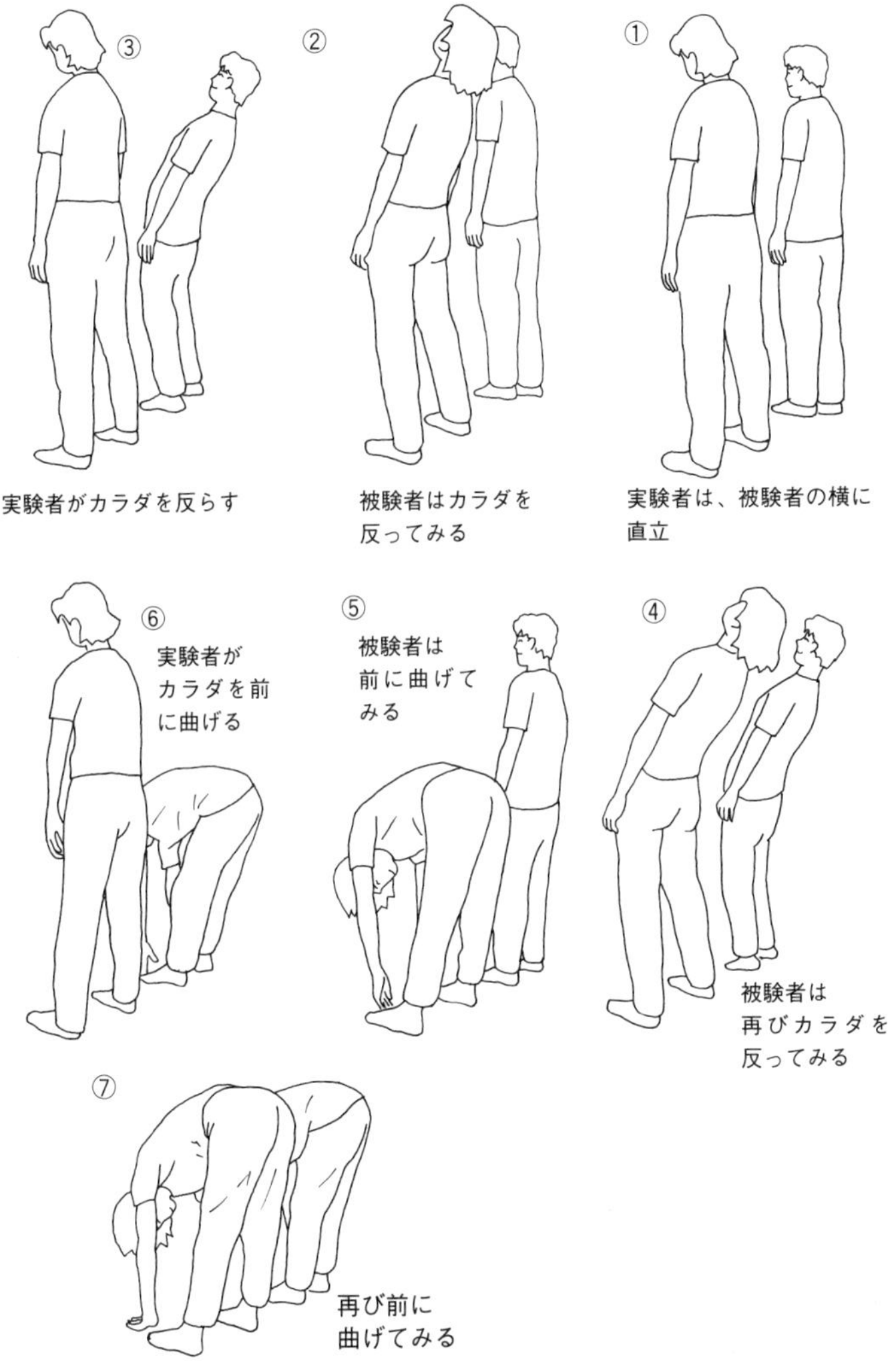

①
実験者は、被験者の横に直立
②
被験者はカラダを反ってみる
③
実験者がカラダを反らす
④
被験者は再びカラダを反ってみる
⑤
被験者は前に曲げてみる
⑥
実験者がカラダを前に曲げる
⑦
再び前に曲げてみる

カラダを数回、前後に動かせば、体操の効果が現れ、カラダの前後の動きに柔軟性の度合いの変化が認められますが、それには限界があります。その限界を確認してから、前記の実験をしてみますと、あきらかに、一般的な体操の場合とは異なった種類の効果が、被験者のカラダに、ある規則性をもって現れるコトが確認できそうです。

この効果は、前屈、後屈のときにだけ現れるのではなく、カラダを側屈（横に曲げる）させた場合にも、規則的に現れます。

カラダを前後に曲げる実験のときには、被験者と実験者が、東西のどちらかを向きましたが、カラダを左右に曲げる実験のときには、被験者と実験者は、南北のどちらかに向いて実験を行なったほうが、地球の自転の影響が少ないようです。このコトは後で詳しく説明いたします。

今度は、左右にカラダを曲げやすくする実験を行いますが、実験の前に、前記の要領で、カラダの柔軟性の度合いを確かめておきます。

被験者は、南北のどちらかに向いて、直立します。

実験者は、被験者の後方に、適当な距離をへだてて、直立します。

イ、次に、実験者が先にカラダを右に曲げてから（右屈してから）、そのままの状態で、被験者がカラダを右に曲げると、被験者のカラダが、楽に、たくさん、右に屈曲できるようになったコトが確認できます。

これは、右にカラダを屈曲したときだけ現れる効果ではなく、

前後に並び、右屈を楽にする実験

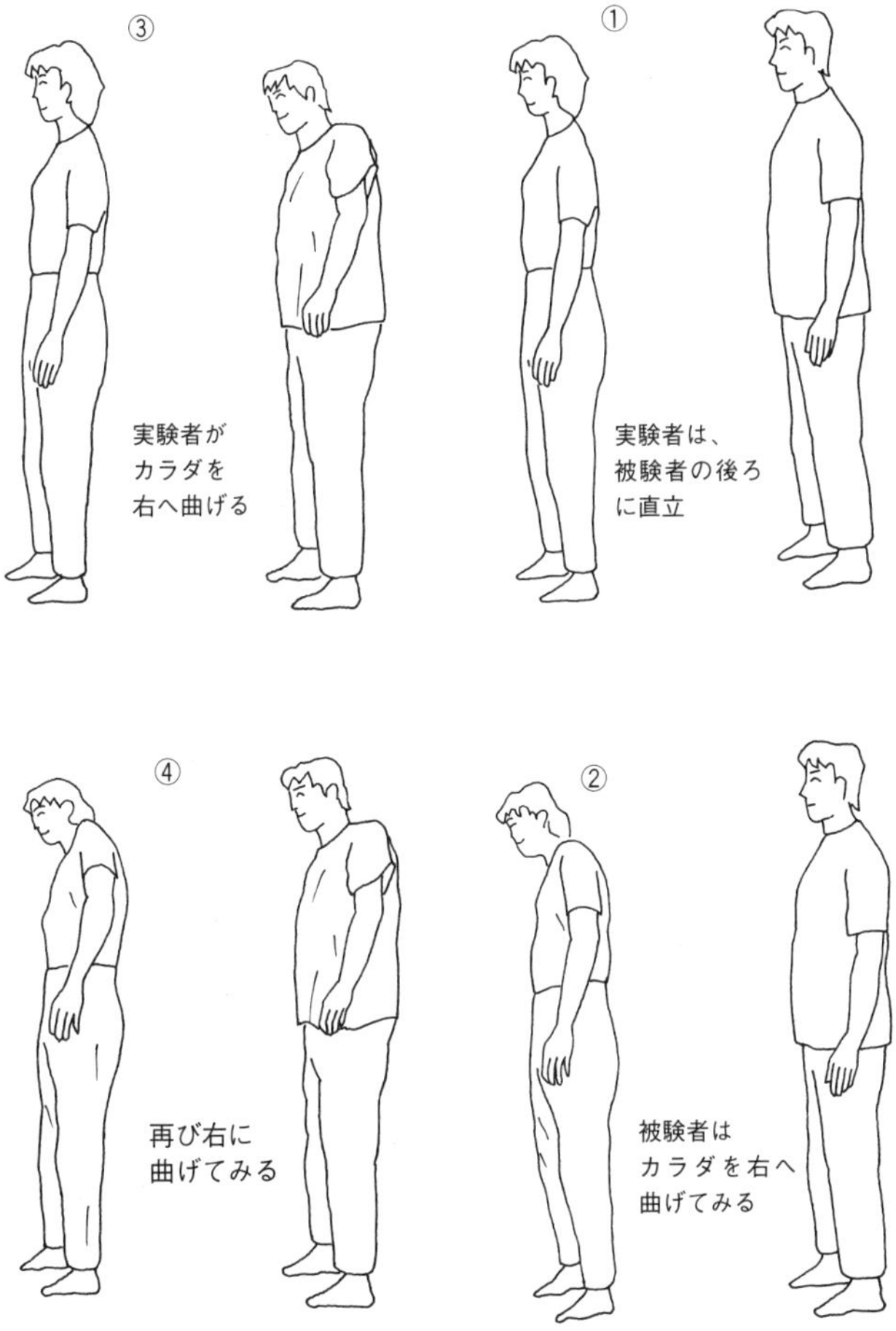
①
実験者は、
被験者の後ろ
に直立
②
被験者は
カラダを右へ
曲げてみる
③
実験者が
カラダを
右へ曲げる
④
再び右に
曲げてみる

ロ、左屈（左に曲げる）の場合にも、実験者が先に左屈すれば、被験者のカラダは、楽に、たくさん、左に曲げやすくなります。

イとロの実験のときには、被験者と実験者が、前後に並びましたが、次に、両者が横に並んだときの実験を行います。

被験者は、南北のどちらかを向き、直立します。

実験者は、被験者の右側に同じ方を向いて直立します。

ハ、実験者が、しゃがんでから、被験者の右屈の難易度を調べると、かなり楽にたくさん、右にカラダが曲げやすくなっているコトが確認できます。

ニ、今度は、実験者が、しゃがんだ状態から、直立してから、被験者の左屈の難易度を調べると、あきらかに、被験者のカラダが楽に、たくさん、左に曲げやすくなっているコトが確認されます。（実験者が、被験者の左側に位置したときには、前記と反対の効果が現れます）

今度は、カラダの、ねじりやすさ、ねじり難さの変化についての実験を行います。

カラダの前後、左右の変化についての実験のときには、地球の自転の影響により、向く方向によって、微妙に実験の結果に差が出てしまいますが、ねじりの難易の結果については、向く方向の影響を考慮する必要はありません。

被験者の後ろに、実験者が、適当な間隔をおいて立ちます。

被験者が左右にカラダをねじって、左右どちらがねじり難かったかを調べます。

前後に並び、右屈・左屈を楽にする実験

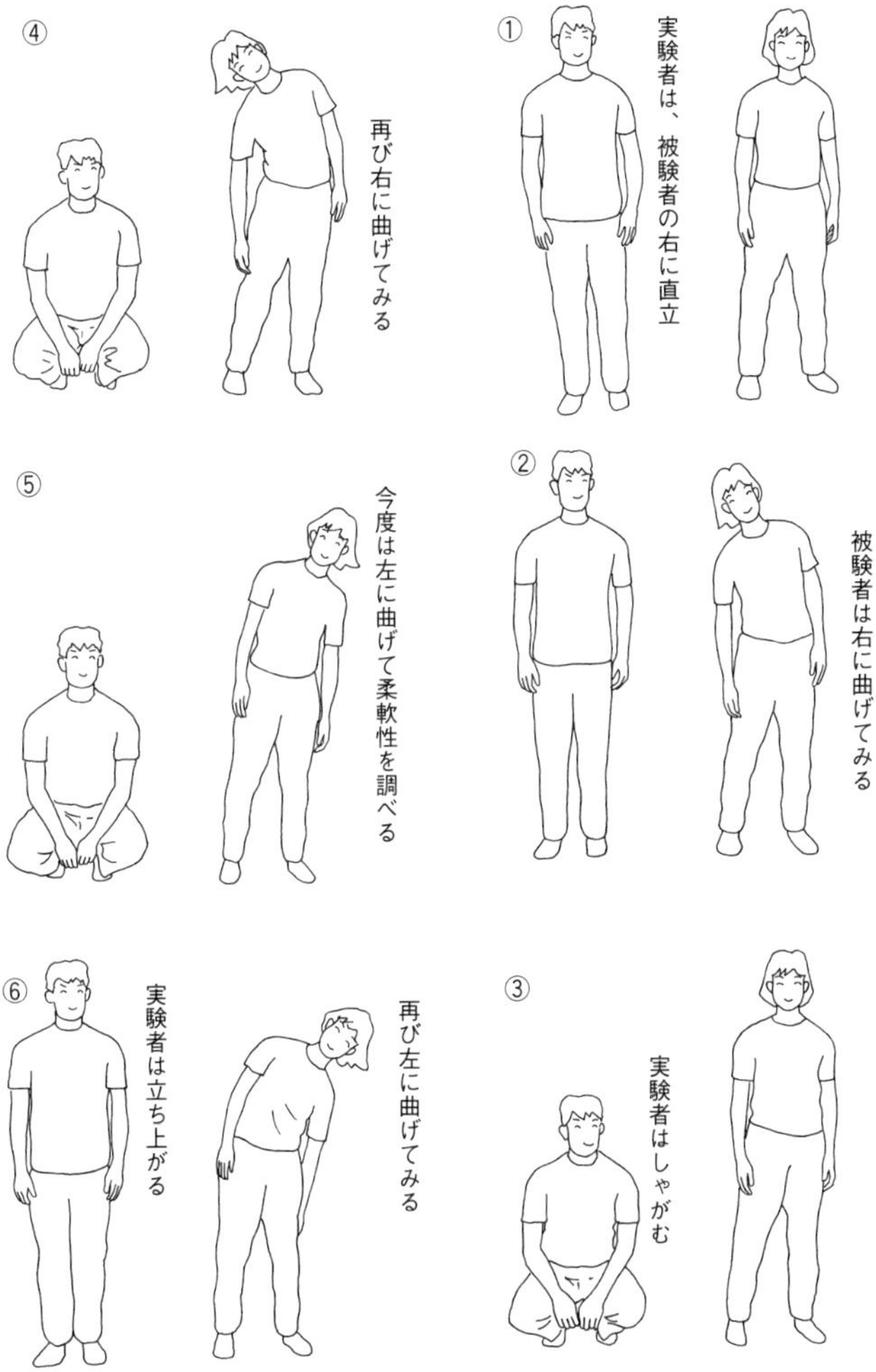

①
実験者は、被験者の右に直立
②
被験者は右に曲げてみる
③
実験者はしゃがむ
④
再び右に曲げてみる
⑤
今度は左に曲げて柔軟性を調べる
⑥
実験者は立ち上がる
再び左に曲げてみる

ねじり難い方がわかったら、実験者が被験者のまわりを、ねじり難い方向に一回りまわってみます。すると、被験者はねじり難かった方に、かなり楽に、カラダがねじりやすくなったと感じられるはずです。

もう一通り、カラダをねじりやすくする方法を試してみましょう。

被験者が、再びねじり難い方を確認します。

たとえば、右の方にねじり難かったときに、実験者が、その場所で、鉛直を軸にして左まわりに一回転してしてみます。すると、被験者のねじり難さが、かなり緩和され、楽に、大きく右の方に、ねじりやすくなったコトに気づくはずです。

噛み合わさった歯車の片方を、左に回すと、もう片方の歯車は、反対方向の右まわりに回るように、被験者のカラダのねじり難い方と反対方向に、実験者がその場で一回りするのです。すると、被験者のカラダのねじり難さがなくなり、左右にほどよくねじれるようになります。

以上の、一連の実験では、被験者と実験者という二人のヒトが一組になって、実験者の動きが、被験者にどのように影響し、どのような現象が現れるのかを観察しました。

では、今までの実験で現れる結果が、なぜ、起こるのか……？

本当のところはよく分かりませんが、ヒトとヒトはお互いに影響しあっていて、直接触れ合わなくても、実験のような状態を及ぼしあっているものだ、と想ってしまえば、それなりに納得できるのですが、実験者の代わりに、被験者の近くで、かなり小さなモノを、前記の一連の

左または右にねじりやすくする実験

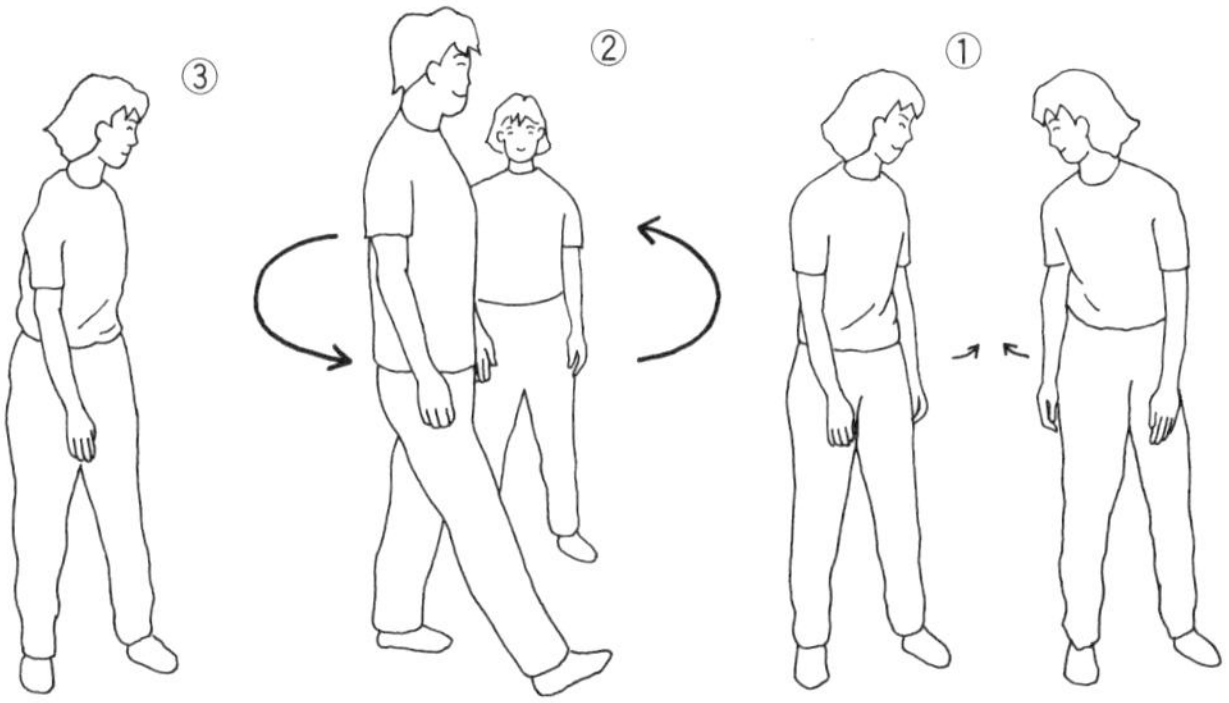

左右のどちらへねじりにくいか調べる

実験者は被験者のまわりをねじりにくかった方へ回る（この場合は左）

ねじりにくかった方へ楽にねじれるようになる

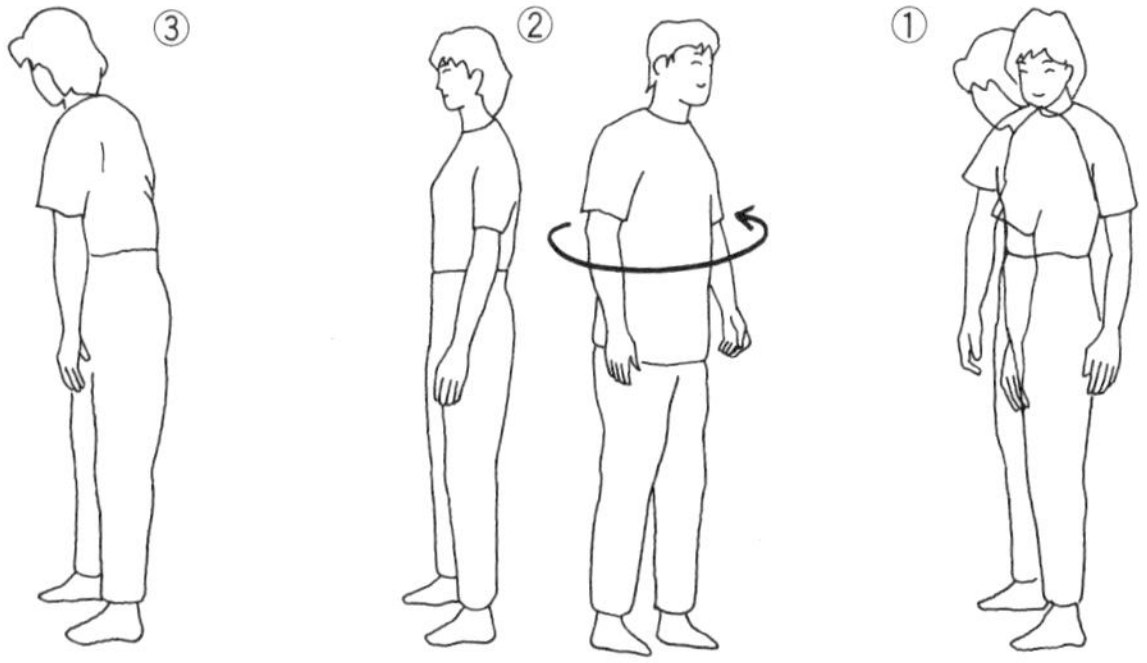

被験者はねじりにくい方を調べる（この場合は右にねじりにくいとする）

実験者はその場で一回転する（この場合は左）

右にねじりやすくなる

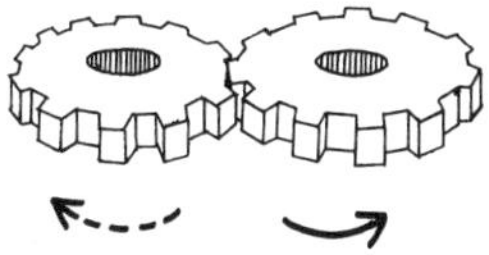

一方の歯車を左へ回すと片方の歯車は反対の右へ回る

実験にならって動かしてみますと、同様の結果が現れますから、ヒト対ヒトの特殊な関係として放っておくわけにもいきません。

いろいろ実験してみますと、被験者に近づけて、動かす「モノ」の質量を大きくすれば、その効果は大きくなるような気がしますし、被験者の近くで、変位させたり、回転させたりする「モノ」の質量が一定であっても、その速度が大きければ、その効果が大きいような気もします。

これらの規則性のありそうな現象を観ていると、カラダの近くで動く「モノ」と、カラダを構成している微粒子の一つ一つが、法則通りにお互いに引き合い、そのお互いに引き合おうとする傾向に則った、規則的な秩序を、微粒子の総体であるカラダは、柔軟性という機能の変化として顕わそうとしている様子がイメージされるのです。

あるいは、そのようなイメージが先にあるので、実験というパフォーマンスを通して、カラダがイメージどおりの結果を見せてくれるのかもしれません。

では、なぜ、そのような現象が起こるのか？　と再び問いたくなります。

その理由はどうであれ、カラダの近くで「モノ」が動けば、カラダに規則的な柔軟性の変化が現れ、それを応用するコトにより、カラダの可能性を向上させるコトができるコトは確かです。

もしその現象が、「モノ」の動きにつれて、カラダを構成する微粒子が変位（回転）して、カラダに変化が起こるのだと仮定できれば、カラダというモノに関して、もっと豊かなイメージが湧いてきます。

2

プレセッションで三軸修正

地球の回転の方向が言えるのには前提が必要である

前記の実験から、カラダの近くでモノが動けば、カラダを構成している微粒子が、そのモノに引かれてわずかに動くのではないか？　その微粒子の動きは、眼に観えるほど大きくはないけれど、そのわずかな動きが集積されて、カラダを屈曲したときなどに、ある規則性をもった柔軟性の変化となって、カラダの機能の上に現れるのではないか？……等々、実験の結果から、さまざまな推測が楽しめます。

もし、その推測のようなコトが、カラダの中で起こっているなら、その微粒子はカラダの近くでモノが動いたときにだけ動くのではなく、ほかの要因にも反応していて、私たちはその事実に気づかずにいるのではないか？

そこで、思いあたる、可能性のありそうな要因を、次々に探っていくコトにいたします。

まず、私たちは、「地球という回転している球の表面に住んでいる」という事実を、あらためて認識するコトから始めてみましょう。

すると、その回転しているというコトが、カラダになにがしかの作用をしていて、それがカラダの機能の上に現れるということが発見されるかもしれません。

回転している球の表面は、静止している平面とはかなり異なった複雑な動きをしています。

その表面に住んでいるヒトは、そのコトを意識している、いない、に関わらず、いやでもその地表の動きと同じ運動を強制させられています。

そうすると、カラダを構成している個々の微粒子も、その地表の運動と連動して動き、その結果を、カラダの機能の上に顕わすような気がするのです。

その結果を期待する前に、地球の自転にともなう地表の動きを確認しておくコトが必要です。

(地球は太陽のまわりを公転していますが、話が複雑になりすぎますから、公転に関するコトは考えないコトにいたします)

地球は自転しているといいますが、はたしてどちらまわりに回転しているのでしょう?

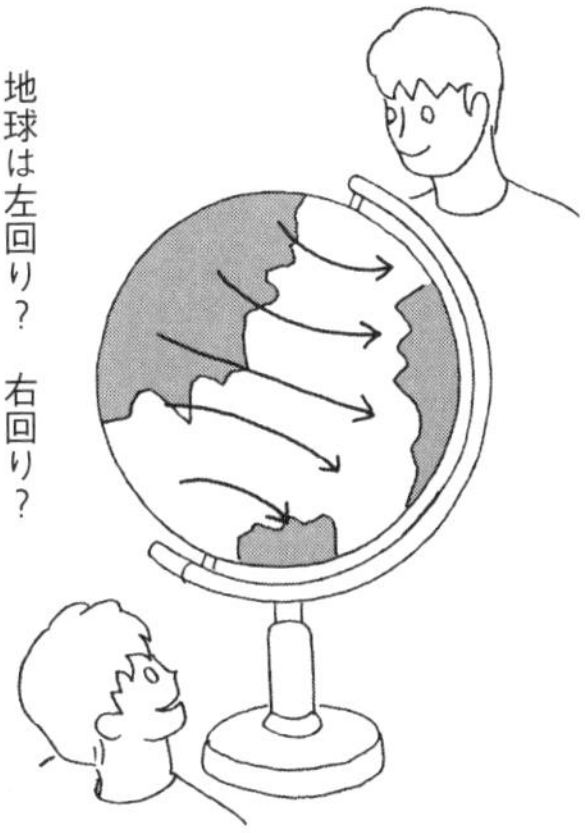

左回りでしょうか？　右回りでしょうか?
左、右という言葉は、日常生活の中に溶け込んでいて、都合よく使っていますから、普通はその言葉の意味を特に考えなくても何の不自由も感じません。
しかし、地球が回転しているというコトを考えるときには、左回りか、右回りか、という表現はあまり適切ではありません。
ためしに、地球儀を北極の方から眺め、左回り(反時計回り)にまわしながら、今度は南極の方から眺めると、その地球儀は右回り（時計回り）に回っているコトに気がつきます。

地球儀は同じ方向に回っているのですが、眺める方向を変えると、左右が逆転してしまいます。

地球の回転の方向を表わすのには、左右ではなく、もっと普遍的な方向（方角）を、あらかじめ定めておく必要がありそうです。

日本のどこにいても、磁石の針はほぼ北を指します。

では、北という方角は、はたして普遍的な方角でしょうか？

ためしに、地球儀の上で日本から北の方になぞっていくと、やがて北極点に達し、さらに同じ方向に進もうとすると、そこからは南に向かうコトになってしまいます。

南に向かっていて、南極点に達すると、今度は北に向かうはめになってしまいます。

北か南かという方角は、絶対的な方角ではなく、ある前提のもとに成り立っている方角のようです。

地球という回転している球の表面には、もともと「東西南北」という絶対の方角があるのではなく、それは、ヒトが便宜のために約束をしたコトのようです。

「東西南北」を広辞苑で調べてみますと、
東……四方の一。太陽の出る方。

西……四方の一。日の入る方角。

南……四方の一。日の出る方に向かって右の方向。

北……四方の一。日の出る方に向かって左の方向。

というコトで約束されています。

とりあえず太陽を絶対の方向と定め、それを基準にすれば、季節ごとによって多少の変動はあっても、おおよその方角が決まります。

太陽の昇る方角を東と決めれば、地球の回転は西から東の方に回っているというコトが言えそうです。

日頃、なにげなく使っている方角も、チョット考え出すと面倒なコトを言わねばなりません。

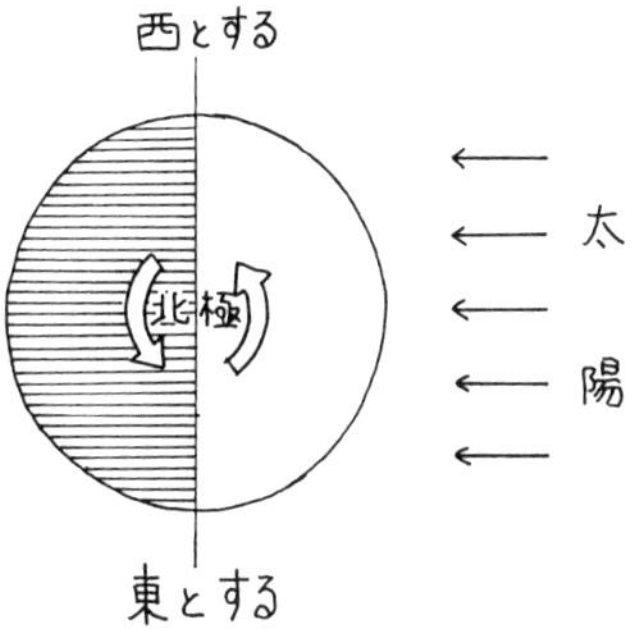

しかし、この、しつっこさが、カラダというモノを、新しい観点で見直すきっかけを促し、新しい発見の糸口を与えてくれます。

地球の回転の方向を言うときに、「東西南北」というコトの約束ができて、はじめて、北という概念が一般化され、北極も普遍化されます。そこではじめて、地球は北極上空から眺めると、左回りにまわっていると表現できるのです。

地球は左回りにまわっている、と一般的には申しますが、それは暗黙の了解にもとづくコトであって、そこからは、カラダに関する新しい観点を見出すコトはできません。

宇宙には上も下も、右も左も、東西南北もありません。

地球は宇宙という空間に浮かんでいるモノですから、その上で方角を決めるには、まず普遍的な一つの方角を前提にして、約束事として方角（方向）を決める必要があるのです。

「東西南北」というコトの約束ができたところで、少々専門的になりますが、私たちの住んでいる地面の動きを考えてみます。

●――地球の表面では三つの軸の回りの回転が同時に起きている――●

私たちの住んでいる大地は、地球という大きな球の表面です。

この地球の表面のいかなる地点も、地軸を回転軸にして、西から東の方に一日一回の割りで回転しています。この地球が円盤ならば、地軸を回転軸にして、地球上どの地点も等しく一日に一回、自転するばかりです。

しかし、地球上の各地点は球の表面上にありますから、その地点の運動（物体が時間の経過につれて、その空間的位置をかえるコト）は、円盤上の地点のように、ただ地軸を回転軸にして一日に一回まわるというような単純なものではありません。

地表の任意の各地点は、その位置する緯度によって、かなり異なった回転運動をしています。

ヒトのカラダは、その場所とともに回転運動を強いられていて、知らず知らずのうちに、その影響を受けているのかもしれません。

そのコトを探るために、地表の各地点は、位置する緯度によって、どのような運動をしているのかを確認しておきましょう。

（地球は太陽のまわりを公転していますが、この際は公転の影響は考えないコトにいたします）

まず始めに、北極点と、赤道上の任意の点という、条件の全く異なる二つの地点の運動を探ってみます。

地球は、北極上空から眺めると、「左回り」に自転しているという事実をふまえたうえで、次のコトをイメージしてみます。

北極上に直立して、顔を真っ直ぐ前を向け、顔の真ん前の遠くの星を眺めていると（どの星座を観ても、一年や二年ではそのカタチを変えないコトから、恒星の方向は一定と見なします）、その星は右の方にずれて行くように観察されます。やがて、その星は左の方からやってきて、一日たったときには、再び顔の真ん中に来るはずです。

これは、遠くの星が移動するのではなく、北極上に直立していた自分が、地球とともに、自分を上下に貫く鉛直線（北極点に立っている場合は自分を上下に貫く鉛直線と、地球の自転軸の方向が一致します）を回転軸にして、鉛直線の上空から眺めて左回りに一回転したコトを示します。

すなわち、私が北極点に立っていれば、地球の回転軸（地軸）と、自分の頭から足の裏を上下に貫く鉛直の方向は一致しますから、北極点の地面と私は地軸を回転軸にして、一昼夜に一回だけ、上空から観て「左回り」に回る（自転する）コトになるのです。

（ちなみに、北極点に直立したときには、北極星は、ほぼ天頂〈頭の上〉にあります）

一昼夜に一回転というと、かなりゆっくりのように想われますが、春分や秋分の頃に、赤道付近で太陽が真東の水平線から昇ってきたり、真西の水平線に没していく速さは、日本のように緯度の高い地域で日の出、日の入りを観るときより、かなり速く感じられます。

この太陽の速さが、実は地球の自転の速さなのです。

これまでは北極点上に直立していたときのコトを考えましたが、次に、赤道上の任意の所（自分の好きなところ）に、北を向いて真っ直ぐ立っているときのコトを考えてみます。

糸に重りをつけて、それを吊り下げたときに、重りは地球の中心を向きます。この方向を鉛直方向といいました。

真っ直ぐに立つというコトは、そこの場所が北極点であろうと、赤道上であろうと足の裏は地球の中心を向き、鉛直線がカラダを貫きます。

この状態を地球の中心から眺めると、北極点に直立したときと、赤道上に直立したときとでは、カラダを貫く鉛直線の方向は角度で九十度の開きがあるコトになります。

両地点に立ったとき、足の裏は地球の中心を向いているのに、頭の先端は宇宙に対して九十度だけ、異なった方向を指しています。

北極点に立っていると、北極星は頭の真上にありますが、赤道上に北を向いて立っているときには、北極星は北の地平線の彼方にあるコトになります。

北極点上に立っていたときには、私は鉛直線を軸にして、一昼夜に一回、反時計回りに回転しました。

それに対して、赤道上で北を向いて直立していると、地球が自転していくコトにともなって、

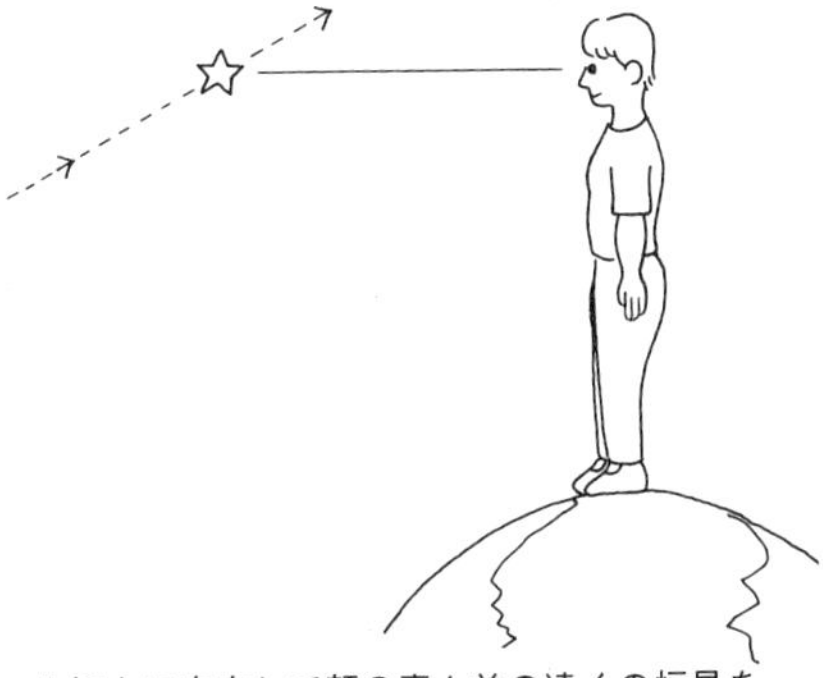

北極上に直立して顔の真ん前の遠くの恒星を眺めていると

〈上図を上から見た図〉

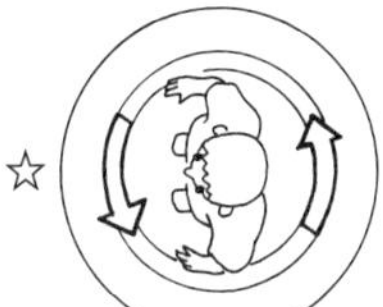

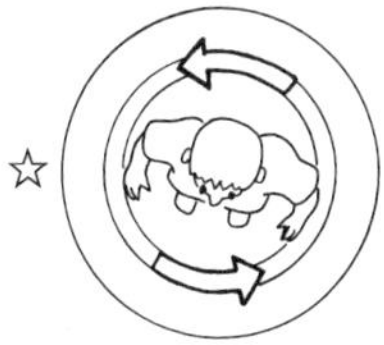

恒星は右の方にずれて行くように見える

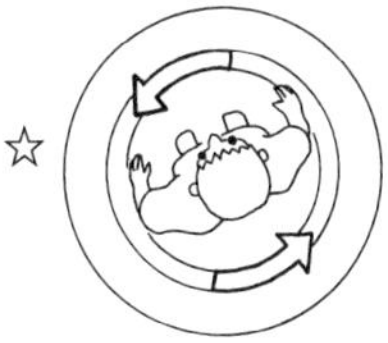

やがて、その星は、左の方からやってくる

直立している地面も、私のカラダも、先ほどの地点から右（東の方向に）方に倒れていきます。

北を上にした地球儀の赤道上に、小さな人形を北向きに立てて、地球儀を左から右に（西から東に）回してみますと、その人形は先ほどの点から右（東）に倒れていきます。

しかし、赤道上では、北極点上に立っていたときのように、人形を上下に貫く鉛直線を軸にした回転は一切していないコトに気がつきます。

すなわち、球状の地球の表面に同じように立っていても、地球の自転にともなう回転が、その位置（緯度）によって、あるところではカラダを貫く鉛直線の回りの回転運動として現れ（北極と南極）、あるところでは東の方に倒れていく運動として現れます（赤道上）。

またあるところでは、その両方の回転運動が同時に現れます（両極と赤道の間の地点）。

北極点に立っているときには、地軸とカラダを貫く鉛直線の方向が一致していましたから、地球の自転にともなって、私も鉛直線を回転軸にして「自転」だけをすればよかったのですが、赤道上に立っているときには、地球の中心を南

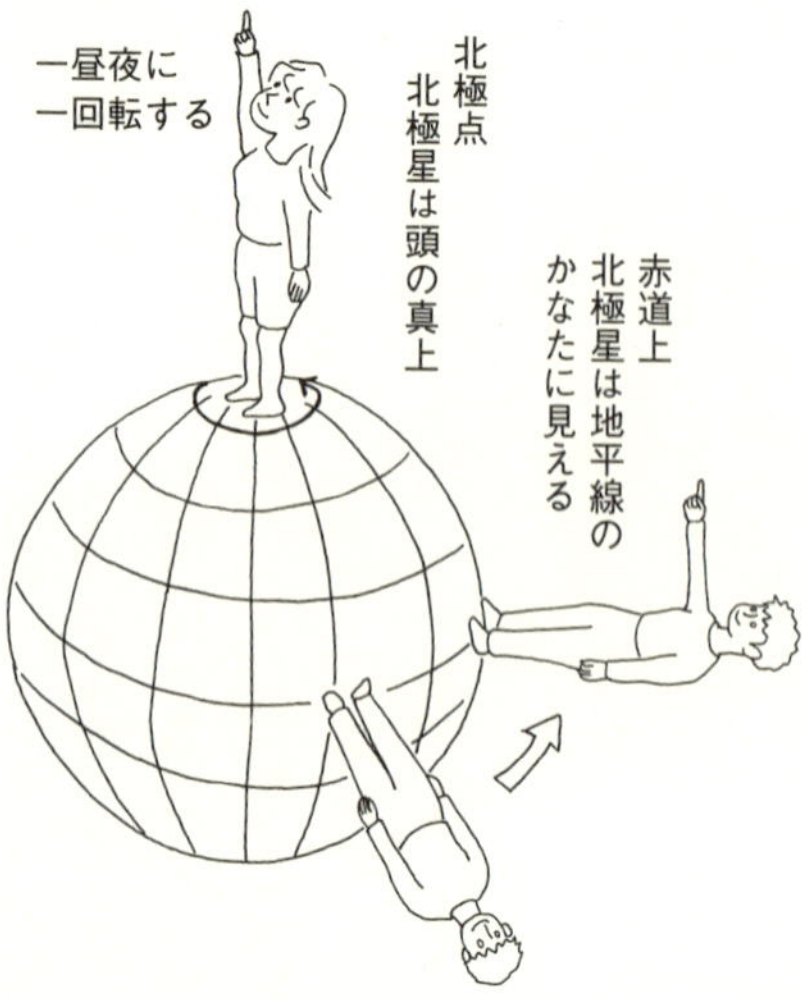
一昼夜に
一回転する
北極点
北極星は頭の真上
赤道上
北極星は地平線の
かなたに見える

地球の自転にともなう回転運動

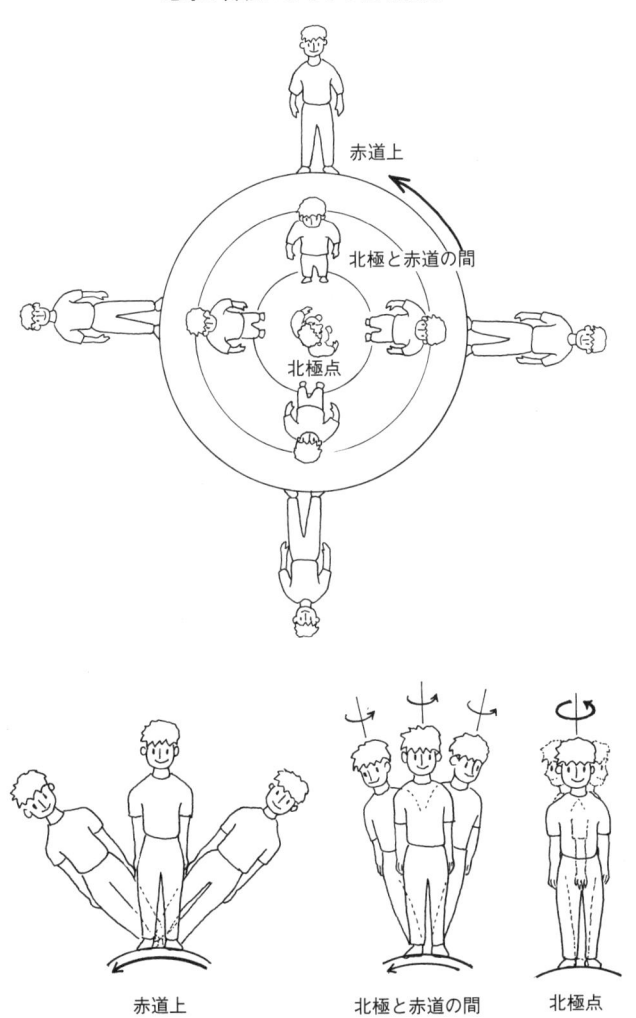

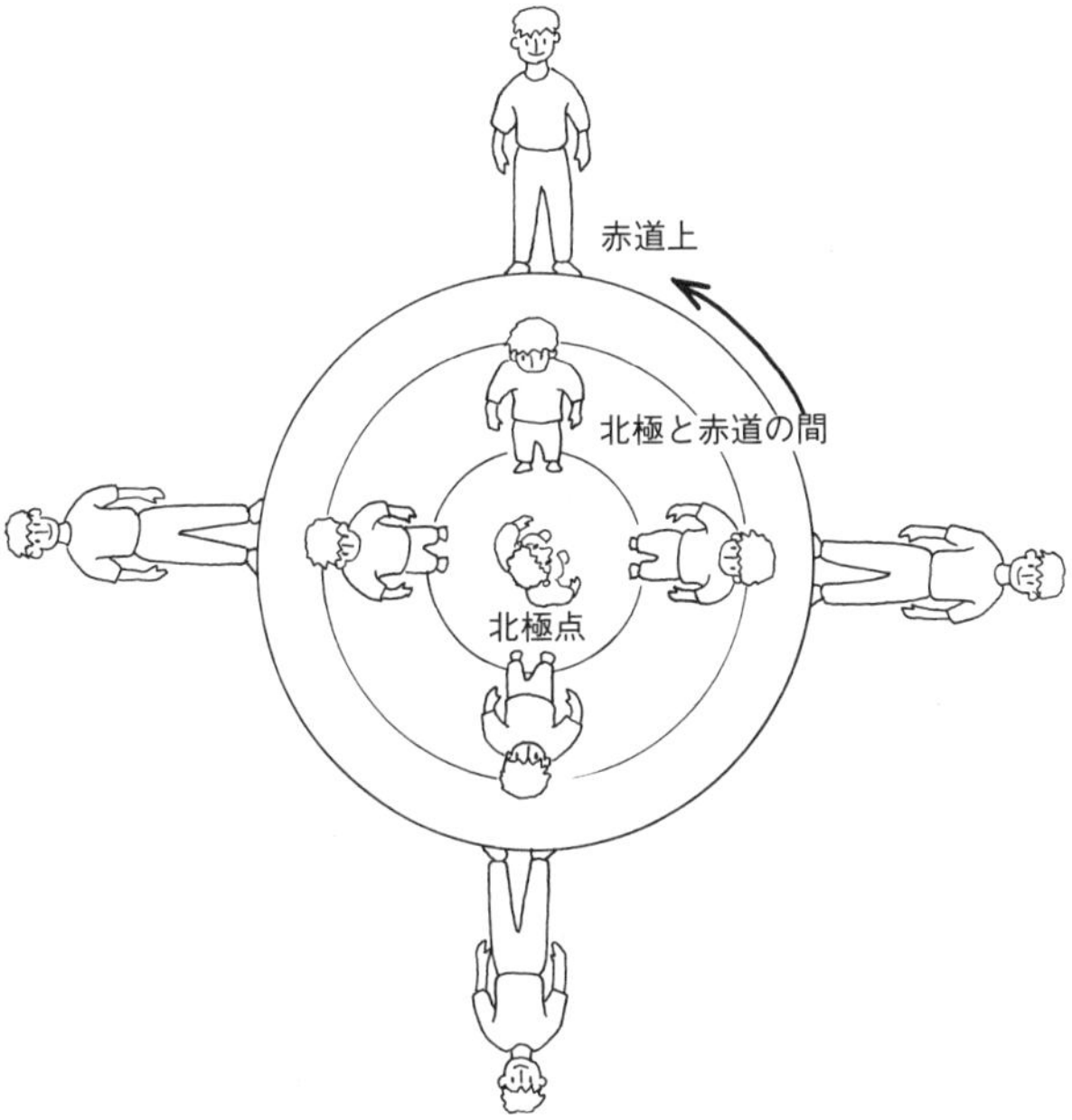

赤道上の地表の動き

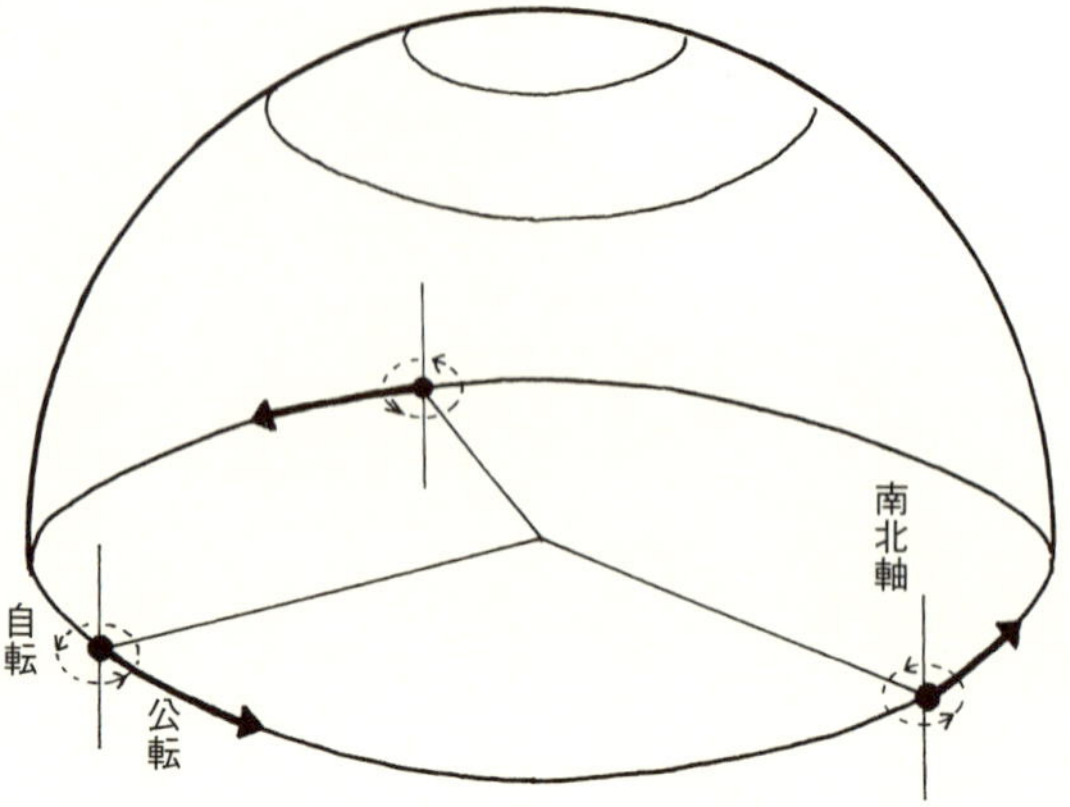

北に貫く線（地軸）を回転軸にして、地球の中心と地表までの距離（地球の半径）を半径にして、東方に回転していきます（この表現を、地軸を中心にして「公転」していくとも表現できます）。

さらに、その現象を詳しく観察しますと、その赤道上の地点の地表に、南北の接線を引き（経度の線と方向が一致します）、その線を回転軸として、北極上空から眺めて反時計回り（左回り）に回転していくという自転の現象が含まれているコトに気がつきます。

すなわち、北極上空から眺めたときに、カラダは地球の中心に対して、反時計回りに公転しながら、さらに、地表に接する南北の線（この線は鉛直線とは垂直に交差します。すなわち南北に水平の線です）を回転軸にして、北極上空から眺めて、反時計回り（左回り）に、自転も同時にしているコトになるのです。

山手線の内側にいて電車を観る

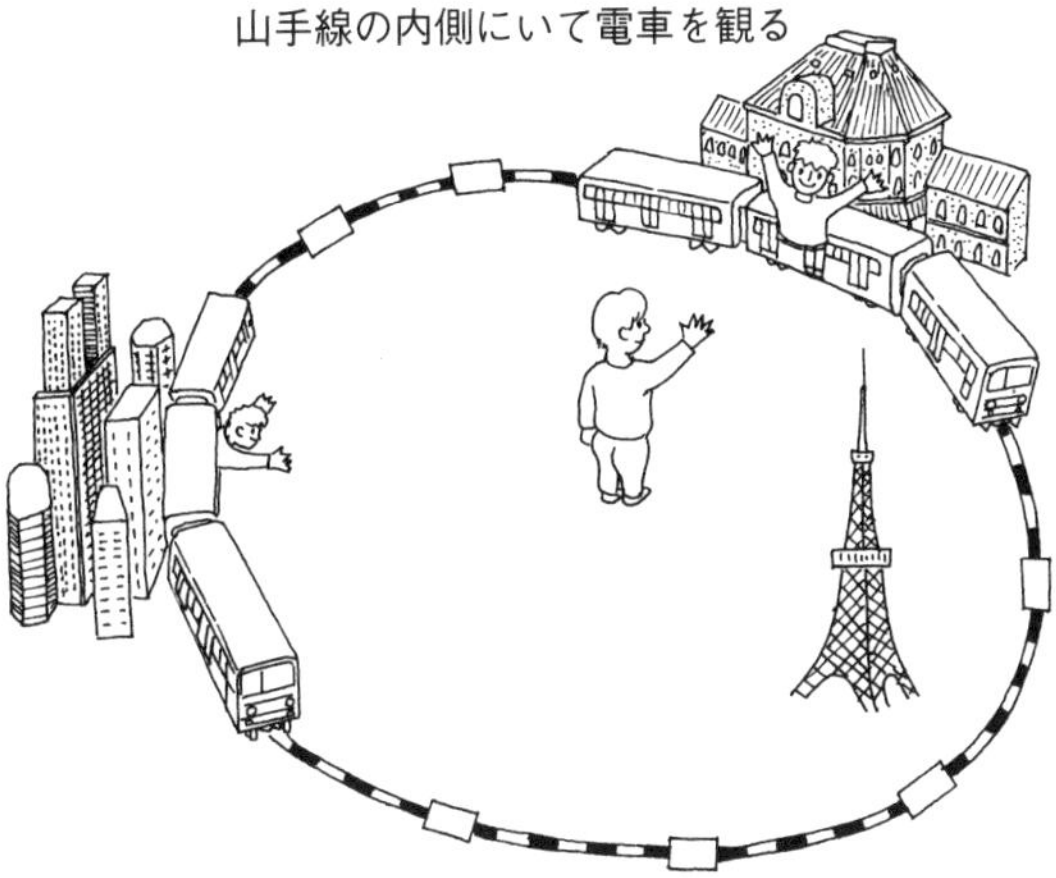

これと同じような例をあげてみますと、月は地球のまわりを公転していますが、地球のまわりを一回りすると、同時に、必然的に自転も、一回転しているコトになります。

また、東京のまちなかを一周する山手線の内側にいて、電車を観ていますと、地球の回りを公転している月がウサギの餅つきの、片側しか見せないように、その電車の内側しか観るコトはできません。これは、公転の周期と、自転の周期とが一致しているからです。

これらと同様に、赤道上に北を向いて立っていると、カラダは地球の中心に対して（地軸を回転軸にして）公転し、かつ、カラダを南北に貫く線（カラダを前後に貫く線）を回転軸にして、東方（北極上空から眺めて反時計回り）に自転しているコトになるのです。

一般的な日本人が暮らしている所は、北極点でも赤道上でもなく、その中間の緯度のあたりの、南北に長細く連なる列島の上です。

日本のような、北極点と赤道の間の地域では、その地の緯度に応じての割合で、その両地点の地表の運動が、同時に起こるコトになります。

話を簡単にするために、北極点と赤道上のちょうど中間点にあたる、北緯四十五度の地点（日本では北海道の最北端、稚内のあたりです）に、北向きに立っているときのコトを考えてみます。

北緯四十五度のところは、そこの地点を鉛直線が北極点を貫く鉛直線と、赤道を貫く鉛直線に、地球の中心で等しく四十五度の角度を持っています。（その地点を貫く鉛直線から、四十五度北の地表が北極、四十五度南の地表が赤道にあたります）

この地点は、その地点の鉛直上空から眺めて、鉛直線を軸にして、反時計回りに回転し、なおかつ、鉛直線に直角に交わり、南北方向を向く線を回転軸にして、東方に回転し、さらに、地軸からその地点までの距離を半径にして、地軸の回りを回転（公転）するコトになります。

すなわち、その地点は「鉛直軸」「南北軸」「地軸」を回転軸とした、それぞれの三つの回転が同時におきているという、かなり複雑な運動をしています。

以上をまとめてみますと、北極点と南極点は、
1、鉛直線を回転軸として、「西」から「東」の方に（北極上空から眺めると左回り、南極上空から眺めると右回り）一昼夜に一回の速さで回転します。

赤道上の地点は、

1、地球の中心を南北に貫く地軸を回転軸に、赤道上の地表までの距離を半径にして「西」から「東」の方に一昼夜に一回の速さで回転（公転）します。

2、赤道上の鉛直線に直交し、地表に南北方向に接した線を回転軸に、「西」から「東」の方に一昼夜に一回の速さで回転（自転）します。

両極と赤道の間の地点は、

1、地軸を回転軸に、その地の緯度の地表までの距離を半径にして、東方に一昼夜に一回の速さで回転（公転）します。

2、鉛直線を回転軸として、鉛直上空からから眺めて北半球では左回り、南半球では右回りに、回転します。（回転の要素は、その地点の緯度によって異なり、その地の緯度のサイン〈正弦〉に比例します）

3、鉛直線に直交し、地表に南北方向に接した線を回転軸に、東方に回転します。（回転の要素は、その地点の緯度によって異なり、その地の緯度のコサイン〈余弦〉に比例します）

4、緯度四十五度の地点は、2と3の回転の要素が等しい所です。

5、緯度が高くなるにしたがい、2の要素が増していき、緯度九十度（南北の極致点）では鉛直軸のまわりの回転だけになります。（地球の自転と一致します）

6、緯度が低くなるにしたがい、3の要素が増していき、緯度0度（赤道上）では、南北方向

北緯45°の地点の地表の動き

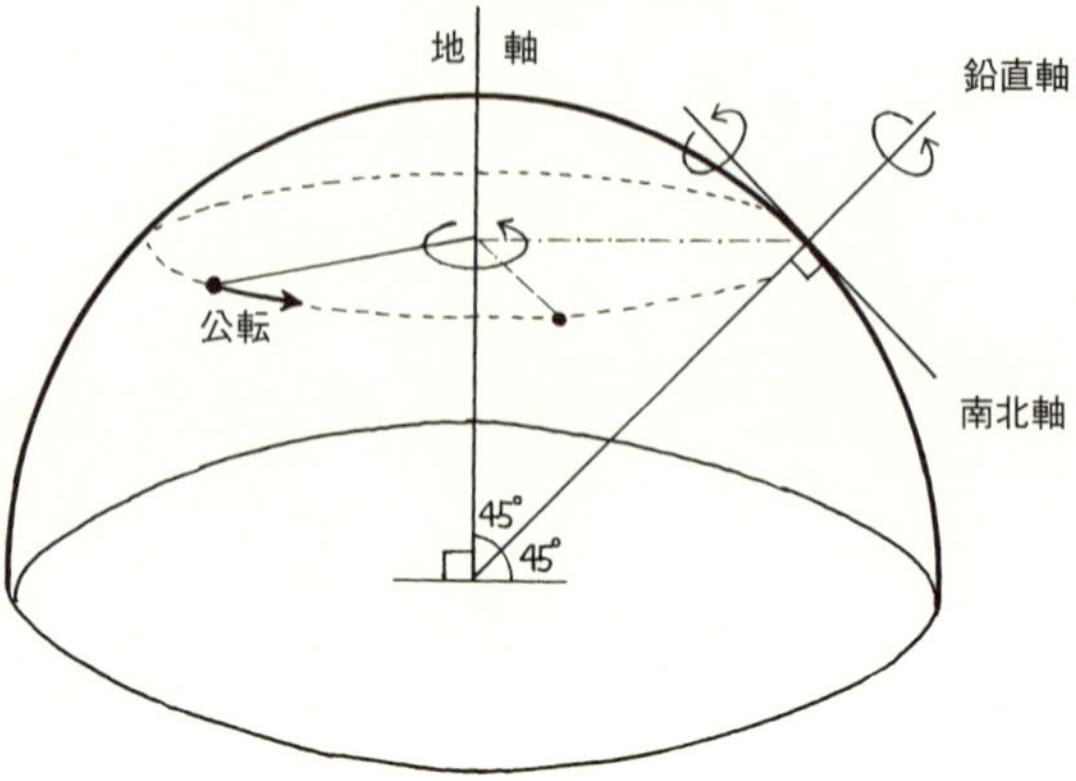

の軸のまわりに東方に回転するだけとなり、鉛直軸まわりの回転はゼロになります。

地球のように回転している球の表面は、前記のように、その位置（緯度）によって、かなり異なった回転運動が複合されているコトが確認されました。

そのような、複雑な運動をしている地球の表面に暮らしている私たちのカラダも、その地表の運動と同じ運動を余儀なくされているのですが、ふだん、私たちはそのコトに気がつかずに生活しています。

しかし、カラダの近くで、ある程度の重りを吊り下げたり、ある程度のモノを動かしたりするだけで、カラダにそれに応じた規則正しい変化が観察されました。

そのコトから、地球の表面の複雑な回転運動とカラダの機能の間にも、なにか普遍的な関係が潜んでいるかもしれないと推測できそうです。

次に、その関係性を探っていくコトにいたします。

●——北半球ではカラダは北に曲げやすい——●

日本の最北端は択捉島《エトロフ》の北端で、その緯度は北緯四十五度三十三分です。将来、北方四島が返還されるという幸運に恵まれたとしても、日本の北端四十五度をほんの少し北に行ったところです。ちなみに、日本の南端は、北緯二十度二十五分の沖ノ鳥島です。この場所は北回帰線（北緯二十三度二十七分）よりさらに南に位置していて、沖ノ鳥島の緯度を地球儀でたどってみますと、台湾の最南端はもとより、ホンコンやインドのカルカッタより南に至ります。

日本という国のほとんどは、北緯四十五度より南の、かなり広範囲な領域にわたっているコトがわかります。

日本の位置は、極地でも赤道上でもありませんから、そこのどの地点にいても、そこの地表は次のような複雑な回転運動をしています。

1、地軸を回転軸に、その地の緯度の地表までの距離を半径にして、東方に一日に一回の速さで回転（地軸に対して公転）します。

2、その地の鉛直線を回転軸として、鉛直上空から眺めて、左回りに回転します。（回転の要素は、その地の緯度のサイン〈正弦〉に比例します）

3、その地の鉛直線に直交し、地表に南北方向に接した線を回転軸に、東方に回転します。

〈回転の要素は、その地の緯度のコサイン〈余弦〉に比例します〉

前記の1は、地軸のまわりにその地点が回転する運動です。

その地にいるヒトに及ぼされる遠心力は、地軸に直角の方向に働き、その地にいるヒトに作用する重力は地球の中心に向かいますから厳密にいえば、遠心力と重力のベクトル（大きさと向きを有する量）の合成された方向、すなわち、南よりの方向（赤道の方向）にカラダはかすかに引かれるはずですが、地表では遠心力に比べて重力の影響のほうが圧倒的に大きいために（その割合は、赤道上で一対三百ほどと言われています。ちなみに、遠心力と重力の作用が拮抗するところは、赤道上空の三万六千キロメートルあたりと言われています。その両方の力の作用が拮抗するコトが、静止衛生が赤道上空で地球に対して安定して静止できる理由の一つです）、その合成の成分が、カラダを南の方に引っ張るという感覚が私には得られませんから、1のコトは考えないコトにいたします。

2と3の場合は、その地面の回転運動が、そこにいるヒトのカラダに、直接の回転運動となって現れますから、カラダは生物としての秩序を保ちながらも、それとは別に、カラダを構成している微粒子は、力学的な秩序にも従っているという前提に立てば、2と3の要素が合成して、その微粒子は北方に回転し、その結果、その微粒子が集積されたカラダは、北半球（とくに3の要素が大きくなる中緯度以南の日本）では北の方に曲げやすくなるのではないかと推測されます。

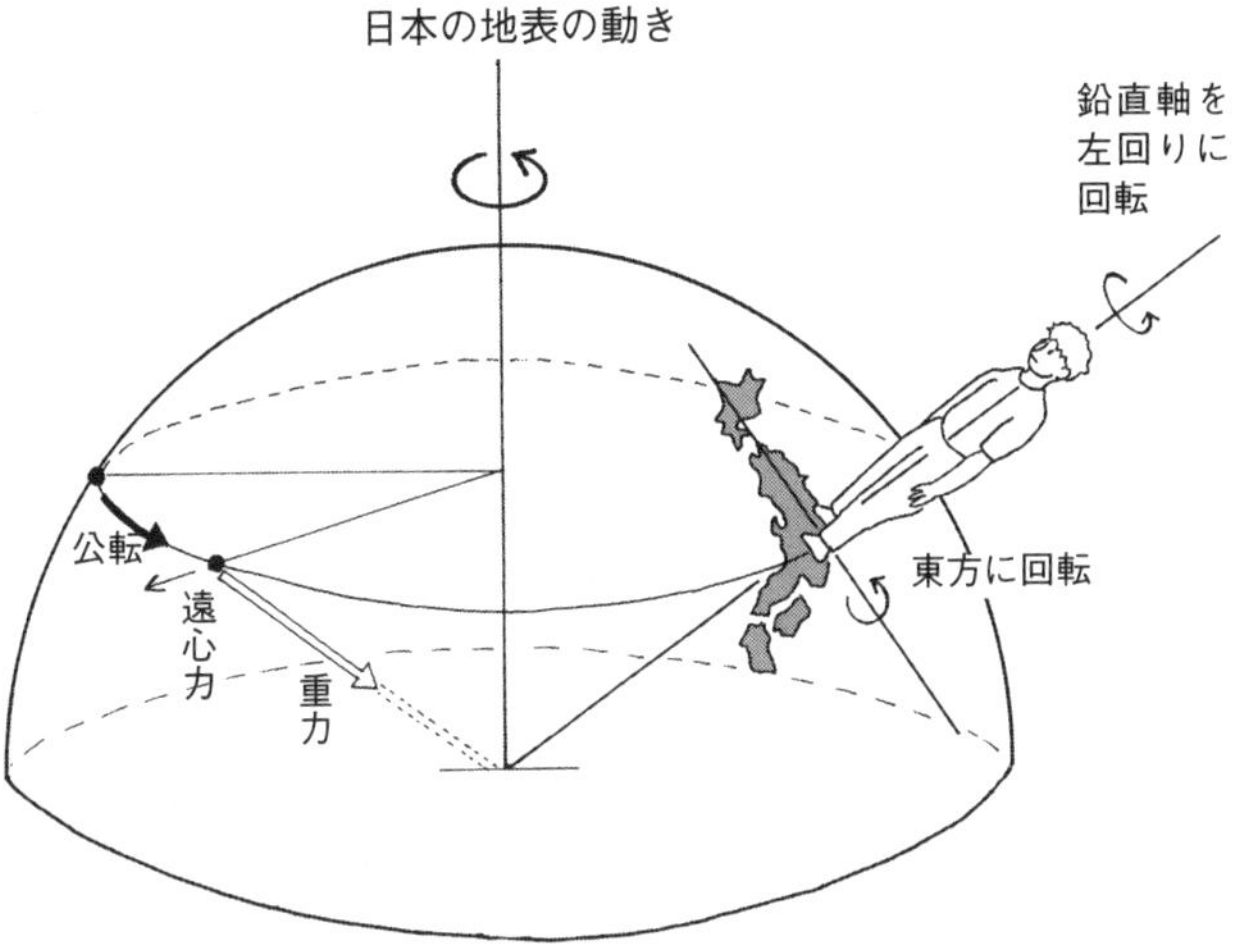
日本の地表の動き
鉛直軸を
左回りに
回転
公転
遠心力
重力
東方に回転

2と3のコトを要約しますと、日本のどこかにただ直立しているだけでも、カラダは地球の自転にともない、鉛直線まわりを上から観て左まわりに回転し、南北の軸まわりに東方へ回転するという、二つの軸まわりに同時に回転しているというコトを意味していますから、ヒトのカラダを構成している微粒子も、二つの軸のまわりの回転が強制されて、その微粒子は、二軸の回転による軸性ベクトルの合成された方向(プレセッションの起こる向き)に、回転を余儀なくされて、北の方に回転してしまうのではないかと想われるのです。

軸性ベクトルの合成された、プレセッションという現象については、後に身近な例で説明いたしますが、その結果、北半球においては、その緯度によって多少の差はあっても、次のような現象が現れるようです。

直立してから、屈曲のしやすい度合いを調べてみますと、

北向きのとき……前屈がしやすい
南向きのとき……後屈がしやすい
東向きのとき……左屈がしやすい
西向きのとく……右屈がしやすい

という結果が現れるようです。

その原因が、先に記したコトによるものではないかと仮定しますと、カラダというモノは、ごくわずかな回転運動を感知して、それなりの反応を示す機能を備えているようにも観え、少し工夫をすれば、プレセッション（軸旋回）という現象を応用して、カラダの調整を行う方法が編み出せそうな気がいたします。

それには、少し詳しく、プレセッション（precession）という現象を知る必要がありそうです。

●――モノに同時に二軸の回転が起こると回転の要素が合成される――●

ポケットから、何かのはずみで十円玉がこぼれると、コロコロと転がり、右か左に曲がりながら倒れていきます。

真っ直ぐに転がっていって、突然バタリと倒れるコトは滅多にありません。

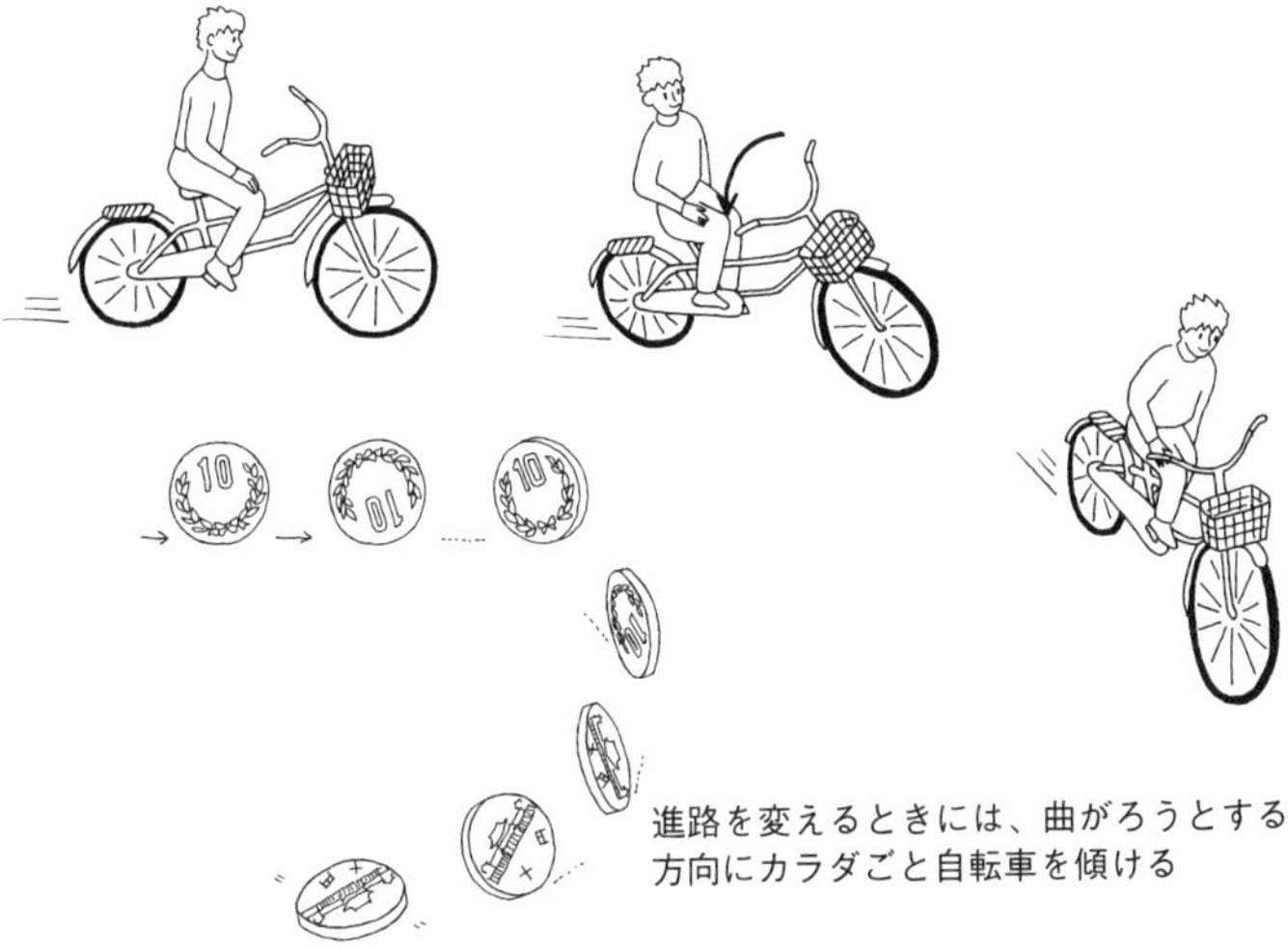

進路を変えるときには、曲がろうとする
方向にカラダごと自転車を傾ける

お盆やタイヤのような円盤状のモノが、転がっていく場合にも、必ず曲がりながら倒れていきます。この様子をよく観てみますと、次のような規則性があるコトに気がつきます。

a、右の方に曲がっていく時には、必ず、右の面を下にして倒れます。

b、左の方に曲がっていく時には、必ず、左の面を下にして倒れます。

この現象はいつも身の回りに起こっていますから、とくに気にかけて観察するというコトはないようですが、実はこの現象の中に、回転体の運動の特性が隠されています。

aとbの現象を、さらによく観察しますと、

1、勢いよく転がっていくときには、真っ直ぐに進んでいき、

2、勢いが衰えて、倒れかかると、倒れかけた方に曲がっていきます。

曲がり始めた方に倒れていくのではなく、倒れ始めた方に曲がっていく、と言ったほうが正確のようです。

身の回りで、これと同じ原理に拠っているコトのいくつかを拾ってみます。

自転車に乗っていて、両手をハンドルから離して操縦するときには、曲がろうとする方に、カラダと自転車を傾けます。

バイクを運転しているときに、曲がろうとする方に、カラダとバイクを傾けると、無理なく進路を変えるコトができます。

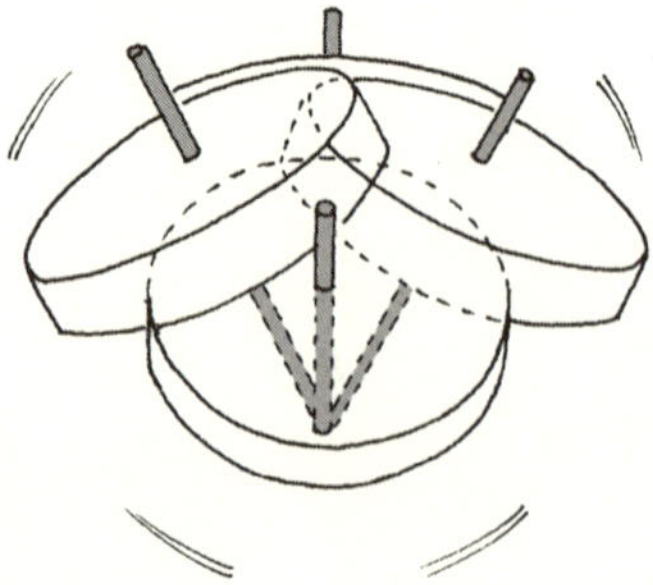
コマが勢いを失うと頭を回し始める

進路を変えようとして、曲がろうとする方に、急にハンドルを切ると、ハンドルを切った方に進路を変える前に、ハンドルを切った反対側に転倒するおそれが生じてしまいます。

この現象も、回転しているモノに、二つの方向の回転を、同時に与えた場合に、そのモノが見せる回転体の特徴です。

コマを回すと、始めのうちの勢いのよい間は、安定していますが、そのうちに、頭を回し始めて、やがて、頭を回しながら倒れていきます。上から観て、

a、右回りに回っているコマは、必ず、右回りに頭を回しながら倒れていきます。

b、左回りに回っているコマは、必ず、左回りに頭を回しながら倒れていきます。

以上のようなコトは、日常的に私たちの身の回りに起こるコトですから、よほど変わったヒトでないかぎり、その理由を考えてみようとはいたしません。

しかし、タイヤを、いつ誰が転がしても、タイヤは倒れかかった方に曲がりたがります。

コマは、いつ誰が回しても、コマの回転方向と、倒れていくときに、頭を回す方向は一致しています。

この二つの現象の中に、回転体が状態を変えようとするときに顕わす、特別の秩序が隠されているらしいコトが推測できそうです。

次に、これらの現象のなかから観察される、秩序（規則性）を探ってみるコトにいたします。

コマを、上から観て、右回りに回します。

a、そのコマの軸の上端を、向こう側に倒そうとすると、その軸は向こう側に倒れず、右の方に倒れようとします。

b、軸の上端を、右に倒そうとすると、その軸は、手前に倒れます。

c、軸の上端を、手前に倒そうとすると、その軸は、左の方に倒れます。

d、軸の上端を、左に倒そうとすると、その軸は、向こう側に倒れます。

左回りに回っているコマは、右回りの場合とは全く反対の現象を現わします。

a、軸を向こう側に倒そうとすると、左に倒れ、

b、軸を左に倒そうとすると、手前に倒れ、
c、軸を手前に倒そうとすると、右に倒れ、
d、軸を右に倒そうとすると、向こう側に倒れる。

以上の現象を整理しますと、

「コマを倒そうとすると、そのコマは、倒そうとする方向より回転方向の、九十度さきの方に倒れようとする」

というコトが言えます。

たとえば、右回りのコマを、右の方に倒そうとすると、倒そうとした右から、右回りに九十度さきの方、すなわち、手前に倒れます。

タイヤのように転がっていくモノは、回転運動と並進運動（重心の移動）が同時に起こっていますから、タイヤが回転方向に移動するというコトを考えずに、その回転運動のコトだけを取り出してみますと、始めの軸の向きを変えようとしたときに、コマの場合と、まったく同じ現象が起こるというコトに気がつきます。

たとえば、前の方に転がっていくタイヤを、右側から眺めると、右回りに回っているコマを、上から眺めたときのように、右回りに回っています。

そのタイヤが右側に倒れるというコトは、その回転軸の先端が下方に押しやられたコトになり、その回転軸の先端は、タイヤの回転方向の九十度さき、すなわち、上から観て手前の方に

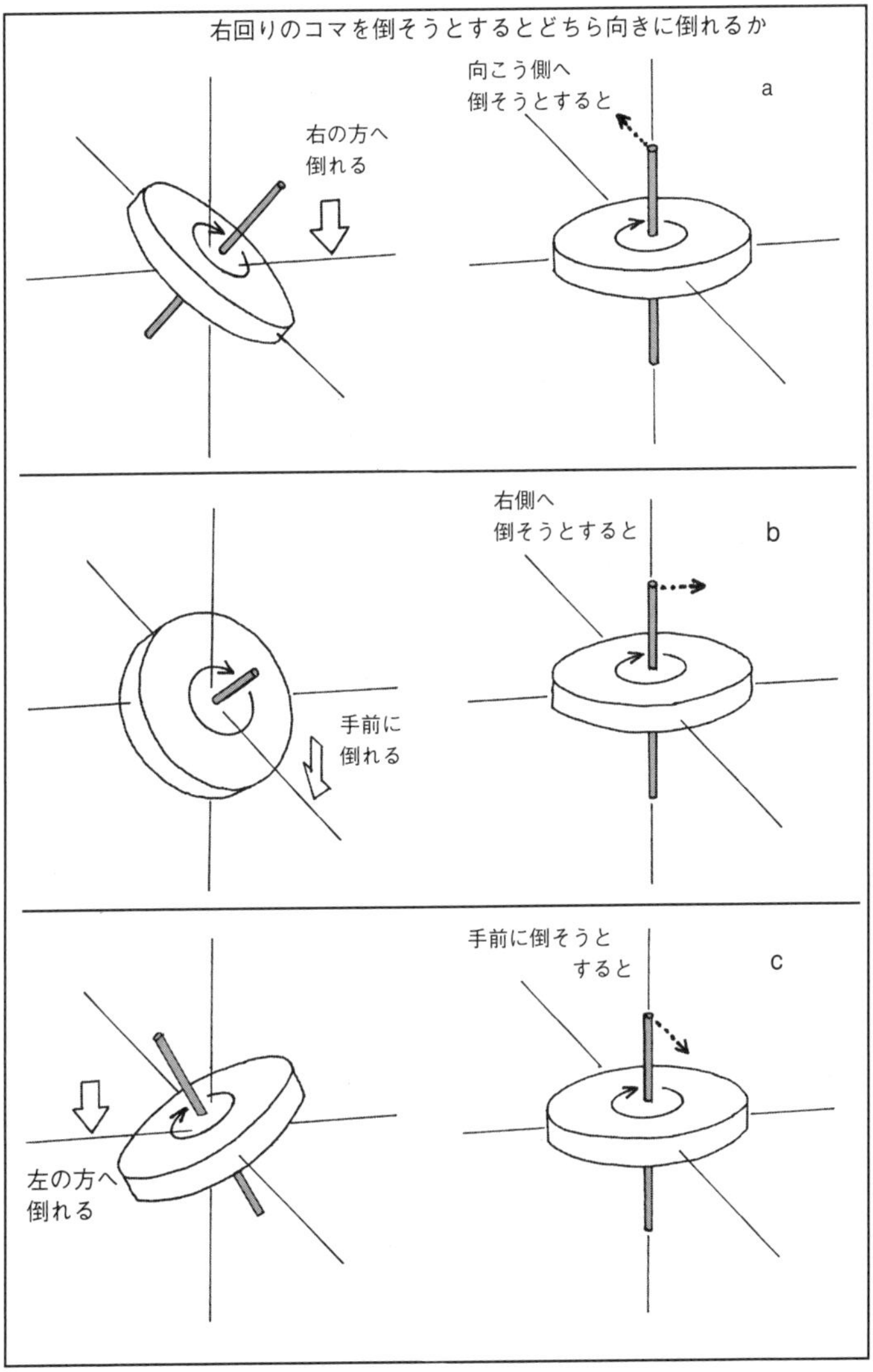
右回りのコマを倒そうとするとどちら向きに倒れるか
向こう側へ
倒そうとすると
a
右の方へ
倒れる
右側へ
倒そうとすると
b
手前に
倒れる
手前に倒そうと
すると
c
左の方へ
倒れる

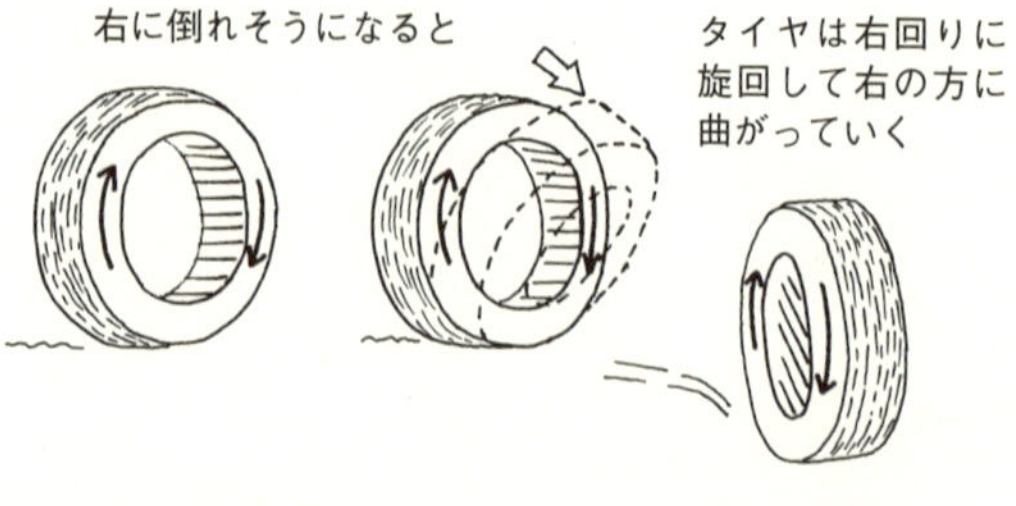
右に倒れそうになると
タイヤは右回りに
旋回して右の方に
曲がっていく
前の方に転がっていくタイヤを、右側から眺める

旋回してきます。

結局、タイヤは右に倒れようとすると、その回転軸は上から観て、右回りに旋回して、その結果、タイヤは右の方に曲がっていきます。

安定して回っているコマの軸に、トルク（torque, 物体を回転させる能力の大きさ。回転偶力）を作用させて、その回転軸の方向を変えようとすると、そのコマの軸の方向は、そのコマの回転方向と同じ方向の、九十度さきに傾きます。

これと同様に、回転しているモノの向き（回転軸の向き）を変えようとすると、その軸にトルクを与えて、その軸の方向を、その回転体の回転方向の九十度先に旋回させなくてはなりません。

このようにして、回転体の軸の方向を変えるコトを一般の回転と区別して、「軸旋回」というコトにいたします。

この軸旋回のコトをプレセッション（precession, 先行運動、歳差運動）と呼んでいます。

このプレセッションという現象は、モノに回転方向の異なる、二つに軸回り回転が同時に起こると、その二つの回転の要素が合成され、そのモノは最も安定した向きに「旋回」するというコト

右回りのコマを右側に倒そうとすると、手前（図の人物の方）へ倒れるのと同じコト

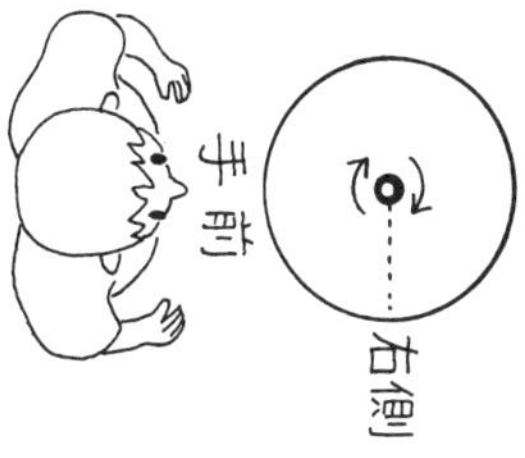

右回りに回っているコマを上から眺める

です。

地球の表面は（両極点と赤道上を除いて）上空から眺めて、鉛直の回りに、北半球では左回りに、南半球では右回りに、回転しています（その要素のわりあいは、その地の緯度のサインに比例します）。

また同時に、その地の地表に接して、南北方向の線（経度線に一致します）の回りに、東の方に回転しています（その要素の割合は、その地の緯度のコサインに比例します）。

そのような、二軸の回りに回転している地表の上に住んでいるヒトは、必ず、その運動を強制させられていますから、カラダを構成している微粒子は、その影響をイヤでも受けるコトになり、最も安定した向きに、その微粒子は軸旋回を起こし、その存在の向きを変えていく可能性があります。

その結果、北半球では、ただ直立しているだけで、北の方にカラダが曲げやすくなり、南半球で、南の方にカラダが曲げやすくなるという現象で、そのコトがある程度確認できそうです。

このような、モノに同時に二軸の回転が起こるときに現れる現象（プレセッション）を、もっと積極的にカラダの調整に応用するコトを、次に考えていくコトにいたします。

常識的な観点から離れてヒトのカラダを眺めてみよう

今まで気のつかなかったデキゴトを探ったり、今までやったコトのない、何かを行なうには、ただじっとしていて偶然が向こうからやってくるのを待っているより、探ろうとするコトの周辺の可能性に対して、常識にとらわれずにノビノビと、豊かなイマジネーション（想像。想像力。構想）を働かせ、それを楽しく膨らませながら、その可能性を探索していると、ちょうど良い時に、ちょうど良いコトに巡りあえます。

幸運というコトは、迎える準備のできたところだけに、スーッとやってくるようです。

カラダというモノを、既存の知識を基にした見方だけに頼って観察するのではなく、もっと自由な観点から眺めるには、チョット非常識（常識を否定する否常識ではなく、常識にあらず〈非ず〉という意味で）に徹してみるコトも必要のようです。

カラダは非常に小さいモノ（微粒子）がたくさん集まってできているようです。

このコトに関しては何も異存はありません。しかし、その微粒子の定義と、その集まり方に異論を唱えて、今までの常識からは観えなかったカラダの機能を探ってみます。

微粒子というと、常識的には、分子か？　原子か？　素粒子か？　というような、いわゆる物理、化学でいう粒子を思い浮べますが、ここでは少しの間、その科学的な見解からの呪縛を離れて、自由にイマジネーションを展開してみます。

安定して回っているコマは、その軸にトルクを与えて倒そうとすると、倒そうとした方向には傾かずに、その方向から、コマの回転方向に九十度先行した方向に傾きます。この現象をプレセッション（precession=precedeの名詞形。ラテン語「前に行く」の意から、～を先導する、先行運動。歳差運動）と呼びました。

いま仮に、ヒトをコマに見立てた場合に、鉛直軸回りに回転しているヒトが、カラダを傾けると、その傾けた方向から、カラダの回転の方向に九十度先行した方向に、プレセッションは起こるのでしょうか？

どうしたら、それを確かめるコトができるのでしょうか？

それを確かめるために、まずヒトのカラダを、次のようなモノであると規定しながら、カラダの機能の上に、プレセッションのような現象が生ずる可能性について、仮説をたててみます。

・カラダは、小さな粒子がたくさん集まってできている。

・その粒子は、生物であるという秩序を保ちながらも、物理的な秩序の拘束も受けていて、その法則にも敏感に従うモノである。

・その粒子は、あるときは単体で、あるときは房や群れになって機能し、カラダの内外からの微弱な作用に対し、まず、物理的に順応して、その刺激を生理的な反応からバファー（buffer, 緩和する）して、生理的な適応の先がけとなる。

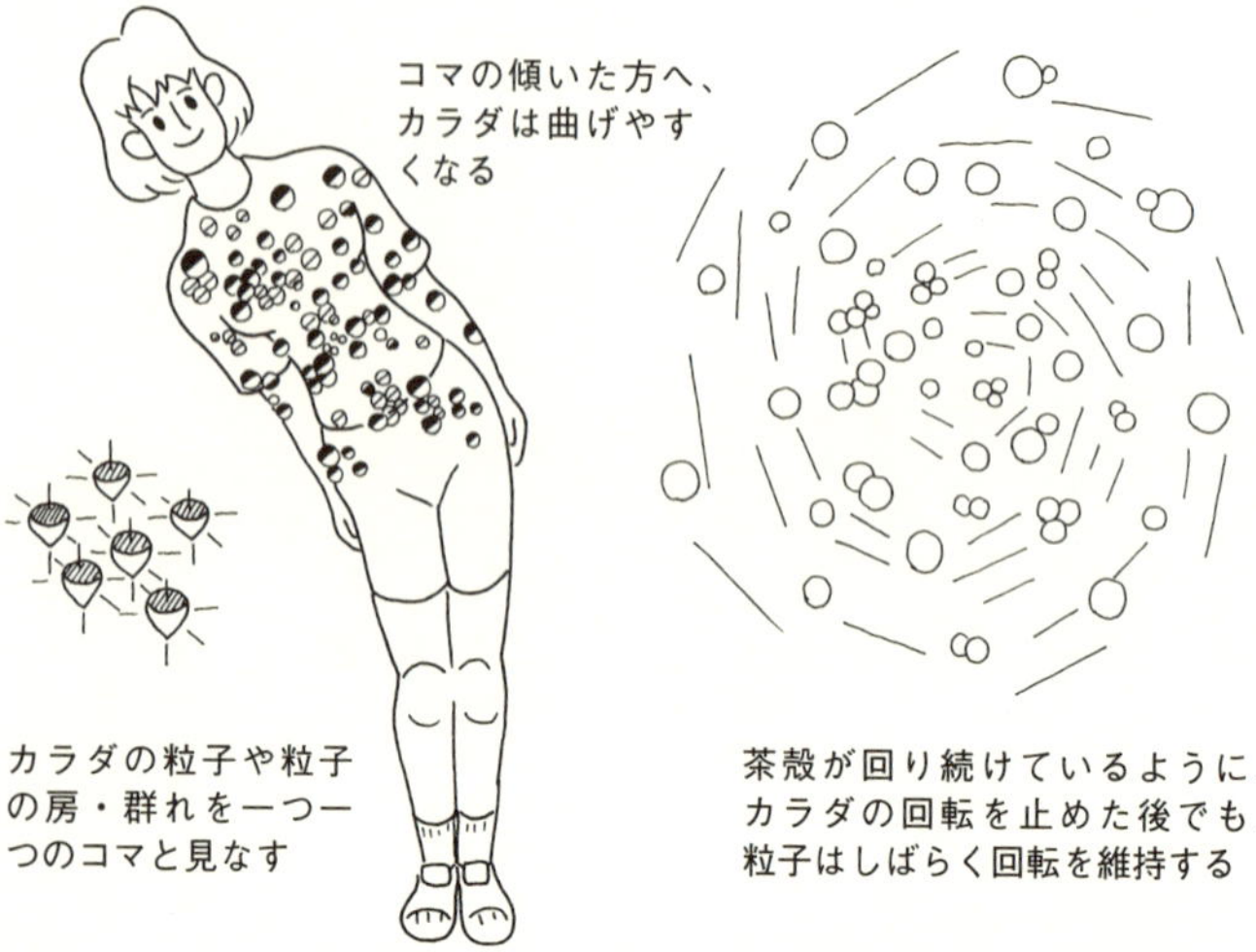
コマの傾いた方へ、
カラダは曲げやす
くなる
カラダの粒子や粒子
の房・群れを一つ一
つのコマと見なす
茶殻が回り続けているように、
カラダの回転を止めた後でも、
粒子はしばらく回転を維持する

・その粒子は、内外からの作用の緩衝物、緩衝器としての機能もはたすために、その作用に対してある程度、緩慢に反応する。たとえば、茶殻をいれたコップを持って、カラダを回転させてからコップの中を観ると、カラダの回転が止まってからも、しばらくのあいだ、茶殻はコップの中を回っているように、カラダ全体を回転させてから、カラダの回転を止めたあとも、その粒子はしばらくのあいだ、その回転を維持する。

・カラダをコマに見立てた場合、カラダ全体を一つの剛体（十分大きな力を加えても、体積・形状を変えないと仮想された物体）と見なさずに、カラダの粒子、房、群れを一つ一つのコマと見なす。

・そのコマの一つ一つが、ほんの少しずつ、一定の方向に傾きを変えれば、そのコマの充積体であるカラダは、コマの傾いた一定の方向に必然的に傾きやすくなり、その方向にカラダを曲げた場合に、そのコトが現象となって顕現するはずである。

その現象に、プレセッションに似た規則性が見出せれば、カラダにも、二つの軸まわりの回転が同時に起こると、コマなどの一般の回転体に観られるような、回転に関する特徴的な現象（プレセッション）が生ずる可能性があると言える。

以上のような仮説（?）を立ててから、カラダに二つの方向の回転が、同時に起きた時に、カラダの機能の上に、プレセッションのような規則的な現象が観察される幸運を祈りながら、実験してみるコトにいたします。

●――カラダにもプレセッションが生じ、柔軟性が変化する――●

勢いよく回っているコマを倒そうとして、軸の先端を押すと、そのコマは押した方向には倒れずに、そのコマの回転の方向に九十度先行した向きに傾きます。

この現象は、回転している全てのモノに、規則的に起きますから、もし、カラダの柔軟性のような機能の上にも、これと同じようなコトを簡単に起こすコトができれば、その現象の規則性を利用して、カラダを調整し、カラダに生じている歪みを簡単に取り除く方法を開発するコトができそうです。

もしカラダにも、コマのようなプレセッションを起こすコトができても、その方法が簡単で短時間にできて、しかも、効果的でなければ意味がありません。

そのコトを期待しながら実験をしてみます。

右回りに回っているコマの軸を、左の方に傾けると、そのコマの軸は、左には傾かずに、そこから九十度さきの方向、すなわち、前方に傾きます。

この現象をカラダに応用すると、カラダは前の方に屈曲しやすくなるはずです。

早速、実行してみましょう。

・直立してから、カラダを前に曲げて、前方への柔軟性の度合いを調べておきます。
・カラダの鉛直を軸にして、右回りに一回まわった直後に、カラダを左に傾けます。
・その後に、カラダを前に屈曲してみますと、先ほど前方への柔軟性を調べたときより、かなり前屈がしやすくなっているコトに気がつきます。

今度は、カラダを後に反らせたい場合について考えてみます。

右回りのコマの軸を、右に倒そうとすると、コマは右に倒れようとはせずに、そこから九十度さきの方向、すなわち、後方に倒れようとします。

この現象もカラダに起きるのでしょうか?

早速、確認してみましょう。

・直立して、カラダを後に反らせ、後方への柔軟性の度合いを調べておきます。

右回りでプレセッションを起こし、前屈・後屈をしやすくする実験

前　屈

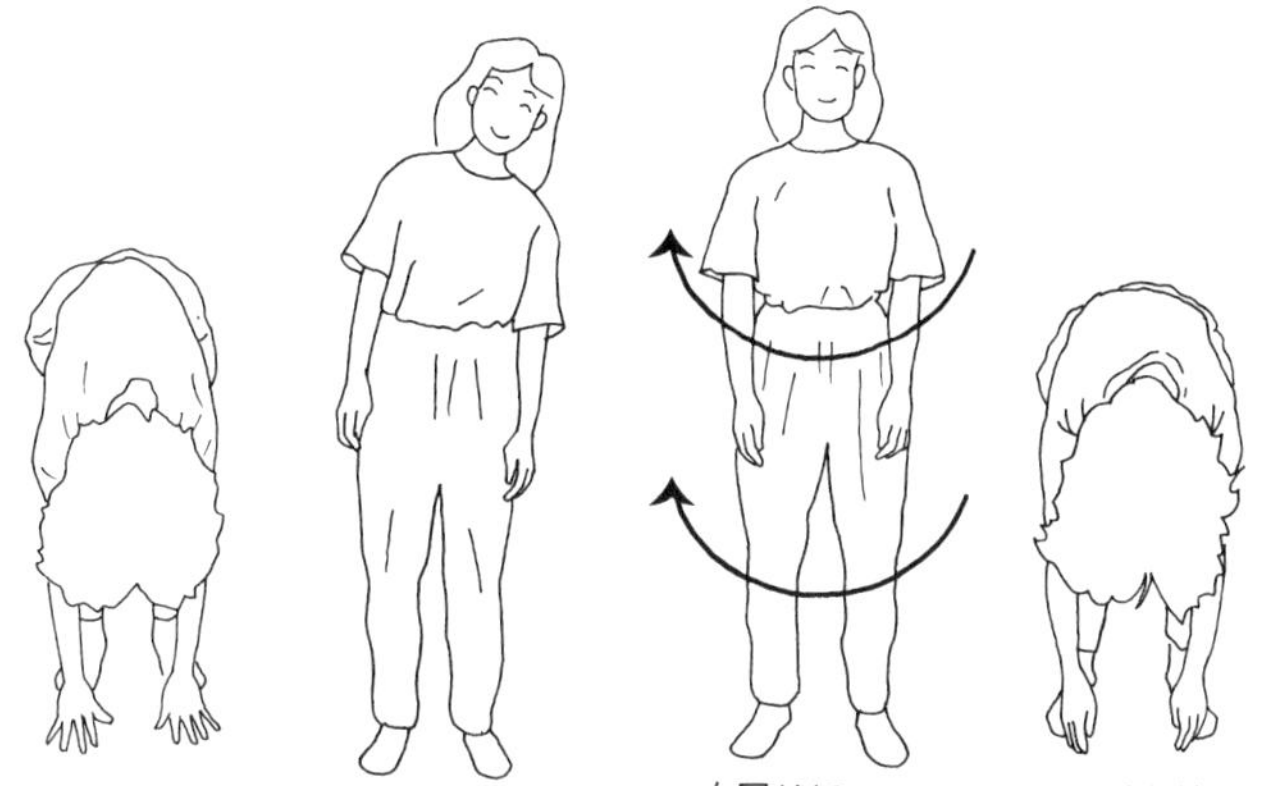

前に曲げやすくなる　　カラダを左へ傾ける　　右回りに一回まわる　　カラダを前へ曲げてみる

後　屈

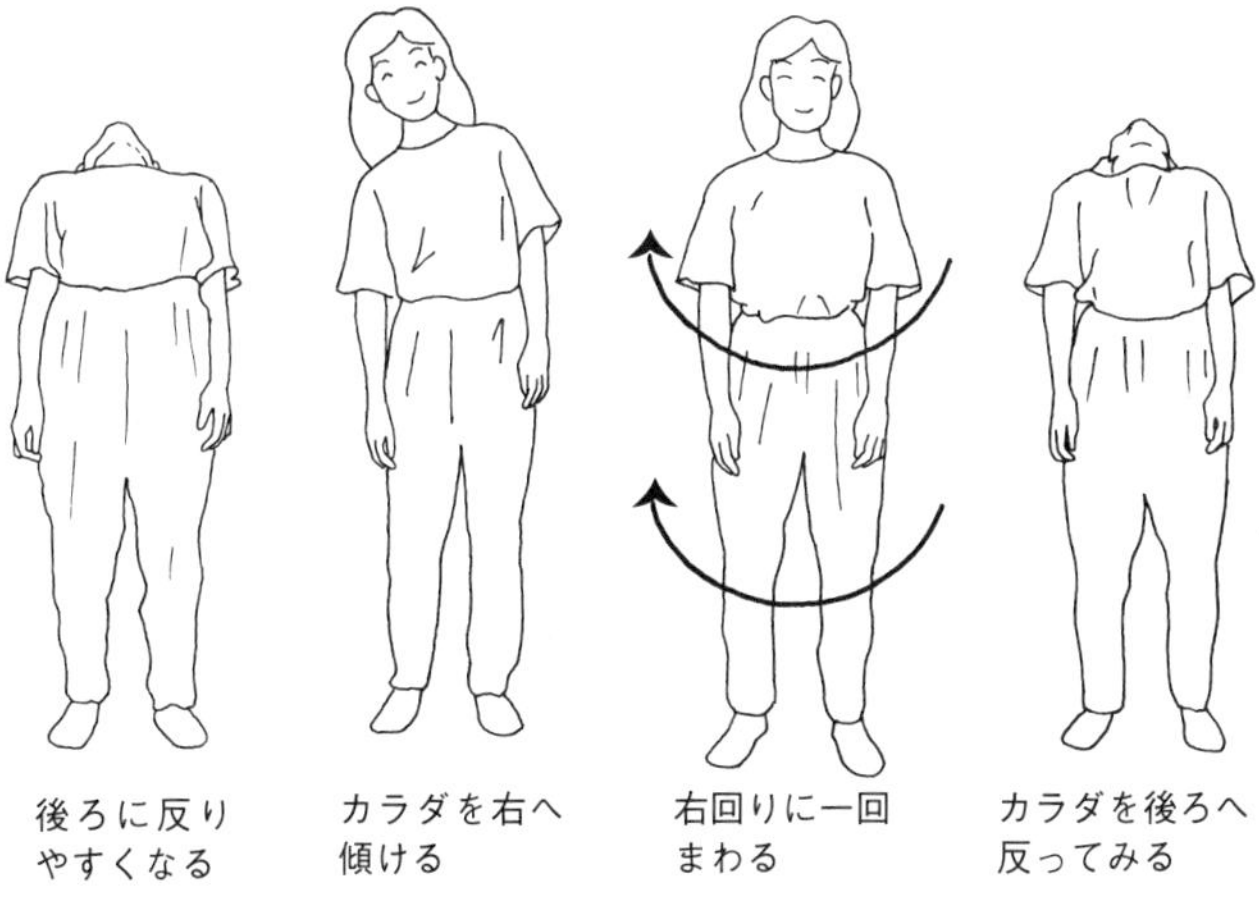

後ろに反りやすくなる　　カラダを右へ傾ける　　右回りに一回まわる　　カラダを後ろへ反ってみる

・カラダの鉛直を軸にして、右回りに一回まわった直後に、カラダを右に傾けます。
・その後に、カラダを後ろに反らせてみますと、先ほどより、かなり後ろに反りやすくなっているコトに気がつきます。

コマのような、回転軸の周りが丸いモノは、どちらが前で、どちらが後ろであるのかハッキリいたしません。

それに対して、ヒトの場合は、前、後、左、右がハッキリしているものと、私たちは始めから思い込んでいます。

しかし、プレセッションという現象は、そのモノの大小や、形状、その存在する空間的な位置に関係なく、すべての回転をしている物体に、回転軸を異にしたトルクが与えられると（その回転軸の方向を変えようとすると）、回転体の特性として顕れる現象ですから、ヒトのカラダに顕れるのも当然で、何の不思議もありません。

ただ言えるコトは、回転しているモノの、回転軸の方向を変えようとすると、そのモノの回転方向に九十度先行して、軸の方向が変わってしまうというコトです。

ヒトのカラダは、骨のように、硬くて、変形しがたく（それを構成している粒子の連結がタイト〈tight〉で、質量も大きく、微小な力が作用しても動いたり、回転しにくい部分もありますが、その他の部分のほとんどは、柔らかく、変形しやすく（部分を構成している粒子どうしの連結がルース〈loose〉で）、その粒子の質量が小さく、微小な力が作用すると動きやす

右回りでプレセッションを起こし、左屈・右屈をしやすくする実験

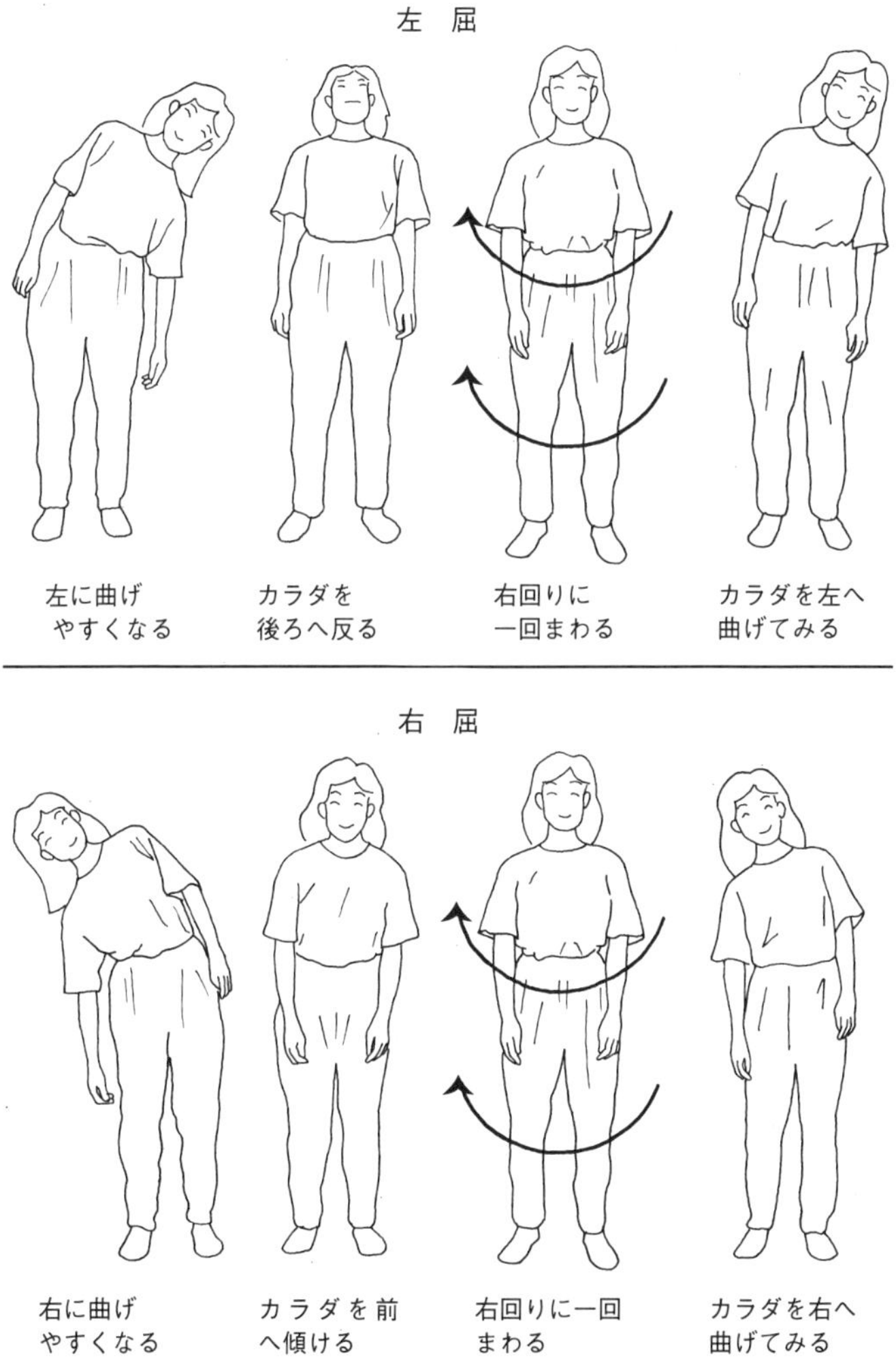

後屈・右屈・前屈をしやすくする実験

左　屈

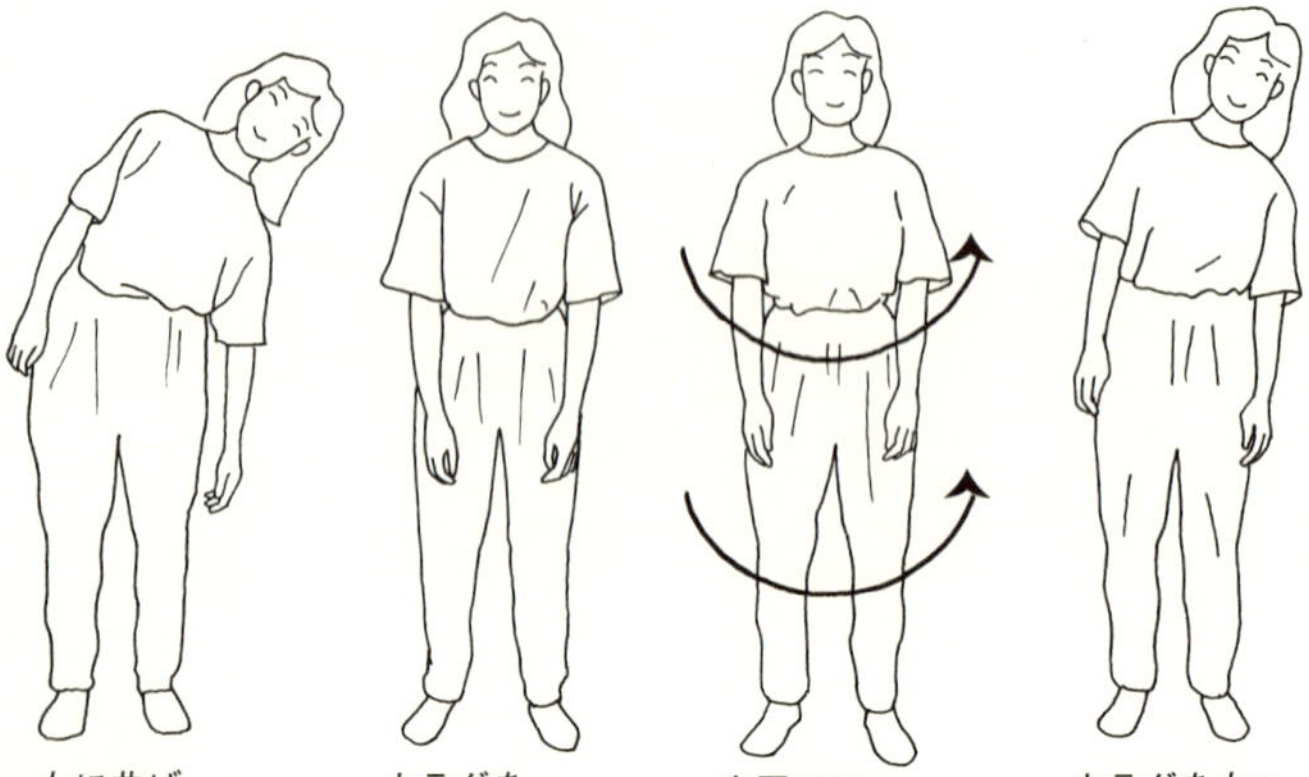

左に曲げ
やすくなる

カラダを
前へ傾ける

左回りに
一回まわる

カラダを左へ
曲げてみる

後　屈

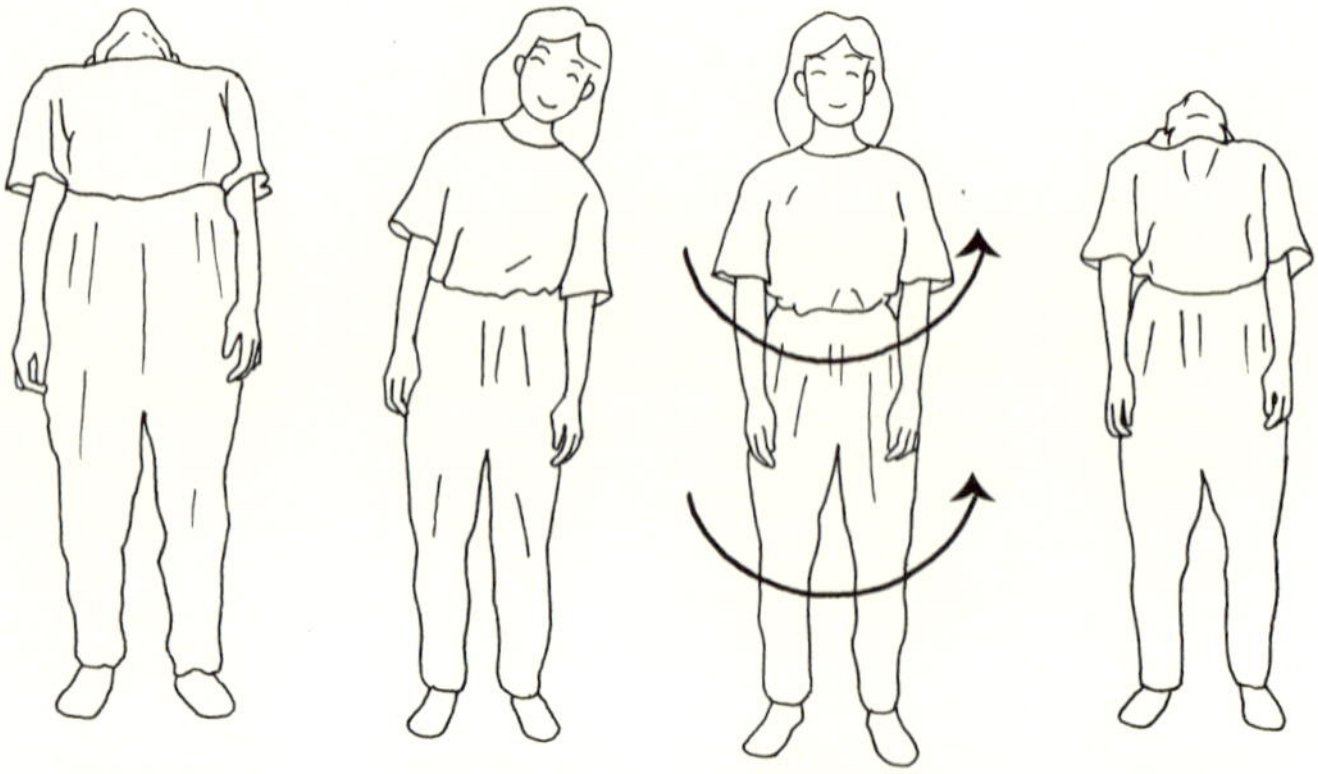

後ろに反り
やすくなる

カラダを
左へ傾ける

左回りに
一回まわる

カラダを
後ろへ反る

左回りでプレセッションを起こし、左屈・

右　屈

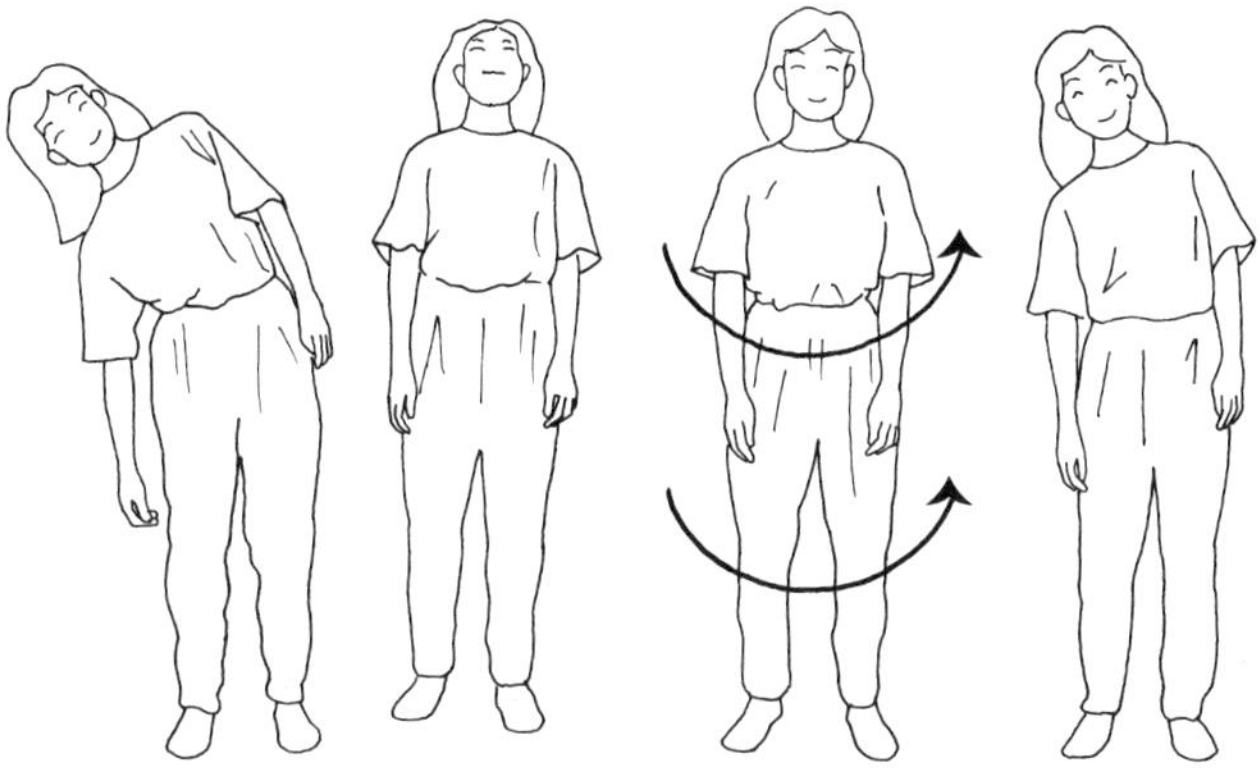

右に曲げ
やすくなる

カラダを
後ろへ反る

左回りに
一回まわる

カラダを右へ
曲げてみる

前　屈

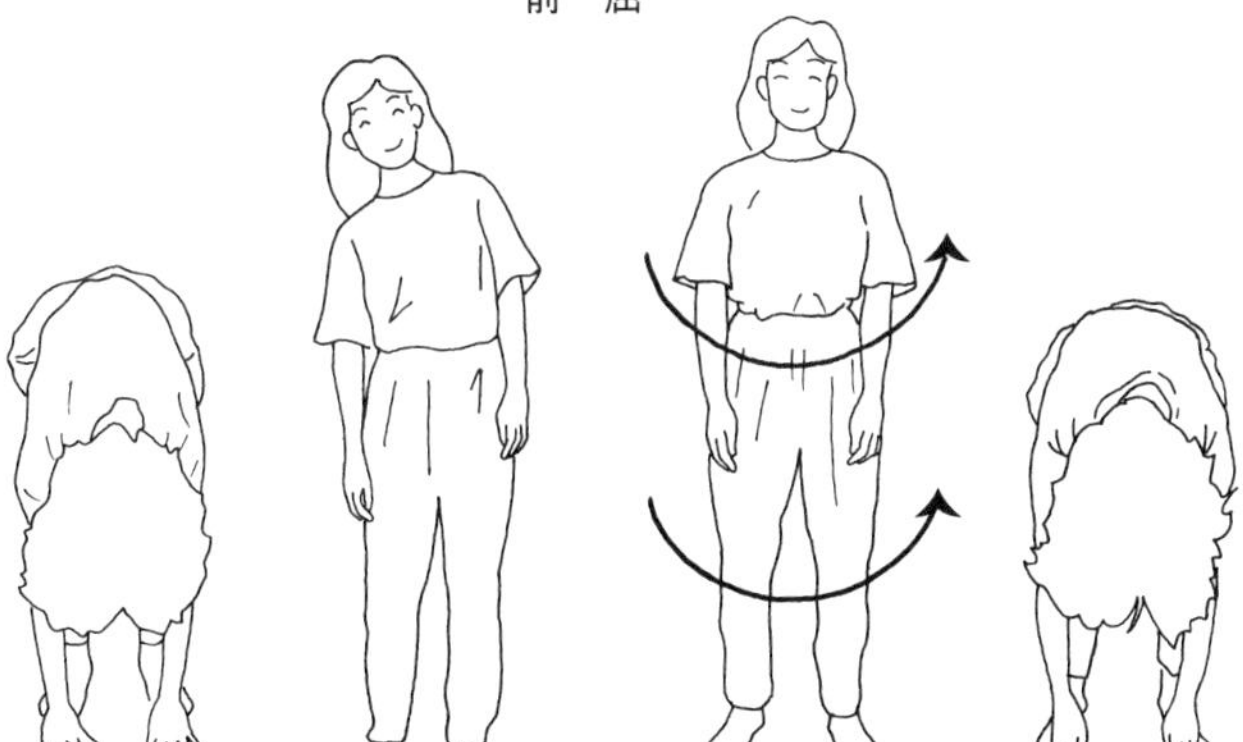

前に曲げ
やすくなる

カラダを
右へ傾ける

左回りに一回
まわる

カラダを前へ
曲げてみる

く、回転しやすい部分からなっています。

解剖学や生理学の常識から離れて、想像をたくましくしてみますと、たとえば、筋肉などを構成している粒子は、カラダを動かす（回転する）コトにより、その各々がコマのように振舞い、二つの方向の回転が同時に起こると、プレセッションを生じ、回転の方向によって規則的に回転軸に変化をきたし、その一つ一つの変化は小さくても、それが集積され、カラダの柔軟性の変化となって顕現されるのではないかと、私にはイメージできるのです。

それならば、カラダを左に曲げやすくするコトも、右に曲げやすくするコトも、プレセッションの原則に従って工夫次第で、簡単にできるはずです。

右回りにカラダをまわし、その直後に、カラダを反らせると、左屈がしやすくなり、右回りにカラダをまわし、その直後に、カラダを前に曲げると、右屈がしやすくなるはずです。

確かめてみますと、たしかに予想した通りのコトが起こります。

当たり前のコトが起こったと想うより先に、ある種の感動を覚えてしまいます。

今までは、上から観て右回りに、カラダを回転させたときの実験でした。

左回りのときにも、プレセッションの原則通りのコトがカラダに現れなければ、右回りのときのコトは、特殊の現象で、その現象には普遍妥当性がありませんから、その現象を実用に供するコトはできません。

左回りの場合を確かめてみます。

上から観て、左回りにカラダを回して、
前傾すると……左に
左傾すると……後ろに
後傾すると……右に
右傾すると……前に
カラダは曲げやすくなります。
やはり、左回りの場合にも、カラダはプレセッションの原則通りに、カラダを傾けた方向から、左回りに九十度先行した方向の、柔軟性の度合いが高くなるような変化を起こします。
以上の実験では、鉛直軸回りに、右回りと、左回りに回ったときに、カラダを傾けると、その傾けた方向から、回転方向に直角の方向にカラダを屈曲しやすくなったコトが確認されました。
このコトから、
「カラダにもプレセッションに似た現象が現れる」
「それは、カラダの柔軟性の変化というカタチをとって現れる」
ということが言えそうです。
この現象を一般化すれば、効率のよいカラダの修正法が確立できそうです。

プレッションはねじりやすさにも現れる

回転方向の異なった二つの回転が、カラダに与えられると、カラダにもプレセッションに似た現象が現れて、それは「カラダの柔軟性の変化」というカタチをとって現れるらしい、というコトが前記によって確認されました。

前記の実験では、カラダを鉛直軸の回りに回転してから、その直後にカラダを傾けると、傾けようとした方向の柔軟性の変化ではなく、その傾けた方向から、カラダの回転方向に九十度先行した方向の柔軟性が増すという、規則正しいカタチをとって、プレセッションのような現象が確認されました。

前記の実験の結果を応用して、カラダの前後、左右の望む方向に曲げやすくするコトができますが、カラダを自由に動かすには、前後、左右の自由な動きに加えてさらにカラダを左右にねじるというコトに対しても自由でなくてはなりません。

次に、カラダをねじりやすくするには、どうすればよいかを考えてみます。

カラダをある方向にねじりやすくする場合にも、カラダに二つの方向の回転を与え、プレセッションのような規則正しい現象が現れなければ、前記の鉛直軸の回りにカラダを回転させてから、その直後にカラダを傾けると、傾けた方向から、カラダの回転方向に九十度先行した方向の柔軟性が増すというコトが、鉛直軸回りの回転にともなう特殊なコトになってしまいます。特殊な現象ではなく、普遍的な現象でなければ、その応用の範囲が拡がりません。

コインやタイヤが転がっている時に、それが傾いた方向に、進路が曲がっていく、このいつも見慣れている現象にも、見方によっては回転体の特性であるプレセッションが潜んでいるというコトをすでに記しました。

ヒトのカラダにもこのようなコトが起こるのでしょうか。

コインやタイヤが前方に移動していくという要素を考えなければ、それらを上方から眺めると、前方に回転しているタイヤが傾くとそのタイヤは傾いた方に向きを変えるコトになります。

その現象をヒトのカラダに当てはめてみますと、「カラダを前に傾け、その位置から横に傾けると、傾けた方にねじりやすくなる」はずです。

本当にその通りになるのでしょうか?

・両足を肩の幅ほどに開いて立ちます。

・ほんの少し膝を曲げ、ほんの少し上半身を前傾させ（次の動作をしやすくする）、骨盤を動かさずに、脊柱を回転軸にして上半身だけをねじり、左右のどちらがねじり難いかをチェックします。

たとえば、右の方にねじり難いとします。

（右にねじりやすくするためには、前方に回転しているタイヤが、右に傾くと、右の方に進路

を変えるコトを思い出し、それにならって、カラダの上半身を、右にねじりやすくするには、どのようにすればよいかを考えます）

・上半身を前方に傾け、その位置からカラダを右に傾けます（上半身を後方に傾け、その位置

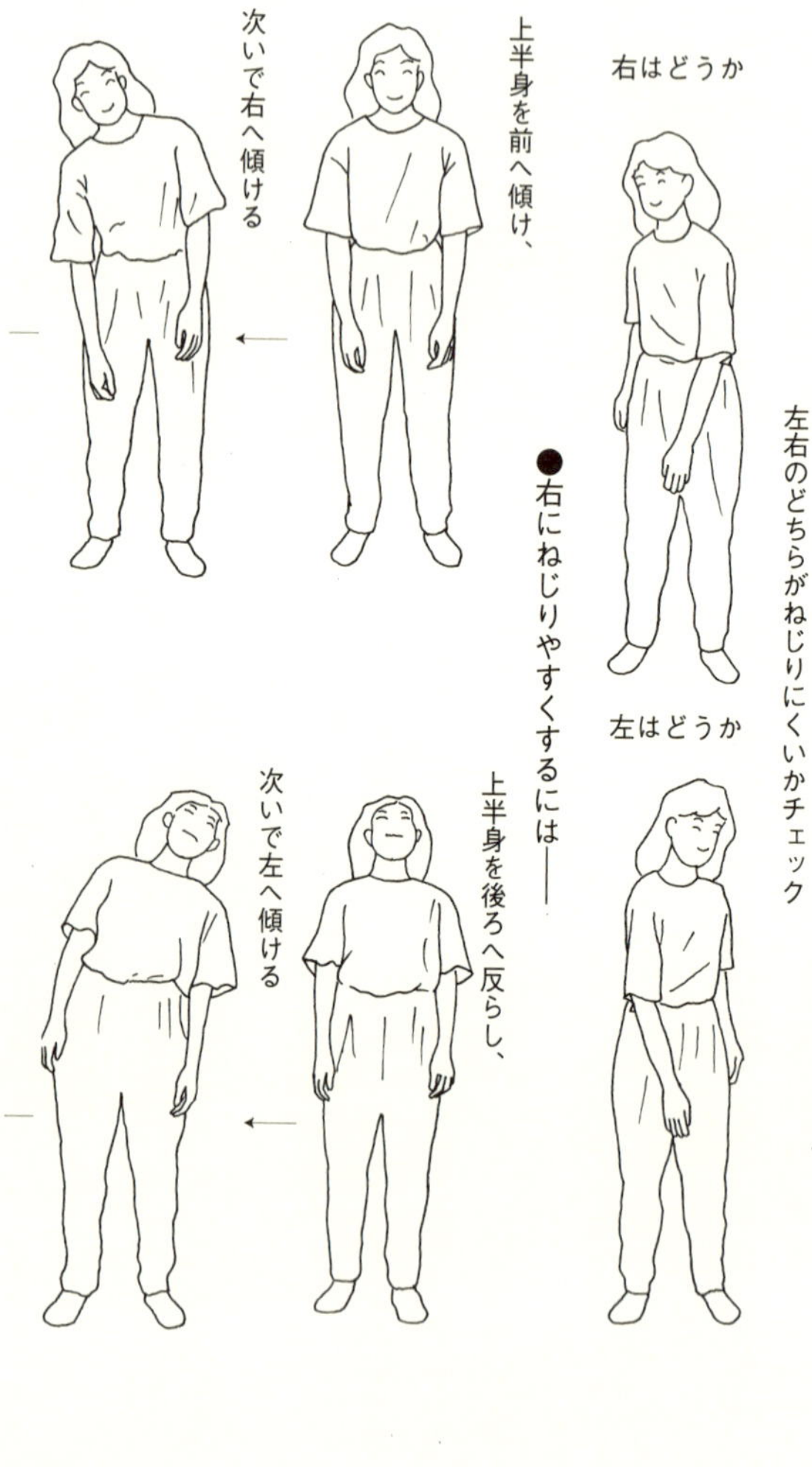
右はどうか
左右のどちらがねじりにくいかチェック
左はどうか
●右にねじりやすくするには——
上半身を前へ傾け、
次いで右へ傾ける
上半身を後ろへ反らし、
次いで左へ傾ける

やすくする実験

右または左にねじり

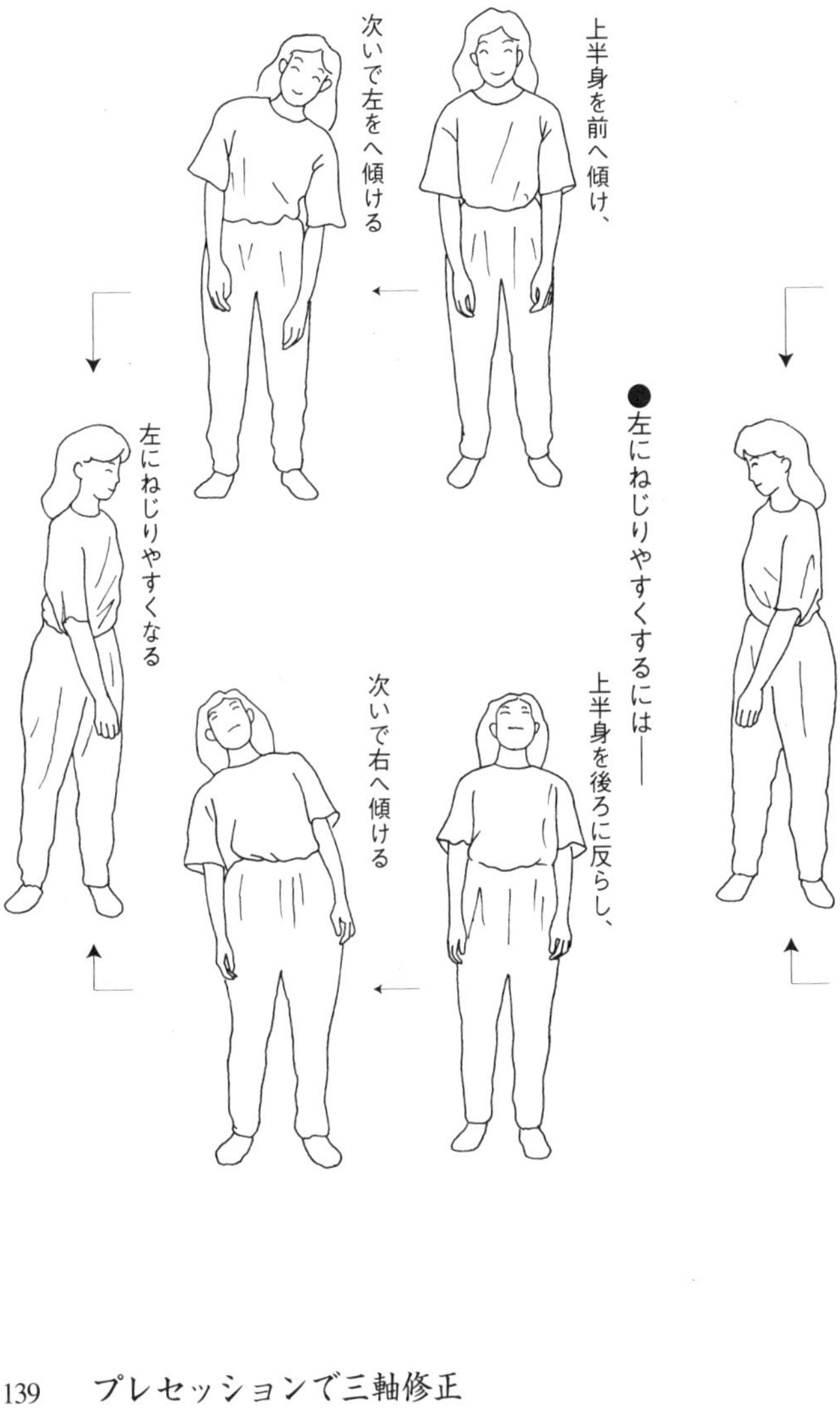
●左にねじりやすくするには——
上半身を前へ傾け、
次いで左をへ傾ける
左にねじりやすくなる
上半身を後ろに反らし、
次いで右へ傾ける
右へねじりやすくなる

からカラダを左に傾けても同じコトです）。
・この動作で上半身が右にねじりやすくなります。
・左の方にねじりやすくするには、上半身を前方に傾け、その位置からカラダを左に傾けます。
あるいは、上半身を後方に反らし、その位置からカラダを右に傾けます。
以上の動作をしてみますと、明らかにカラダのねじりやすさに変化が観られます。
カラダをねじりやすくするというコトにも、プレセッションのような現象が現れているようです。

以上の実験から、カラダに、方向の異なる二つの回転が与えられると「プレセッションのような規則正しい現象が現れる」。さらに、この現象は、単に鉛直軸の回りの回転運動にともなう特殊なコトではなく、他の二軸の回りの回転運動にも、普遍的な規則性をもって現れる、というコトが言えそうです。

そのようなコトが言えると、この規則性を整理して、カラダのアラインメント（立て付け）を調整する簡単な方法が編み出せそうです。

そのためには、すべてのカラダの運動を、関節の屈曲、伸展という従来の見方からはなれて、それぞれの軸の回りの回転運動というコトに置き換えてみますと、各関節の可動域の改善にプレセッションのような現象を応用できる可能性が、必然的に観えてきます。

●――力学的にはカラダの動きは他のモノの動きと共通する――●

「寝違えて首が回らない」と、よくこのような訴えを耳にいたします。単に「首が回らない」と訴えていても、その状態はまちまちで、ラジオ体操でやるようにグルグルと頭部が回しにくいのか、前後、左右へのいずれかの動きに制限があるのか、あるいは、左右のいずれかに顔を向かせ難いのか……「首が回らない」という、この訴えからだけではその状態がイメージできません。

プレセッションのように、地球のような大きなモノから小さなコマ、あるいは、ヒトを構成している、さらに小さな粒子などの、あらゆるモノの回転運動に共通に起こる現象を応用して、カラダの調整を行なう方法を編み出すためには、私たちのカラダの運動（物体が時間の経過につれて、その空間的位置を変えるコト）の状態を表わすときに、どのような表わし方をすれば、より普遍的な言い方ができるのか、工夫してみましょう。

〝普遍〟とは、相対的にあらゆる事物について共通な性質についていうコトですから、カラダだけにあてはまるコトではなく、あらゆるモノにも共通な基準をまず決めるコトから始めなくてはなりません。

そのコトによって、ヒト以外のすべてのモノに起こる現象が、当然のコトのように、ヒトにも起こりうる可能性が観えてきます。

カラダはカラダ以外のモノと同様に、三次元の空間のなかで、時間の経過につれて動きます。その動き方を観察しますと、重心の移動をふくむ並進運動と、ある点を回転の軸にして回る回転運動が同時に起きている場合がほとんどです。

ヒトの動き方を観察する場合にも、その二つの運動を分けて観ると、今まで見落としていたコトが観えてきます。

今まで、ヒトの動きを表わすときに、ヒトの動き方に特殊な名称をつけて、その約束にしたがってヒトの動きを観察して、そこから生まれるイメージをその結果として表わしているコトが普通のようでした。

ヒトのカラダも他のモノと共通のモノから出来ているという観点に立って、ヒト以外のモノの運動と共通の表現でヒトの動きを表わそうと試みますと、今までとは異なるイメージがひろがり、さらに今まで気がつかなかった一般のモノとカラダの運動との共通点が観えてきます。

そうするコトにより、カラダというモノは、力学的には、決して特殊なモノではなく、一般的なモノと共通な属性を備えているコトを無理なく認められるようになります。観察というコトは、観察するモノがどうなっているのかの「意味」を決定するコトです。

その決定する標識（区別するしるし）は、観察するモノの事物そのものではなく、他の事物との「差異」、つまり「他の事物がそのようではない」というコトにより決まります。

事物を表現するコトバは、それ自身が意味を持っている実質ではなく、他のコト・モノとの違い、「差異」を表わす形式にすぎませんから、その形式であるコトバを変えて、カラダを観察しますと、そのコトバが表わす「差異」から読み取れる「意味」が、今までとは違ったイメージで認識されます。

カラダの動きを、ある回転軸の回りの回転運動としてとらえてみますと、ヒトのカラダに起こるプレセッションのような立体的な現象を表わすコトが容易になります。（ここでは重心の移動である並進運動のコトは考えません）

ヒトのカラダの動きを回転運動と見なしたときに、その動きを地表にあるすべてのモノと共通の表わし方にしたほうが便利です。

そのために、その表わし方を三軸修正法での約束事として定め、その表わし方を便宜のために記号にしていくコトにいたします。

●——鉛直軸・前後軸・横軸まわりの回転軸を表記する——●

お互いに直角に交わる三軸（鉛直軸・前後軸・横軸）の回りに、自由な回転ができれば、そのモノの任意の点は、宇宙に対して無理なく、あらゆる方向を向くコトができます。

カラダの各部分が三軸の自由を得ていれば、カラダは最もスムーズに動くことができます。

互いに直角に交わる三つの軸のうち、すべてのモノに共通に存する、いわゆる普遍的な軸を

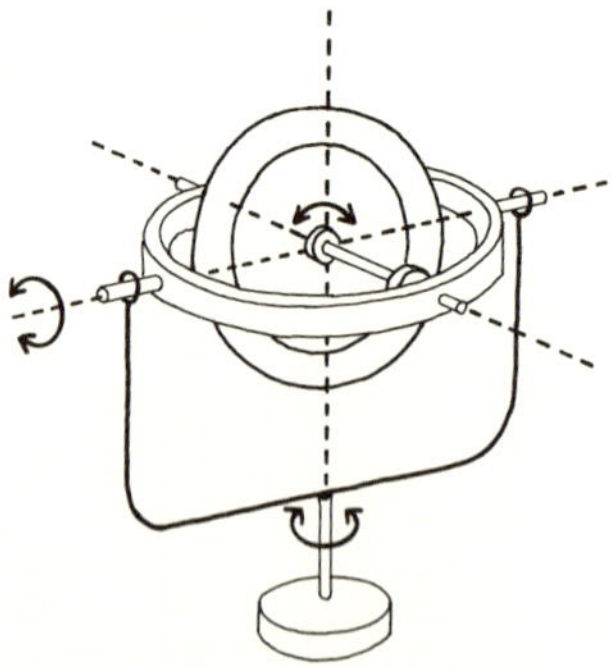

三軸の回りに自由に回転できれば、ジャイロの任意の点は360° あらゆる方向を向ける

まず定め、その軸に他の二軸を直交させて基準の三軸を定め、その三軸の回りの回転運動としてカラダの状態を表わせば、カラダがどんな格好（姿勢）をしていても、その様子を的確に表わすコトができます。

鉛直という方向は、この世の中にヒトが誕生する以前から存在しています。

ヒトは地球のほどよい重力下にあって、長い年月をかけてそれに順応し、現在のカタチと機能を獲得してきました。

ヒトがこの重力の方向、すなわち、鉛直という方向といかに上手くつきあうか、いかに鉛直方向の重力との親和性を高めるのかを探り、また、それを実行するコトが健康法の極意であると言っても過言ではありません。

快適に生きるコトを目指したときに、いかに無理なく立てるのか、また、いかに無理なく動けるのかが、一つの大きなポイントになります。

カラダの裡《うち》に矛盾（歪み）がなく、気分よくスッキリ立てた時に、ヒトのココロもカラダもスッキリいたします。

鉛直方向は重力の方向と一致していますから、方向の基準としては最も普遍的です。

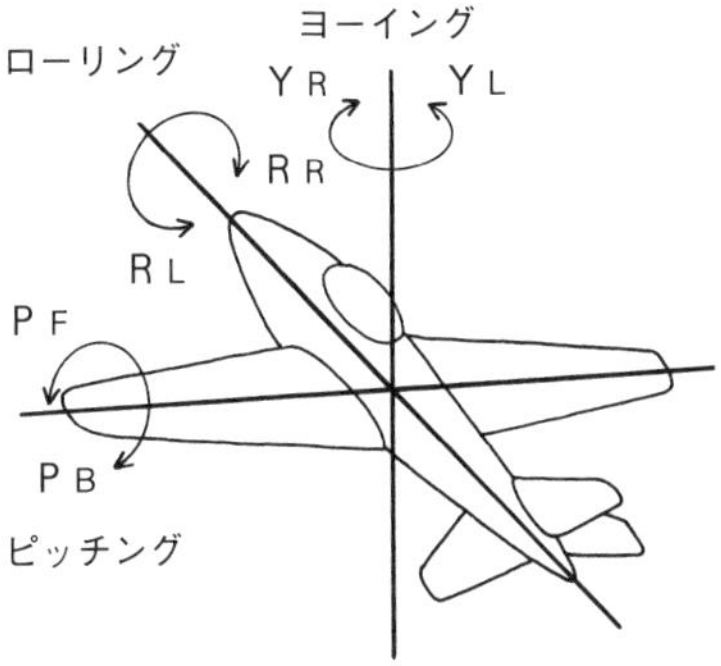

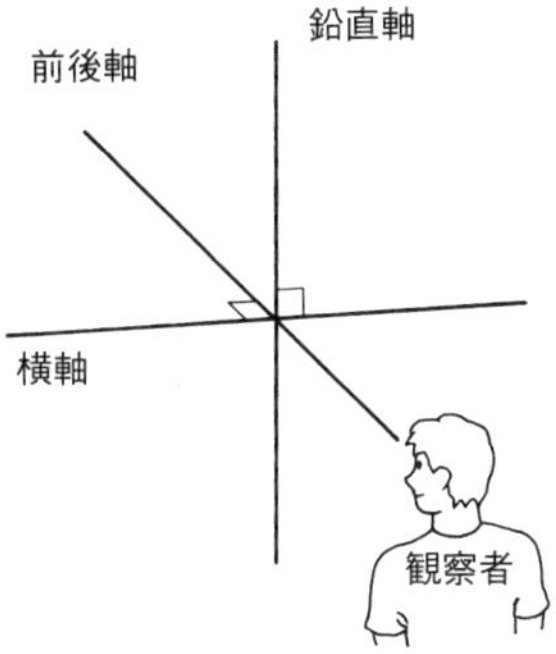

互いに直交する三軸のうちの一つの方向を鉛直と決め、それを基本の軸として、その軸を「鉛直軸」と名付けます。

次に、「鉛直軸」に直交し、観察者（そのモノの後方に位置する）の前後の方向と一致する向きの軸を「前後軸」と名付けます。

さらに、「鉛直軸」に、観察者の左右の方向と一致した方向で直交する軸を「横軸」と名付けるコトにいたします。

「鉛直軸」は物理的に普遍性がありますが、「前後軸」と「横軸」は、その「鉛直軸」に互いに直交してはいますが、その時の状態により、観察者から対象にするモノを観て、そのつど、都合のよいように名付けます。

飛行機や船のように、三次元の空間で運動するコトを本態とするモノの、回転運動に付けられた名称にならって、ヒトの動きも、

「鉛直軸」回りの運動を、ヨーイング（Yawing）

「前後軸」回りの運動を、ローリング（Rolling）
「横　軸」回りの運動を、ピッチング（Pitching）
と呼ぶコトにいたします。

さらに、その各々の回転軸まわりの回転運動に方向を付け、記号で表わすコトにいたします。三軸まわりの回転運動と回転の方向を、記号で表わす場合に、ヒトのカラダという特殊なモノだけに適応する記号ではなく、あらゆるモノに矛盾なく適用できる記号にしておく必要があります。

はじめに、一般的なモノの三軸まわりの回転運動と回転の方向を記号と整合させ、それにヒトのカラダの回転運動を当てはめるコトにいたします。

そうしておかないと、その時々に変わる人の姿勢によって、力学的な矛盾が生じてしまう恐れがあるからです。

ヒトがどんな姿勢をした時にも、「鉛直軸」まわりの回転運動をヨーイングとし、観察者の前後方向と一致するそのヒトの「前後軸」まわりの回転運動をローリング、観察者の横方向と一致するそのヒトの「横軸」まわりの運動をピッチングというコトにいたします。

ヨーイングしているモノを、上から観て、

＊左回りの場合には、ヨーイング・レフトワード（左旋回の意、Yawing Leftward）として、記号を「YL」といたします。

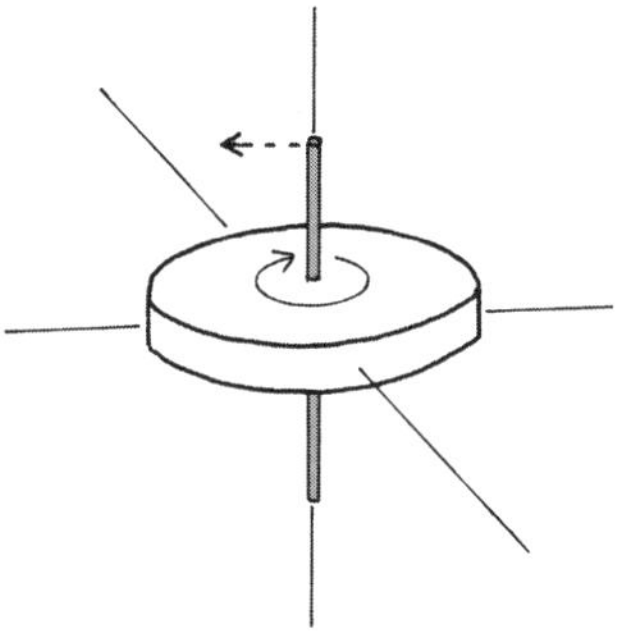

①ＹＲのコマにＲＬのトルクを与えると

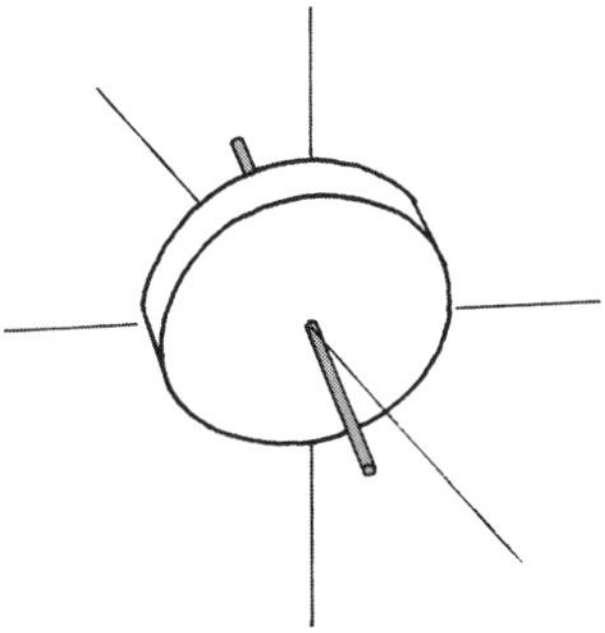

②コマはＰＦに傾く

＊右回りの場合には、ヨーイング・ライトワード（右旋回の意、Yawing Rightward）として、記号を「ＹＲ」といたします。

ローリングしているモノを、後方にいる観察者から観て、

＊左回転（左に倒れていく向き）の場合には、ローリング・レフトワード（左へ、Rolling Leftward）として、記号を「ＲＬ」といたします。

＊右回転（右に倒れていく向き）の場合には、ローリング・ライトワード（右へ、Rolling Rightward）として、記号を「ＲＲ」といたします。

ピッチングしているモノを、後方にいる観察者から観て、

＊前方に回転していく状態を、ピッチング・フォアワード（前方へ、Pitching Forward）として、記号を「ＰＦ」といたします。

＊後方に回転していく状態を、ピッチング・バックワード（後方へ、Pitching Backward ）として、記号を「ＰＢ」といたします。

このように、各々の回転軸の回りの回転運動を記号で表わすと、モノあるいはヒトの動き（回転運動）を、いちいち、どこから観て、その方向の回転と言わなくても、簡単にそれがイメージでき、簡単にそれを表記するコトができます。

たとえば、「上から観て右回りに回っている、三軸の自由を得たコマに、コマをこちら側から観て、左に倒す方向のトルクを与えると、コマは向こう側に倒れる」と表現するコトを、「Y_RのコマにR_Lのトルクを与えると、コマはP_Fに傾く」と表現できます。

この表現をカラダの動きに当てはめると、「カラダを上から観て、鉛直軸回りに、右に回転させ、その直後に左に傾けると、カラダは前屈しやすくなる」と表現するかわりに、「カラダを$Y_R R_L$に連続して動かすと、P_Fのほうに曲げやすくなる」と表現できます。

ヒトはさまざまな姿勢をしますが、被験者がどんな姿勢をしていても、とにかく「鉛直軸」まわりの回転がヨーイングです。

ピッチングとローリングは、被験者を観察者の前に置いたときに、被験者がどんな姿勢をしていても（その被験者をそのカタチをしたモノと見なし）、その姿勢のまま、観察者から観て、前後方向の回転運動（観察者の左右の方向に一致する、横軸回りの回転）がピッチングで、左右方向の回転運動（観察者の前後の方向に一致する、前後軸回りの回転）がローリングです。

宇宙に存在する、すべての回転しているモノに、その回転軸の方向を変えようとするトルクが与えられると、普遍的にプレセッションは起こります。

ヒトのカラダにも、その現象は起こりますが、ヒトが特別な姿勢をした時にだけ起こる（たとえば、立っているときにだけ起こるとか）のではなく、どんな姿勢をしていても、プレセッションの起こる条件が充たされれば、規則正しくその現象は現れます。

ヒトがどんな格好をしていても、その条件が整えばカラダにプレセッションが起きてしまいます。

したがって、あらかじめヒトの運動の方向と、三軸回りの回転の方向を都合よくシンクロさせておくコトはできません。

とにかく、鉛直軸回りの回転運動がヨーイングで、その軸に直交する二軸の回りの回転運動がローリングとピッチングですから、そのコトをそのつどカラダに当てはめる必要があります。

宇宙のなかで回転しているモノの、回転軸の方向を変えようとした時に、普遍的に起こり得る現象をカラダに応用するのですから、慣れるまでは少々面倒で厄介かもしれませんが、慣れてしまえばこんなに便利なコトはありません。

三軸修正法では、カラダというモノを、特殊のモノとは認めずに、他のモノと同様に、自然の法則に従う普遍的なモノとして認め、その自然法則（自然事象の間に成り立つ、反復可能で一般的な必然的関係。これは規範法則とは異なる存在の法則であり、因果関係を基礎とする。自然界に関する法則）を、いかに効率よくカラダの調整に応用するかを常に考え、ヒトのカラダは特殊なモノという呪縛から自分を解放するコトを目的にしています。

●——あらゆるモノのプレセッションの方向はチャート化できる——●

前記で約束したコトをまとめてみます。

YL……鉛直軸の回りに、左回転・反時計回り
YR……鉛直軸の回りに、右回転・時計回り
RL……前後軸の回りに、左回転・反時計回り
RR……前後軸の回りに、右回転・時計回り
PF……横軸の回りに、前方回転
PB……横軸の回りに、後方回転

これらの記号で表わす方向は、あくまで、観察されるモノを、前に置いた観察者の左・右・前・後に一致した方向です。

一般的には、ヒトには前後・左右があらかじめ決められているように思われています。

その結果、ヒトの状態を観察する場合、観察される者と観察者の相対的な位置に関係なく、観察される者の前後左右の方向をそのまま用いて、被観察者の状態を表わすコトが一般的です。

しかし、三軸修正法の場合は、あくまで、観察者の左右・前後の方向に、観察される者の方向を一致させます。

このコトにより、プレセッションのような自然法則を、カラダのアラインメントの調整に応用しようとするときに、患者（被施術者・被観察者）の状態を、施術者（観察者）の側から観た方向だけに統一するコトができ、力学的な矛盾と施術上の間違いを防ぐコトができます。

たとえば、患者と施術者が共に立っている時のコトを考えます。

・患者の後方に施術者が立っている場合には、患者と施術者の回転方向は一致します。

・患者の前方に対面して施術者が立っている場合は、

＊Y_LとY_Rの方向は、患者と施術者の方向とが一致します。

＊R_Lは、施術者がカラダを左に傾ける方向、すなわち、患者のカラダを患者の右の方に傾けるコトになります。

R_Rは、施術者がカラダを右に傾ける方向、すなわち、患者のカラダを患者の左の方に傾けるコトになります。

＊P_Fは、施術者がカラダを前に傾ける方向、すなわち、患者のカラダを患者の後方に傾けるコトになります。

P_Bは、施術者がカラダを後に傾ける方向、すなわち、患者のカラダを患者の前方に傾けるコトになります。

・患者の左側に、施術者が患者の方を向いて立っている場合は、

＊Y_LとY_Rの方向は、患者と施術者の方向とが一致します。

＊R_Lは、施術者がカラダを左に傾ける方向、すなわち、患者のカラダを患者の前方に傾けるコトになります。

R_Rは、施術者がカラダを右に傾ける方向、すなわち、患者のカラダを患者の後方に傾けるコトになります。

＊P_Fは、施術者がカラダを前に傾ける方向、すなわち、患者のカラダを患者の右の方に傾けるコトになります。

P_Bは、施術者がカラダの後ろに傾ける方向、すなわち、患者のカラダを患者の左の方に傾けるコトになります。

・患者の右側に、施術者が患者の方を向いて立っている場合は、

＊Y_LとY_Rの方向は、患者と施術者の方向とが一致します。

＊R_LとR_Rは前記の反対、

＊P_FとP_Bは前記の反対、になります。

Y_LとY_Rは、鉛直軸という、重力の方向と一致する、普遍的な方向の軸を回転軸にしていますから、患者と施術者の相対的な位置に関係なく、その両者の回転方向は一致します。

しかし、R_LとR_R、P_FとP_Bは、あくまで、施術者（観察者）の方向を、患者に当てはめますから、その両者の相対的な位置により、患者と施術者の方向（回転方向）は変わりますから、慣れないうちは少々厄介かもしれません。

しかし、このコトに慣れると、他人（患者）のカラダの、細部の調整のときに、自分（施術者）の都合で回転方向を決めればよいので、施術が非常に簡単になります。

自分のカラダを自分で調整する場合には、自分自身が患者（被観察者）であり、施術者（観察者）でもありますから、その方向は一致しています。すなわち、自分の前後・左右の方向で回転の方向を決めればよいコトになります。

患者が横たわっている場合は、その状態が仰臥・腹臥・横臥などのさまざまな姿勢がありますが、この場合でもあくまで、施術者（観察者）の方向を患者（被観察者）に当てはめればよいのです。

すると、次に示す表の内容が、そのまま機能いたします。

この表に示された、直交する二軸の回りの回転運動の組み合せは、観察者の前方にある、あらゆるモノのプレセッションの方向を示していますから、これをカラダに当てはめますと、カラダを全体で観た場合の、カラダの柔軟性の改善に有効なだけではなく、カラダの細部の関節のアラインメント（立て付け）の調整に役立てるコトができます。

この表の内容は、あらゆる回転体の回転軸に、その方向を変化させようとするトルク（torque, 物体を回転させる能力の大きさ）を与えたときに、その回転軸はどの方向にプレセッションを起こすか、という単なる情報ですから、この情報から何が読み取れ、何が創造できるのかが重要です。

三軸修正チャート

三軸修正法の動作は記号で以下の表にまとめられます。

記号の意味　P＝Pitching　F＝Forward（前へ）
R＝Rolling　B＝Backward（後ろへ）
Y＝Yawing　R＝Rightward（右へ）
L＝Leftward（左へ）

現状 → 修正方向	i	ii	iii	iv
$P_B \to P_F$	$Y_L R_R$	$Y_R R_L$	$R_R Y_R$	$R_L Y_L$
$P_F \to P_B$	$Y_L R_L$	$Y_R R_R$	$R_L Y_R$	$R_R Y_L$
$R_R \to R_L$	$Y_L P_F$	$Y_R P_B$	$P_F Y_R$	$P_B Y_L$
$R_L \to R_R$	$Y_L P_B$	$Y_R P_F$	$P_F Y_L$	$P_B Y_R$
$Y_R \to Y_L$	$R_R P_F$	$R_L P_B$	$P_F R_L$	$P_B R_R$
$Y_L \to Y_R$	$R_R P_B$	$R_L P_F$	$P_F R_R$	$P_B R_L$

その創造する可能性が大きければ、この表は大いに有効なモノになるはずです。

この表は、三軸の自由を許されて、回転しているモノの回転軸に、トルクを与えると、その軸は、与えられたトルクの方向から、そのモノの回転の方向に九十度先行した方向に傾く、という現象（プレセッション）の方向をまとめたモノです。

3

コリオリの力と柔軟性

地球の自転によりコリオリの力（転向力）が働く

三軸修正法では、ヒトのカラダというモノを、他とは異なる特殊なモノと決めてしまうのではなく、「一般的なモノとモノとの間に、因果関係に基づいて、必然的に成り立つ、反復可能な自然法則で見直してみよう」というコンセプトを柱の一つにしています。

ヒトのカラダというモノを、三軸の自由を得た極微の粒子の集合体と見なしたときに、モノとモノが互いに引き合っているという事実が、カラダに与える影響はどのようなカタチをとって現れるのか？

自転している地表に、ただ存在しているだけで、その存在している位置の緯度に応じ、カラダの柔軟性にある規則的な変化が現れる、それは、プレセッションと呼ばれる現象が、カラダの柔軟性の変化というカタチをとって現れているのかもしれない、もしそうならば、そのプレセッションという現象を、積極的にカラダの調整に役立てるコトができるのではないか？……等々のコトを探ってきました。

今までのカラダ論とは少し異なった視点で、自然法則をカラダに当てはめた時に、カラダはどんなコトを見せてくれるのか？

一般的なモノとモノとの相互関係のなかで普遍的に起こるコトは、カラダのなかでも必然的に起こっているはずである、という観点で類比推理しながらカラダを使って実験してきました。その類推の基となっている自然現象と、類推しながらそれをカラダに当てはめ、実験した結果、ある規則的なカタチとなってカラダに現れたコトが、一致していて正しいとは今の段階では必ずしも断定できません。

しかし、そのような作業をするコトにより、カラダにある作用が及んだときに、カラダが見せる規則的な変化を、いくつも発見するコトができました。

カラダに関する常識的な観点（観察・考察するときの立場や目の付けどころ）から離れ、三軸自在の見地からカラダというモノを見直すと、まだまだ新たな発見が期待できそうです。

その例の一つとして、回転（この場合には自転）している、地球という球の表面で、モノが水平に動けば必ず「コリオリ（フランスの数学者・物理学者。一七九二〜一八四三）の力の影響を受ける」という事実とカラダの関係について類推してみましょう。

「コリオリの力」を広辞苑で引きますと、

「回転運動をしている座標系（たとえば地球上に固定した座標系）に対して運動する物体に働く見かけ上の力の一つ。その物体の速度の大きさに比例し、速度の向きに垂直に働く。転向力」

と記されています。

この説明からだけでは、コリオリの力が働いたときに、どんなコトが起きているのか？　というコトがイメージできませんから、身近の例をお話しいたします。

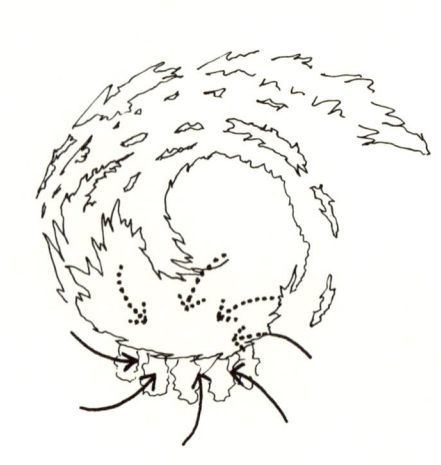

台風の眼に向かって左回りに風が吹き込む

私たちは狭い範囲の、ごく身近に起こるデキゴトから、

「モノは、高い所から低い所に真っ直ぐに落ちる（移動する）。

モノは、圧力の高い所から低い所に直線的に移動する」

というコトを常識にしています。

しかし、少し広い範囲を移動する風は、空気という無色透明の微細なモノ（窒素、酸素、アルゴン、二酸化炭素、水素、ネオン、ヘリウム、クリプトン、キセノンなどのほかに、水蒸気、等々）が、圧力の高い所から低い所に移動する現象ですが、地球の自転の影響を受けて直線的に気圧の高い所から低い所に吹くコトはありません。

近頃では、この空気の運動の様子を、テレビの気象情報のときに詳しく解説しています。

台風のときの解説から、気圧のいちばん低い台風の眼に向かって、真っ直ぐに風が吹き込むのではなく、上空から観て、左回りに風が吹き込んでいる様子を知るコトができます。

また、冬の典型的な気圧配置である、西高東低の時の天気図を観ますと、気圧の高い西の方から気圧の低い東の方に向かって、直線的に西風は吹かずに、北西よりの風が吹いているコトがわかります。

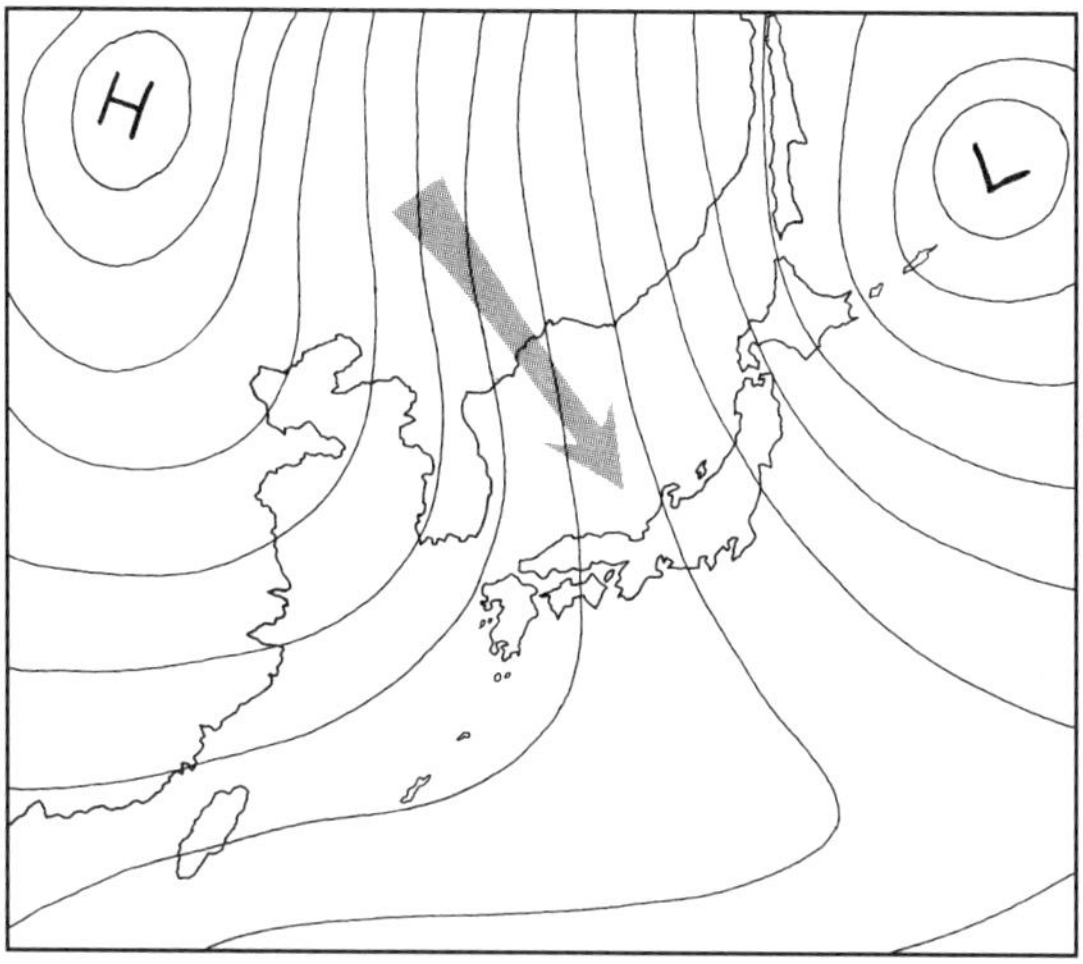

気圧の高い西から気圧の低い東へまっすぐに風は吹かずに、進行方向から右側の向きに転向する

その様子を注意深く観察しますと、天気図の気圧の高い所を右手に観るようなカタチで、等圧線（気圧の分布を示すために、気圧の等しい地点を連ねた曲線）に沿うような方向に風の向きが転向しているようです。

すなわち、気圧の高い所から低い所に直線的に空気の粒子が向かうのではなく、その方向から右よりの方向に風の向きが転向させられているようです。

この風の向きを、北半球では右よりに転向させる仮の力が、地球の自転にともなって生ずる、コリオリの力（転向力）です。

日本列島の東の沖合を北上する海流（黒

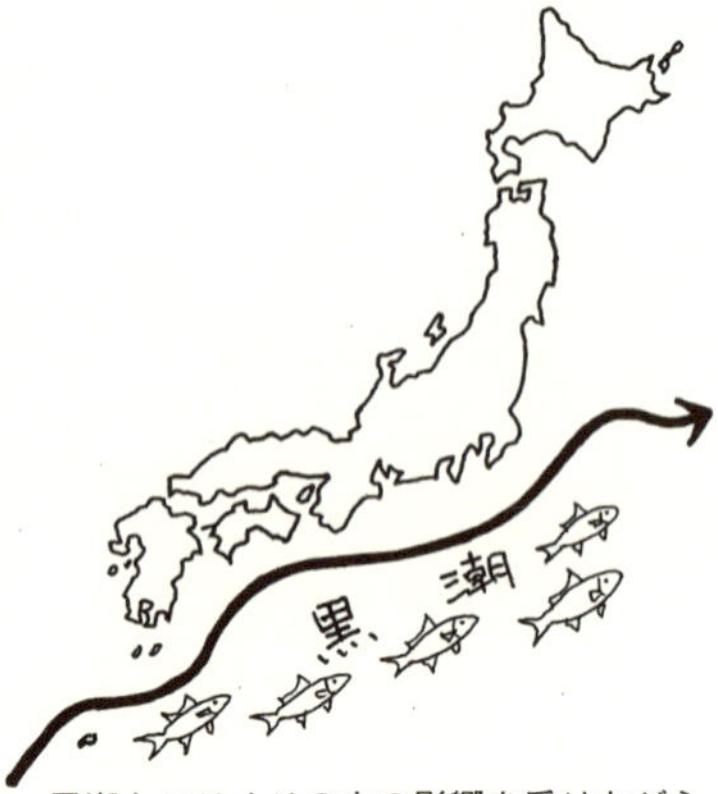

黒潮もコリオリの力の影響を受けながら流れていく

潮）は、その幅は約二百キロメートル、流れの厚さは数百メートルにも及ぶと言われ、最も流れの速い所では秒速二メートルを越えるコトもあるそうです。

その流れの量は莫大で、毎秒五千万トンとも見積もられているようです。

この膨大な海水の流れは、海の中の河というよりは、海水の粒子がさまざまな原因により移動するときに、むしろ風のように地球の自転により生ずるコリオリの力の影響を受けながら、海面の高さの、高い所を右手に見るように、海面の高さの等値線に沿って流れて、日本列島の東の沖合を悠々と北上していくのです。

大気の中を流れる風も、広い海洋のなかを流れる海流も、球状の地球が自転しているという事実がもたらす、規模の大きいそれぞれの粒子の運動（物体が時間の経過につれて、その空間的位置を変えるコト）のカタチです。

回転する地表に住んでいる私たちのカラダの中にも、それを構成する粒子が移動する時に、同様のコトが起こっているかもしれません。

●――運動しているモノが北半球ではなぜ右に曲がるように観えるのか――●

真っ直ぐに、音もなく安定して走っている電車に乗っているときのコトを考えてみます。電車のカーテンを閉めて外の景色が見えなければ、やがて、走っている電車に乗っているコトの自覚は薄らいできてしまいます。

その電車の中で、ヒトが真上にジャンプしても、ジャンプした元の位置に降りてきます。その様子を、その電車の真横に、同じ速度（同じ速さと同じ方向）で走っている電車から眺めると、ジャンプしたヒトは真上に上がって、元の位置に降りて来るように見えます。

しかし、その様子を電車の外の、静止した所から眺めていると、電車の中でジャンプしたヒトは、電車の床から上方に離れ、放物線を描きながら電車の進行方向に移動し、やがて床に降り立つように見えるはずです。

移動している物体の上で起こる、モノの運動（モノが時間の経過につれて、その空間的位置を変えるコト）は、そのモノと一緒に移動しながら観察する場合と、そのモノと一緒に移動しない静止した所、あるいは、他の方向に移動している所から観察するのとでは、同じモノの基本的な運動の様子が、まったく異なった運動のように観えてしまいます。

モノの運動を説明するときには、観察の対象とされるモノと、そのモノを観察するヒトの立場をハッキリさせ、その対象や過程の特質を客観的に秩序正しく述べるコトが必要です。

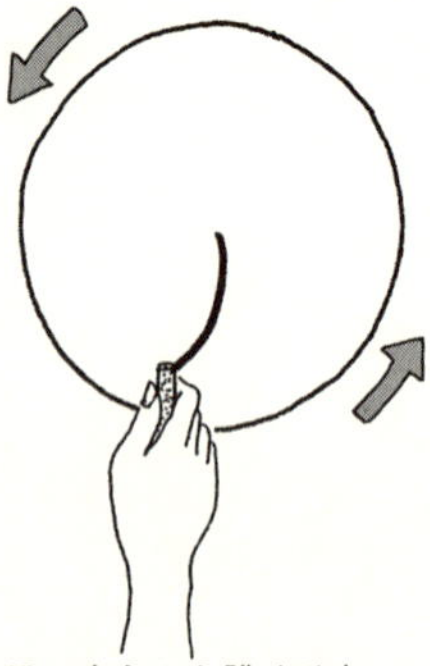

椅子の中心から眺めると、
（線が引かれる進行方向の）
右へ曲がっていく

日頃、私たちは、自分の住んでいる大地は当然のように静止しているように感じ、周囲のモノの運動の状態を眺めています。

しかし、実際には大地は回転（自転）していて、私たちは、その回転している大地の上にいながら、モノの運動の様子を眺めています。

実際には大地と共に回転しているのに、回転していないという意識で、モノの運動を眺めるのですから、その辻褄をどこかで合わせなくてはなりません。

中学校で習った、モノの運動の本質・ニュートン力学の基本法則は次のようなコトでした。

第一法則（慣性法則）

あらゆる物体は、それに力が作用しない限り、静止または一様直線運動をし続ける。

第二法則（運動法則）

運動量（あるいは速度）の変化は、加えられた力に比例し、力が作用した直線の方向に生ずる。

第三法則（作用・反作用の法則）

作用には必ず大きさの等しく、方向が反対の反作用が伴う。

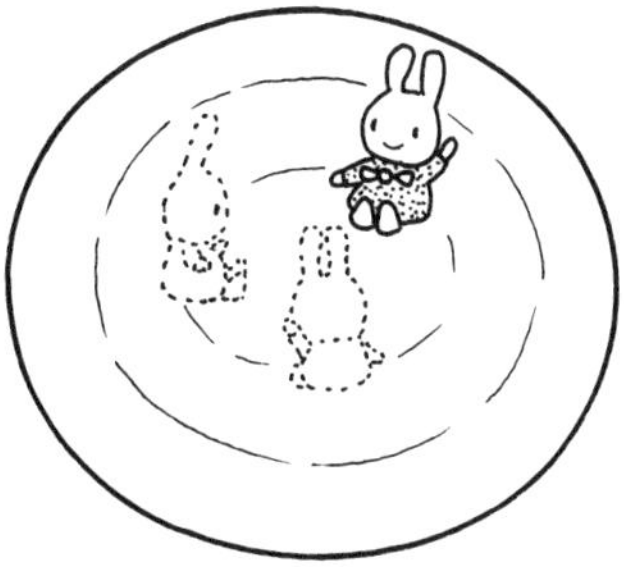
別の場所でも、椅子の一回転とともに、
人形も一回転する

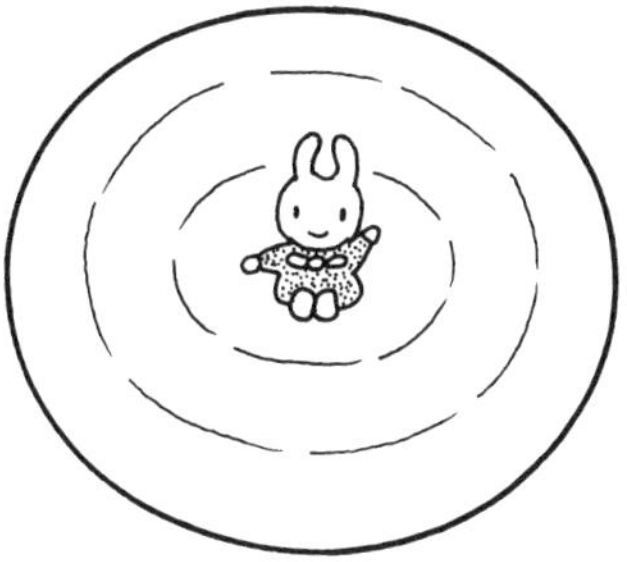
真ん中に人形を置いても

（菅野禮司著『力とは何か』丸善より）

要するに、外部から力の作用を受けないで運動しているモノを、静止している座標系（慣性系）から観察すると、等速の直線運動をしている。

これが、基本的なモノの運動のカタチであるというコトです。

しかし、この基本的なモノの運動（等速直線運動）を、回転運動をしている座標系（たとえば、地球上に固定した座標系）から眺めると、そのモノの軌跡は曲がって観察されてしまいます。

その様子を実験で確かめてみます。

地球は球状でその表面の運動は複雑ですので、話を簡単にするために、回転している円盤上でモノが水平に運動しているときのコトを考えます。

回転のできる丸い椅子を上から眺め、その丸椅子を地球を北極上空から眺めたコトに見立てます。

＊ その椅子を静止させておいて、その中心から手前に、チ

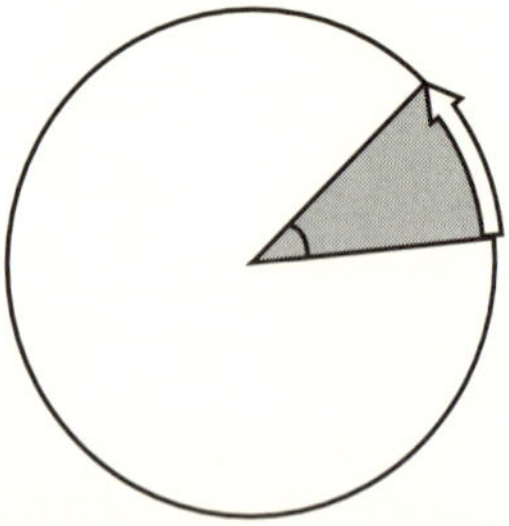

鉛直を軸として回転している平面上では鉛直を軸とした回転の角速度（単位時間に回転する角度）は、どの位置でも同じ

ヨークで、真っ直ぐに、等しい速さで、線を引きます。（丸い椅子は静止してますから、当然その椅子の中心から、手前の方の椅子の縁まで直線が引けたはずです）

＊椅子の中心からその縁まで、同じ速さで線が引けるように練習しておきます。

＊同じ速さで線が引けるようになったら、今度は、助手に、その椅子を反時計回りに一定の速さで回転させます。（反時計回りにさせるのは、北半球の地球の回転方向に対応させるためです）

＊一定の速さで回転できるようになったら、中心から手前に線を引くのと、反時計回りに回転させるコトを同時に行います。

＊そうすると、今度引けた線は、先ほど中心から手前に引いた線より、上から観て左の方に曲がって描けたはずです。

＊この曲がって描けた線を、椅子の中心から眺めると（この見方は、観察者が椅子と一緒に回転している座標系で眺めたコトになります）、あたかも、右の方に曲がっているように観えます。

この実験で、反時計回りに回した椅子を、地球に見立て、中心から手前に引いた線を、地表

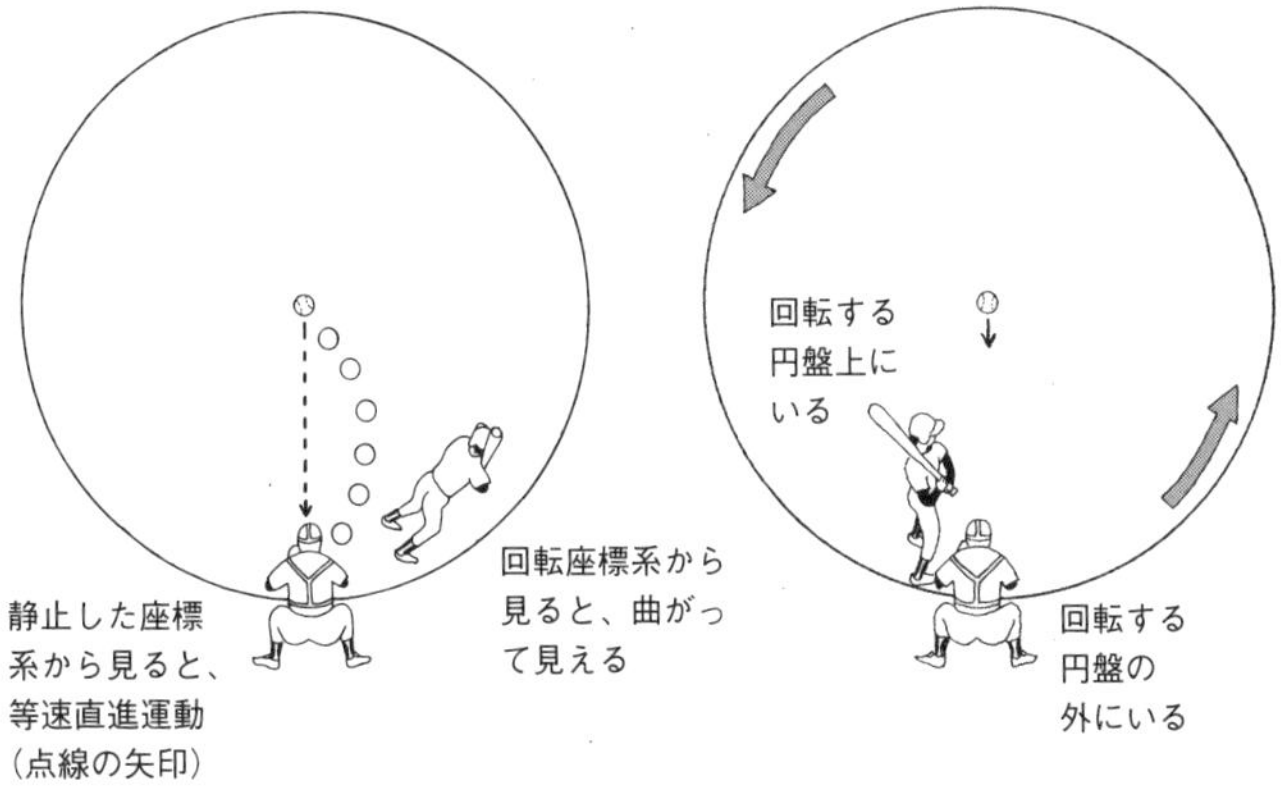
静止した座標
系から見ると、
等速直進運動
（点線の矢印）
回転座標系から
見ると、曲がっ
て見える
回転する
円盤上に
いる
回転する
円盤の
外にいる

で水平に等速直進運動をしているモノに見立てると、北半球では、そのモノは地上にいるヒトには右の方に曲がっていくように観えてしまうコトを意味します。

この実験では、北極から南の方（北極からはどちらを向いても南です）にモノが水平運動をしたときのコトを模したものですが、丸椅子の表面やレコード盤のような円盤上では、その回転している円盤のどの位置からモノが等速度の水平運動をした場合でも、中心から外縁に向かった運動と同様の、カーブしていく運動が観察されます。

円盤が反時計回りなら、右に曲がり、円盤が時計回りなら、左に曲がります。

その理由を説明する方法はいろいろありますが、次の説明で納得してください。

先ほどの回転する丸椅子の中心に人形を立てて、椅子を一回転すると、当然、人形も一回転いたします。

今度は人形を、丸椅子の任意の所に立て椅子を一回転すると、人形も一回転いたします。人形をどの位置に立てても、鉛直を軸とした回転の角速度（円運動をする物体が、単位時間に回転する角度）は同じです。

その位置の遠心力が無視できれば、回転する円盤上のどこの位置にいても、その位置を中心に円盤が回っていると考えるコトができます。

したがって、回転している円盤上のどこの位置であっても、水平運動をする物体には、速度の大きさに比例し、その方向には、北半球では運動の方向に直角右向きの、南半球では運動の方向に直角左向きの、見かけの力が働きます。この見かけの力が、コリオリの力、あるいは、転向力と言われています。

このコリオリの力は、鉛直軸の回りに回転している物体の上で、水平運動をしているモノの進行方向に対して、常に水平方向に直角に働きますから、その運動しているモノの速さには変化を与えません。それは、力が物体になす仕事は、力の大きさと、その力の作用する方向への物体の変位の積で表されますから、その物体の進行方向に対し、常に真横から作用する力は、その物体の進行方向は変えても、速さは変えませんから決して仕事はしないコトになります。すなわち、コリオリの力は、方向を変えるだけで、その物体の運動エネルギーの増減には関与しません。

このコリオリの力は、外から力を受けないで運動しているモノの本質的な運動は、静止した座標系から見ると、等速直進運動（等速度運動）をしていますが、その運動を回転する座標系（この実験の場合は回転円盤上に固定した座標系）で見ると、そのモノの軌跡が曲がって見えてしまうというコトに、辻褄合わせをするために考慮された仮の力ですから、反作用のない力でもあるわけです。

しかし、実際には、私たちは回転している地球の上にいてすべてのモノの動きを眺めているわけですから、このコリオリの力（転向力）が、あたかも、一般の力のように、水平に運動するモノに働いていると考えないと、風や海流のような流体運動の説明ができません。

以上は、回転する円盤を地球に見立てての話しでしたが、実際の地球は自転する球状のモノです。

その表面にいる私たちのカラダと、コリオリの力との関係を考えるには、もう少しの辛抱が必要です。

コリオリの力は高緯度ほど大きく働く

「コリオリの力」は、鉛直軸回りに回転している物体の上で、水平に移動しているモノに、その進行方向の真横から作用する「力」が、あたかも存在しているコトとして考慮されたものです。（回転運動をしている座標系に対して、運動するモノに働く見かけ上の力の一——広辞苑）

鉛直を軸として回転している平面の上の、任意の位置に人形を置いても、その平面が一回転すると、人形も同じく一回転します。このコトから、鉛直を軸として回転している平面上（回転盤などの）の鉛直軸回りの角速度（円運動する物体が単位時間に回転する角度）は、どこの位置でも同じというコトが言えます。

したがって鉛直軸回りの回転だけを考えると、円盤上のどの位置にいて、その位置が鉛直軸回りの回転の中心と見なすコトができます。

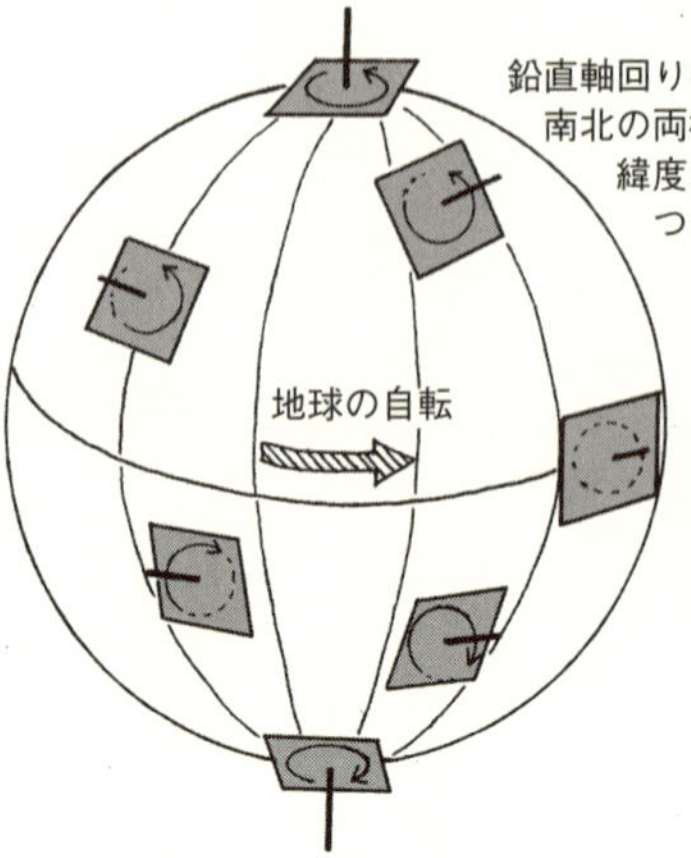
鉛直軸回りの角速度は
南北の両極が最大。
緯度が下がるに
つれ、減少
地球の自転
赤道上では
鉛直軸回りの
回転は、ゼロ
になる

そのコトから、モノが円盤上のどこの位置から、水平にどの方向に移動しても、そのモノが円盤の中心から外方に移動したコトと見なすコトができ、その円盤上にいるヒトが、そのモノの水平運動を観察すると、反時計回りの円盤上では、かならず、そのモノの進行方向が右に転向し、右よりにカーブしていくように観察されます。

しかし、私たちの暮らしている地表は、自転している地球という球の表面ですから、回転している円盤の上のように、鉛直軸の回りの角速度が、どこの位置にいても一定であるから、その円盤上のどこにいても、その円盤は、自分を中心に同じ角速度で鉛直軸の回りの回転をしている、と見なすコトはできません。

それは、地球は球状で、地軸を回転軸に、西から東の方に回転していて、その地表の各地の、鉛直軸回りの角速度が、その地の位置の緯度により異なるからです。

そのコトは、地球の上にただいるだけで、プレセッションのような現象が現れ、北半球では北の方に、南半球では南の方に、カラダの柔軟性が増してしまうようだ、と以前に記したときに、地表の鉛直軸回りの角速度は、その位置の緯度によって異なると説明しました。

すなわち、鉛直軸回りの角速度は、南北の極の位置（緯度九十度）が最大で、その位置では地球の自転の角速度に一致していて、緯度が下がるにしたがい、その位置の緯度のサイン（sine, 三角関数の一。正弦。記号はsin）に比例して、鉛直軸回りの角速度も減少していき、赤道では鉛直軸回りの回転はゼロになる、というコトでした。

コリオリの力は、そのモノの運動が生じている、鉛直軸回りの回転運動をしている座標系の角速度と、そのモノの水平方向の速度に比例し、その速度の向きに真横に働くとする力ですから、その転向力は地球上では、鉛直軸回りの角速度の大きい、高緯度ほど大きく働き、北半球と、南半球ではその力の働く方向は反対になります。

すなわち、「地球上で水平運動をする物体には、速度に比例した見かけの力であるコリオリの力が働き、その方向は北半球では運動の方向に直角右向きであり、南半球では直角左向きである」ということと「このコリオリの力は緯度の関数であり、高緯度地方の方が、低緯度地方よりも大きく働く」（永田豊著『海流の物理』講談社）というコトです。

回転している地球上では、水平方向（鉛直に垂直の方向。地表は球の表面ですから、その地の緯度により水平の方向も異なります）に運動しているモノに、この見かけの力（コリオリの力。転向力。）が働くとするコトにより、風や海流に見るように、空気や海水のような微細な粒子の大規模な流体運動に説明がつきます。また、コリオリの力は地球上に固定した座標系に対して運動するモノに働く見かけ上の力ですから、その力が実際に働いているコトにしないと辻褄が合いません。

カラダを微細な粒子の充積体と見なしたときに、運動するカラダにも、この転向力が働いてもよいはずです。

カラダを動かせば、その動きにともない、カラダを構成している微細な粒子も動くコトになります。ある程度に緯度の高いところで（たとえば日本のような地表の鉛直軸回りの回転が確認できるほどの緯度のところで）、カラダを動かせば、その水平方向の微細な粒子の動きには必然的にコリオリの力が働き、その速度に比例し、その粒子の進行方向を、ほんの少し転向させるのではないか？

もし、そのコトが起これば、その転向の量が微少であっても、それが集積され、そのコトが、おそらく、カラダに関係したさまざまな要素のシンクロを変えて、それが、それまでのカラダの状態に変化を与え、カラダの柔軟性の変化というカタチをとって現れるのではないか？

はたして、カラダの柔軟性は増加するのか？（カラダは柔らかくなるのか？）

あるいは、低下するのか？（カラダは硬くなるのか？）

ともかく、その成り行きを実験で確かめてみましょう。

地球の上で起こるコトがカラダの裡でも起こるのでは？

回転している地球の上で、モノが動かずに静止していれば、そのモノに働く見かけ上の力（慣性力）は、遠心力（回転運動をしている座標系で見たときに現れる、見かけ上の力。静止物体にも運動物体にも同じように働く。回転軸からの距離と座標系の角速度の二乗との積に比例する——広辞苑）だけです。

地球が回転しているコトによる遠心力は、カラダが動いていても静止していても、同じように働いていますから、その作用はその時のカラダの状態にはすでに折り込み済みと見なし、ことさら考えないコトにいたします。

しかし、回転している地球上で、地表に対して水平方向に動いているモノには、もう一つの見かけ上の力であるコリオリの力が、必ず働きますから、モノでもあるカラダが動けば、カラダはその影響を受けても何の不思議もないはずです。

カラダの全部、あるいは、カラダの部分が動けば、その動いている条件（カラダがいる地表の緯度、動いている速度など）によったコリオリの力が働き、カラダに何らかの変化が起こるかもしれません。

カラダに対して、そのような可能性を考えるときには、まず、カラダというモノをどのように捉えるのかを定め、次に、それに似通ったモノは、自然界ではどのように振舞っているのか？　それに照らして、カラダの裡に起こり得る可能性を類推すると、新たな発見の糸口が見えてくるように想えるのです。

それには、三軸自在の遊びゴコロで、解剖学や生理学などから得た常識の呪縛から、いったん離れてみるコトが必要なようです。

まず、カラダというモノは、微細な粒子（ここでは物理・化学で言うイワユル、分子・原子・素粒子といった科学的な意味での粒子ではなく、カラダを構成している自由度の高い、ツブツブといった程度の粒子として）、あるいは、それらがつくる房や群れが集まってできているモノであると想定します。

それは、生命の秩序のもとにありながらも、空気や水のような粒子の性質も兼ね備えていて、モノの力学的な属性に従い、カラダの内外からの物理的な影響を、モノとして素直に受けとめ、その結果を顕にするモノ、という新たな発見の糸口を探るために、自分にとって非常に都合のよいモノとして捉えます。

カラダというモノを、前記のような前提のもとで眺めますと、粒子が充積して成っているカラダが、地上で動き、それにともない起こり得るコトが、回転している地球の上での、空気や水の粒子の大規模な範囲の運動に似ているのではないかと想えてくるのです。

とりあえず、高い山脈などに遮られない、自由大気中の風（地衡風《ちこうふう》）や太平洋の西側を北上する黒潮などの海流（地衡流）の成因を知り、カラダの裡に、その成因と似た状態の不安定なポテンシャル（potential, 潜在する能力。可能性としての力・歪み）の存在の有無を見つけ、それらがつくりだしたカラダの不調和とその不調和をつくりだしているエネルギーのポテンシャルを効率よくリリース（release, 解放）する方法について考えてみるコトにいたします。

●――カラダの不調は力学的な「歪み」を示している――●

肩が凝ったり、腰が痛かったり、お腹の調子がなんとなくあやしい等々、カラダのどこかに不調を感じる時には、平坦な床の上に真っ直ぐ仰臥（上向きに寝る）するコトに苦痛を覚え、横向きになったり、腰や膝を曲げたりして、楽な姿勢を探しながらカラダを動かします。

そうこうするうちに、カラダが楽になったり、痛みや苦痛が和らぐ姿勢が見つかったりするようです。

また、よく寝入っているヒトを観察していますと、寝返りをしたり、手足を動かすなどのコ

Aを無理に平らにすると、Bのように「歪み」が生じる

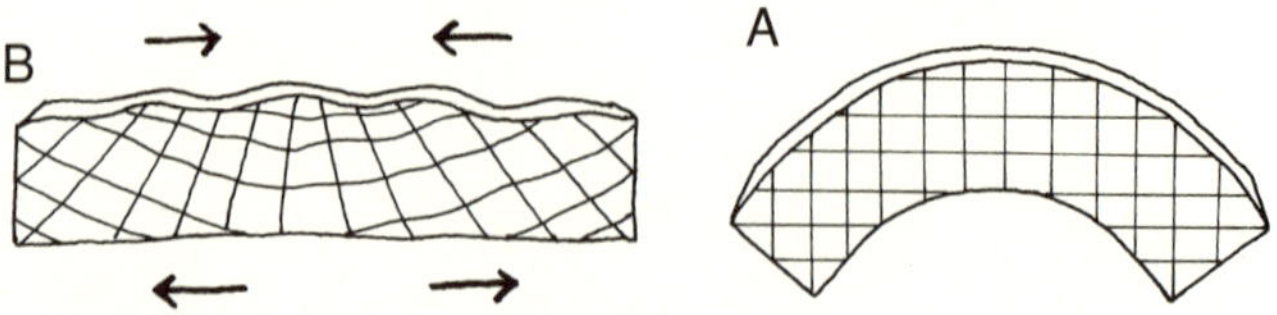

位置のエネルギーのポテンシャルが高くなっている

トをして、絶えずカラダを動かしています。

ヒトはカラダを動かすというコトにより、快適な状態を獲得しているようです。

カラダを動かすという行為の中に、カラダを楽にするための秘密の一端が隠されているようです。

したがって、真っ直ぐ上向きに寝て、気分の良いのは、カラダの調子がよほど良好なときに限られているようです。

ほとんどのヒトにとって平らな床の上に仰臥するコトは多少の苦痛が伴います。この少々無理な状態をカラダの裡に残して、ある姿勢をする、あるいは、ある姿勢をとらせるコトを強制位をとる、あるいは強制位をとらせると言うコトにいたします。

ヒトを仰臥させ、よく観察しますと、床（基準面）からの高さに左右差が観られます。（カラダの、どの部分を観察してもよいのですが、慣れるまでは、鎖骨の少し下の、胸の筋肉〈大胸筋〉の左右の同じ部位で比較すると理解しやすいようです）

肩凝り、腰の痛みなどの、カラダになにがしかの不調を抱えているヒトは、その傾向が顕著です。

左右の高低の差が認められたら、次に、その床からの高さが、高い方と低い方に、指先で軽く触れ、その部位の硬さを比較してみます。そうすると、ほとんどの場合、高い方が硬く、低い方が柔らかいコトに気がつきます。

このコトはカラダに不調のあるときには、仰臥位のような強制位（無理に上向きに寝かせた状態）をとらせると、カラダのある部分に力学的に無理な状態「歪み」（位置のエネルギーのポテンシャルの高い状態。仕事をするための潜在的な能力の高い状態）が生じているコトを示しています。

この「歪み」がリリース（解放）されるときの力学的な仕事（力・距離）が、痛みなどの不調を感知する受容器（receptor，動物体が外界からの刺激を受容する器官や細胞）を刺激し、その状態が、私たちにある種のカラダの不調を感じさせているのではないかと想像すると、力学的に辻褄が合いそうです。

もしそうなら、肩凝りや、腰の痛みなどが生じているときには、その不調を感じる部位に直接、揉んだり、叩いたりなどの刺激を加えずに、その不調の原因となっていると想われる、カラダの「歪み」を直截（ためらわず、まわりくどくなく）にリリースして、不調を緩解した方が、無理もなく、しかも、簡単にその不調を処理、あるいは収拾（混乱した事態などを取りまとめるコト、整え収めるコト、調整するコト）できるのではないかと想えるのです。

古来からの健康法の中に、痛みや、カラダの不調は、カラダの発する警報であって、その痛みや不調を直接、取り除こうとする、対処的、あるいは対症的な処置に加えて、その根本から治そうという思想があります。

その一つの要素である、カラダの「歪み」を取り除こうとする試みには、東洋にも、西洋にもたくさんの方法（考え方・やり方）がありますが、地球が自転していて、その表面に暮らしているという明確な視点に立ってのもの（方法）は、今のところ、私の知るかぎりでは見当りません。

そこでカラダを微細な粒子の充積体であると想定して、そのモノが動けば（地表に対して水平に）、必ず地球自転の結果であるコリオリの力が働き、その結果、現在のカラダの状態に関与して、その不調の状態を顕現させている、さまざまな力学的な要素のシンクロナイズ（synchronize, 二つ以上のコト・モノが、同時性をもつ、同調する）を外す（壊す）コトにより、さっきの不調の状態を収拾する（直す・治す）ための方法と、ヒトはカラダを動かすコトにより、快適な状態を獲得しているらしいという秘密を、コリオリの力の関連から探ってみようと想います。

●――不調を収拾するにはポテンシャルを下げればよい――●

肩凝りなどの不調を訴えているヒトを、仰臥させ観察すると、ほとんど例外なく、カラダの左右に、床（基準面）からの高さや、硬さの「差」が認められるというコトを前に述べました。

この、高くて、硬い部位は、その周囲より粒子の密度（物質の単位体積の質量）や内部の圧力が高く、しかも、位置のエネルギーのポテンシャルも高い状態であると見なすコトができます。

コップの水をこぼすと、床の畳やじゅうたんにしみ込んでいってしまいます。

カラダの七〇パーセント以上は水分だと言われていますから、仰臥位になれば、コップの水のように床にしみ込んでいってしまうような気もしますが、生きているヒトは、ちゃんとしたカラダのカタチを保っているコトがむしろ不思議です。それは長い年月をかけて獲得した、巧妙な生理的なシステム（system、複数の要素が有機的に関係し合い、全体としてまとまった機能を発揮している要素の集合体。組織。系統）が機能しているのでしょう。

しかし、カラダ全体としては、地球の重力にしたがって、床に密着し、決して宙に浮いているコトはできません。

カラダは微細な粒子の充積したモノであるという見解をとれば、その一つ一つの粒子も地球の中心に向かう地球の重力に引かれて、床からの高さを、できるだけ下げようとするはずです。

カラダの状態の良いときには、そのカラダの生理的な巧妙なシステムと、力学的な条件がほどよくバランスをとっていて、心身は健やかです。

したがって、ある部分だけが基準面から高かったり、周囲より硬いような状態は特殊で、その特殊な状態があれば、ヒトはそれをカラダのどこかで不調と感じます。

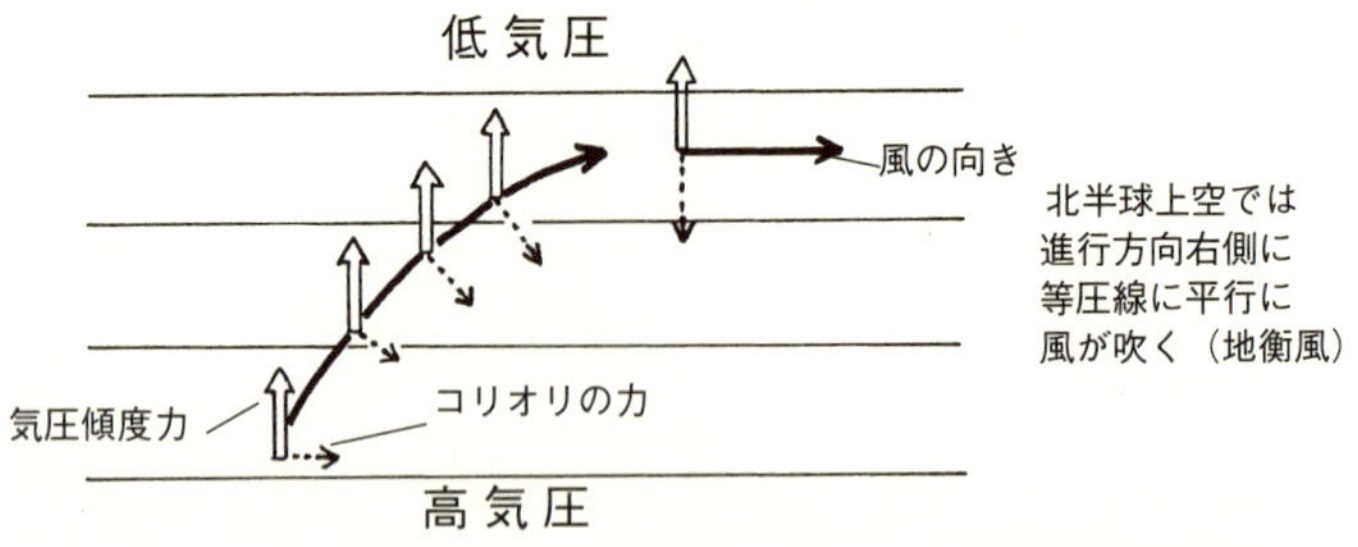
低気圧
風の向き
北半球上空では
進行方向右側に
等圧線に平行に
風が吹く（地衡風）
気圧傾度力
コリオリの力
高気圧

この特殊な状態は、極めて不安定な状態で、なにかチョットした、適切なきっかけさえあれば、そこに特殊な状況を保っていた粒子は、周囲の状況との兼ね合いにしたがって下方に移動し、常にニュートン・ポテンシャル場に対して、一番安定した状況をつくりだそうとして、その周囲と、高さも、硬さも、均《なら》されていくコトが必然です。その結果、左右が均一になるコトがむしろ自然でもあるわけです。たえず新たな均衡を求めて動いているコトが、刻々と変化を遂げながら移ろいで行く自然界のカタチです。

しかし、適切なきっかけが与えられなければ、その状態は不安定ながらも、それなりの均衡が保たれているようです。

このように周囲の状況の変化に応じ、そのポテンシャルを下げる方向に、状態を変化させてゆく粒子の様子を自然界に求めますと、地衡風と言われる自由大気中の風や、地衡流と言われる海流（黒潮）に、その典型を観るコトができます。

風を誘発する要素の一つである、気圧というコトは、その地点（単位面積あたりの）の上方にある、大気の総量の重さのコトです。

高気圧のところには、たくさんの空気の粒子が詰まっている状

等高線

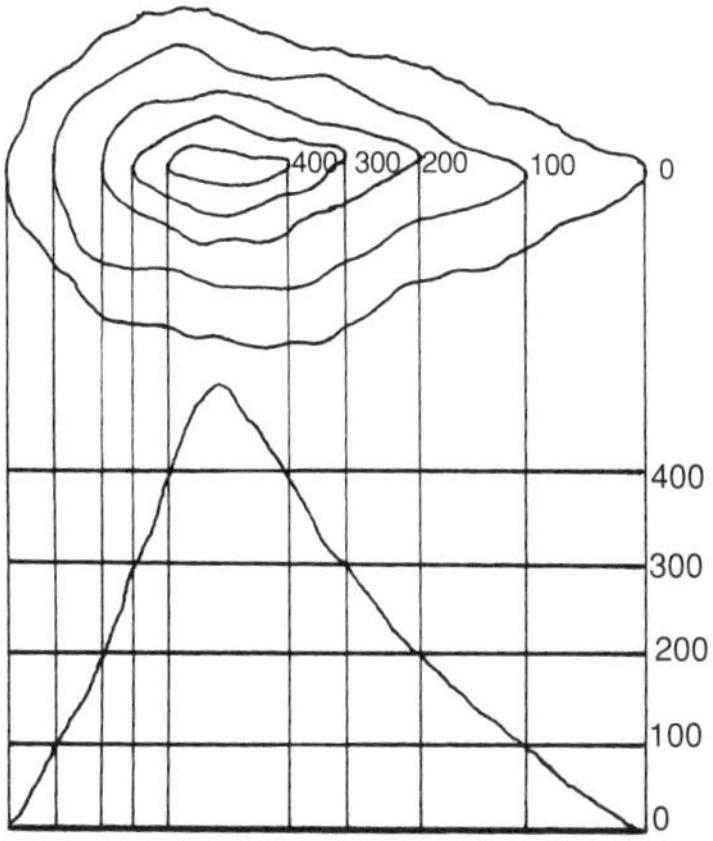

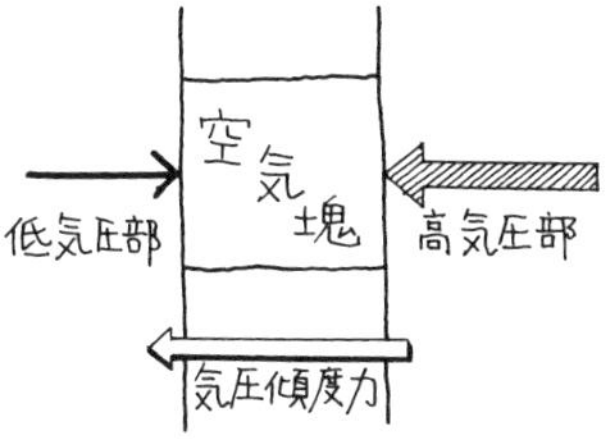

空気塊が移動して風となる

態で、気圧の分布は温度の分布とも関係が深いコトから、高気圧のところには冷たく密度の高い空気の存在が予測できます。

低気圧のところは、その反対に空気の粒子の密度が低く、圧力も低いコトを意味しています。

気圧の高いところと低いところとの間には、気圧の勾配が生じ、圧力の高いところから低いところに、空気を押しやろうとする力が、気圧の勾配の方向に生じます（その力は気圧傾度力と言われています）。

海面にも高さに「差」があると、高い方から低い方に、海水を押しやろうとする力が、海面の勾配にしたがって生じます（圧力傾度力）。

（海面のすぐ下に水平面〈基準面〉を想定し、そこから測った海面の高さは、そこでの〈基準面での〉水圧に比例しますから、海面の高さの「差」が基準面での水圧の「差」と見なせます。したがって、水面の高さの分布を示す等高線は、そのまま、等

圧線の分布を表していると考えられます）

空気の等圧線や、海面の等高線の分布の様子から、この状態によって、それぞれの粒子が仕事をする可能性の様子を推定するコトができます。

たとえば、等高線と等高線の間隔が狭く、密に隣り合っている山の地図からは、山の斜面の勾配がきつく、山が崩れやすいコトが予想され、天気図の等圧線の密のところには強い風が吹くコトが予想されます。

（高さや圧力の等しい、等高線や等圧線は、同じ値の仕事をする潜在的な能力を持っているところを結んだ線という意味で、等ポテンシャル線とも呼ばれています）

高さや圧力の「差」が存在すれば、「傾度力」が生じ、その力が空気や海水の粒子を動かし、それらの粒子が動けば必然的に「コリオリの力」が作用して、北半球では、その運動の方向を右に転向させながら、傾度力とコリオリの力が釣り合おうとして、それらの粒子の力学的なポテンシャルの下がる方向に、風が吹き、海流が流れ、やがて気圧や海面の高いところを右手の方向に見るように、等ポテンシャル線に沿うように空気や海水の流体運動が進行していきます。

（このような成因からなる風や海水の流れを、地衡風・地衡流と呼んでいます）

これらの自然界の粒子の運動から類推して、カラダの密度が高く、圧力も高い部位（硬い部位）と、圧力の低い部位（柔らかい部位）があり、基準面からの高低の「差」があれば、それは、やがて自然に均されると想われるのですが、地球が回転していて、その地の地表の複雑な動きからもたらされるプレセッションの影響や、カラダの近くのモノの動き、近くにあるモノに内在する「歪み」などの間接的な影響などが、そのときのカラダの姿勢や向きなどと相まって、新たな不均衡の状態をつくりだし、それを平均化するコトの阻害要因となり、不安定ながらもポテンシャルの高い状態が保たれがちです。

そこで、カラダの不均衡な状態を収拾するコトが必要になってきます。

カラダに不均衡の状態があれば、カラダの裡は不調和になり、そのコトをヒトは凝り、痛み、運動制限などのカラダの不調と感じます。その一つ一つの症状に注意を向ける前に、まず、(力学的に)不均衡の状態・事態を収拾をするコトを試みようとするコンセプトが三軸修正法の柱の一つになっています。

カラダは、ただジッとして、静かに安静を保っていても、地球の回転の影響を受けたり、周囲のモノの動きや、周囲にあるモノに内在する「歪み」等の影響を受けて、必ずカラダの裡に「歪み」が蓄積されてきます。

その「歪み」が、カラダが不調と感じる状態・事態を惹き起こしますから、一つ一つの症状を治すと考える前に、カラダの裡に起こっている、ある状態・事態を、本人が望む方向に収拾してやればよいと、三軸修正法では考えます。

カラダに不都合な状態を引起す直接の原因は、さまざまですが、その結果を観ますと、必ず仕事をするポテンシャルが高い状態が、カラダの裡に内在していますから、そのポテンシャルを下げて、カラダに不調を感じさせる仕事ができなくさせてやればよいと考えます。たとえば、感覚の受容器に刺激を与えなくさせる、ロックされて基本的な長さにない筋肉のロックをはずす、等々です。

そこで、カラダ全体、あるいは部分を動かし（カラダを構成している粒子を動かし）、動いているモノに必然的に作用するコリオリの力を期待して、その力が、カラダの不調を醸し出している諸条件が膠着《こうちゃく》（ある状態が固定して動かないコト）している状態を壊すきっかけになってくれるコトを、さらに期待して、カラダの裡にあるポテンシャルの不均衡を均す方法の一つを考えてみるコトにします。

●——カラダの柔軟性が右回りでは増し、左回りでは減少する——●

三軸修正法のコンセプトの一つに、カラダというモノを、今までのカラダに関する常識的な観点から離れて、「因果関係に基づいて、一般的なモノとモノとの間に、必然的に成り立つ、反復可能な、自然法則で見直してみよう」というコトがあります。

そのコトにより、ある因果関係に基づいてカラダに起こっていても、今まで見落とされていたカラダの秘密が発見されるかもしれません。

広辞苑によりますと、発見とは、「まだ知られていなかったものを、はじめて見つけだすこと」とされています。

発見という意味のdiscoverを調べてみますと、

dis＝「反対の動作」を示し、「除く」「はぐ」「奪う」

cover＝ラテン語の「すっかり隠す」「〜の表面を覆う」

すなわち、発見というコトは、もともと存在していたのに、すっかり覆い隠されていて気づかなかった、そのコト・モノのカバーをはぎとるコトです。

もともと存在しなかったコト・モノは発見のしようもありませんが、もし隠されていたコトなら、チョット視点を変えて、今まで誰も気づかなかった、カラダに起こっているコトの発見が期待できそうだという想いで、コリオリの力と、カラダとの関連について、想いをめぐらし準備してきました。

それをまとめてみますと、次のようなコトでした。

「回転している地球の表面でモノが動けば、その動きの水平方向のベクトルに対して、コリオリの力が働く」。その力は、空気や海水の粒子の流体運動にも働き、それは具体的には地衡風や地衡流の成因となっている。それは、ある緯度以上の、自由大気中の風（西高東低の気圧配置のときに、西風ではなく、北よりの風が吹く）や黒潮などという、具体的なカタチとして観るコトができる。

カラダを、地球の重力の支配下にある微細な粒子の充積体と見なしたときに、このコリオリの力が、その粒子の水平方向の動きに作用し、それがカラダの不都合な状態を収拾するきっかけとなりうる。

それは、カラダに与えられたある作用によって、カラダの粒子が動き、その動きに対して働く「コリオリの力」と、カラダのある部位を構成している粒子に働いている地球の重力と、それに隣接する部位を構成している粒子に働いている重力の「差」により誘発された、圧力の勾配によって生ずる「傾度力」との平衡の方向に粒子を動かし、その規則に則った粒子の動きによってカラダが変化し、カラダに内在する不均衡のポテンシャルが均される可能性がある、というコトを、かなりなページをさいて類比推理してきました。

あとは、実験あるのみです。はたして、類推による予測どおりのコトが、カラダの上に、だれの眼から見ても、ハッキリとしたカタチをとって現われるのでしょうか?

もしこの実験の結果に、ほかの現象と違う特殊性が見出せれば、それは、理論的な背景に矛盾があっても、ある作用との兼ね合いで、そこに顕現（はっきりと現われるコト。明らかにあらわれ示すコト）した現象そのものは、発見と言ってもよいような気がします。

とにかく、試してみましょう。

・ヒトを仰臥位にさせます。

・鎖骨のすぐ下の、胸の筋肉（大胸筋）を、上方から軽く押さえて、左右の同じ部位の硬さを比較します。

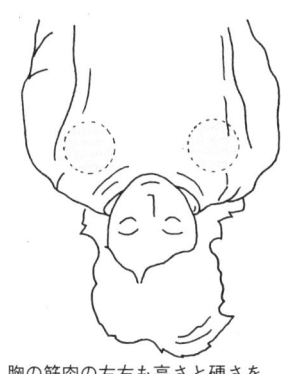

胸の筋肉の左右も高さと硬さを
比較して、高くて硬い側を選ぶ

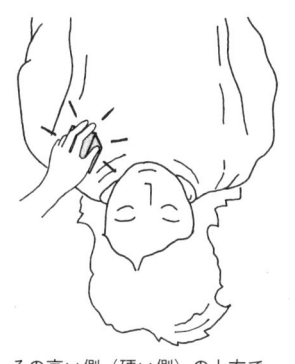

その高い側（硬い側）の上方で、
モノをでたらめに動かしてみよう

同時に、その部位の床から（基準面から）の高さも観ておきます。

（たぶん、床からの高さが高いほうが、押さえた感じが硬いようです）

・床から高い方の数センチ上方で、モノ（本、コップ、ペンなどを）ランダム（random, でたらめの）の方向に動かしてみます。

（動かすモノは何でもよいのです。かなり小さなモノでもかまいません）

・そうすると、いままで硬かった部位が軟らかくなり、圧痛もなくなり、床からの高さも低くなり、周囲との「差」が判然としなくなります。

・この現象は、いま実験した胸の部位だけに起こる、特殊なコトではありません。カラダのどの部位でも、床からの高さが異状に高い部位、周囲より異状に硬い部位の上でモノを動かせば、瞬時に周囲と均されてしまいます。

・肩凝りや腰痛のヒトがいたら、仰臥位か、腹臥位になってもらい、先ほどの要領で適当なモノをランダムの方向に動かせば、カラダに内在していた「歪み」がなくなり、肩凝りや少々の腰痛が、嘘のようになくなってしまうコトがあります。

もしこの現象が、コリオリの力に関係しているとすると、モノを、カラダの異状に高くなっている部位の、すぐ上で動かしたときに、そのモノに引かれて、カラダの粒子が動き、その向きが右に逸れ（北半球では）、それがきっかけとなり、いままでの均衡（二つ以上のモノ・コトの間に、釣り合いがとれているコト）が壊れ、隣接部位との高さ（圧力）の「差」による傾度力が働き、高さを平均化したのではないかとイメージが持てそうです。

もしそうなら、高い（硬い）部分が周囲と均されたときに、そこに余分にあった粒子が、ちょうど、北半球において、風（地衡風）が高気圧のところから右に転向していくように、一ツブ一ツブは眼には見えないけれど、なにかの弾みでその部位に余分に集まっていた微細な粒子が、右回り（時計まわり）に回るように移動しながら、周囲と均されていく様子が、私にはダイナミックにイメージされるのです。

もし、イメージのようであれば、カラダの異状に高い部位、あるいは、硬い部位の上で、モノを右回りに回してみれば、ランダムに動かしたときよりも、効率よくその部位が周囲と均されるのではないかと予想されます。

実際に実行してみると、予想したとおりのコトが起こり、高い部位は高さを下げて周囲と均され、硬い部位の硬度は下がり、圧痛は和らぎます。

　それでは、前記とは反対に、異状に低く、軟らかい部位の上で、左回りにモノを回せば、低かったところが周囲と均され、軟らかかったところの硬度が増すのではないか？

　これも実際に行なってみると、想ったとおりのコトが起こりました。

　低い部位は高さを増し、周囲に均され、軟らかい部位の硬度は上がり、圧痛が起こるようになります。

　このような結果が現れたときには、驚いたと言うよりは、むしろ、カラダの不思議に感動を覚えました。

　はしゃぎついでに、カラダそのものを、回転盤の上に立たせ、上から観て右回りに回してやれば、カラダを構成している粒子が拡散して、カラダの全体が軟らかくなり、カラダの柔軟性が増すかもしれないし、それとは反対に、回転盤の上に立たせたカラダを、左回りに回してやれば、カラダの粒子が収斂して、カラダ全体が締まり、柔軟性が減少するかもしれません。

　実験してみますと、そのとおりになりますから驚きです。

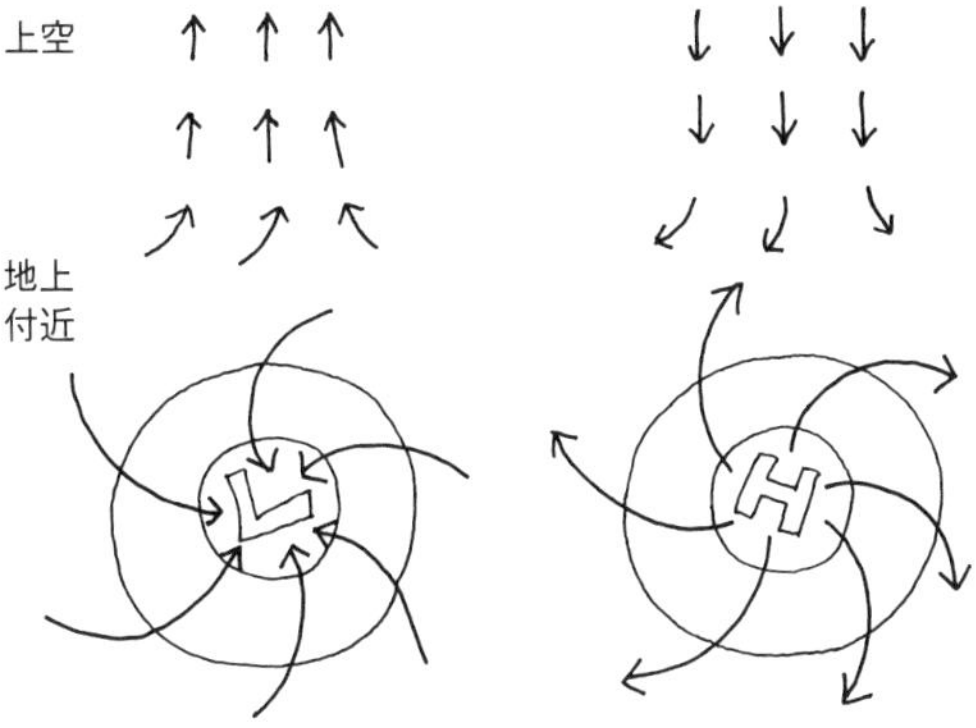

高気圧では、右回りに風が吹き出す（発散される）

低気圧には、左回りに風が吹き込む（収束する）

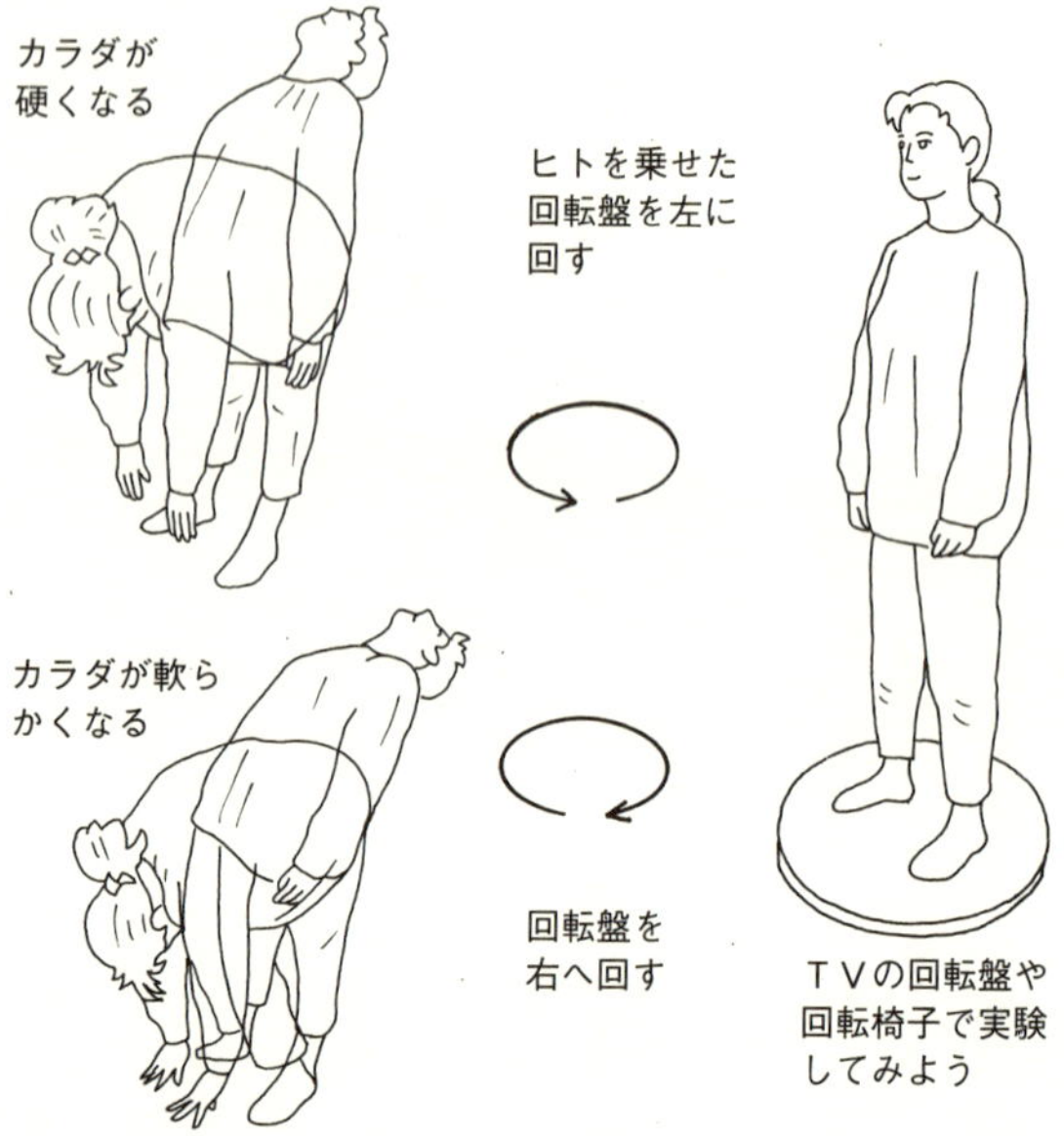
カラダが
硬くなる
ヒトを乗せた
回転盤を左に
回す
カラダが軟ら
かくなる
回転盤を
右へ回す
ＴＶの回転盤や
回転椅子で実験
してみよう

回転盤がなくても、回転椅子でも実験ができますし、被験者を立たせなくても、腰掛けていても同じような効果が現れます。

キャスターのついたベットに寝かせたまま前記の要領で、右回り、あるいは左回りにベットそのものを回転させても同様の効果が期待できます。

被験者が実験の最中に、意識的にカラダに力をいれ、カラダを硬くしていても、力を抜いてカラダを軟らかくしていても、その効果に変わりはありません。

右回り（時計回り）では、カラダの柔軟性が増し、左回り（反時計回り）では、カラダの柔軟性が減少する。

この規則性はだれの眼にもハッキリ認識できます。

この事実を認めれば、カラダを前後、左右に曲げやすくしようと想えば、その位置で右回りに回ればよいし、左回りに回れば、さっきとは反対に、曲げにくくなってしまいます。

回転する地球の上で、モノが水平に移動すれば、そのモノの速度の大きさに比例した見かけ上の力であるコリオリの力が働く。その方向は北半球では速度の方向に直角右向きで、南半球では直角左向きである。また、このコリオリの力の大きさは、その位置の緯度によって異なり、その地の鉛直軸回りの角速度に比例する（コリオリ因子に比例する）。

この不思議な見せかけ上の力、コリオリの力は、地衡風や台風、また、海流の成因の重要な要素になっていますから、青春時代に航海士をしていた経験をもつ私には、馴染み深く、懐かしいものです。

そのようなコトもあって、私には、地球は回転しているという事実と、その表面に生きて、活動している私たちに、この見せかけ上の力が、どうしても、関係深いような気がしてなりません。

そこで、その見かけ上の力と、カラダとを無理やり、関連づけて実験してみますと、それなりの結果がでました。

しかし、今の私には、実験の結果がどのような原理に拠るコトなのか、本当のところはわかりません。

でも、その結果に規則性がありますから、ヒトのカラダを調整するときに、この規則性は大いに役立ちそうです。

今までの実験の結果から、ヒトそのモノが自動的に、あるいは受動的に、ランダムの方向に動けば、カラダの異状（普通とはちがった状態。ここでは基準面からのプラスの高さや硬さ）が均されます。

ヒトは寝ている時でも絶えず動いています。それには生理的な必然によるコトもあると想われますが、今までの実験の結果から、カラダを動かせば、必ず、高さや硬さが周囲と均されてしまいます。

どのようにカラダを動かしても、必ず水平方向の動きが伴いますから、その地の地表の、鉛直軸回りの回転が期待できる緯度以上のところでは、前記の現象があらわれますから、この現象の結果を、無意識にヒトは求めてカラダを動かしているのかもしれません。

また、ヒトがカラダの部分を動かすというコトは、関節の部分を軸にしての回転運動でもあるわけです。カラダを自由に動かし、カラダの各部分にランダムの回転運動が生じても、そこには必ず、鉛直を軸にした回転運動が含まれます。すると、その部分が、北半球で、右回りに回れば、その部分の筋肉などが軟らかくなり、左回りに回れば、締まってきて硬くなります。

以上のようなコトやプレセッションのようなコト等々が、カラダの機能に輻輳《ふくそう》（モノやコトが集まるコト。一ヶ所に込み合うコト）しています。さまざまな原因による複数のコトを、一つの機能として顕現しながら、カラダは全体としてバランスのとれた機能を、ほどほどに発揮しながら、イノチの過程を未来に向かって進めているようです。

カラダを一つの完成したモノとして捉えるのではなく、三軸の自由を許された粒子の群れが、なにかに向かって行くプロセス（process, 進行するの意味から、過程、経過、作用、成り行き）といった、いつも流動しているモノというイメージで捉え、そのカラダの裡と外は、いつも交流していて、その交流のデキゴトを、私たちはカタチや機能として捉えているのではないかと想うと、カラダは今まで見せようとしなかった、すばらしくも面白い、数々の機能の側面を、私たちのイメージのスクリーンに映しだしてくれます。

その映像を、より楽しもうとすれば、今までの常識により霞んでしまった古いカバーをはぎ取り、新しいスクリーンに磨きをかけ、そこに映し出された映像に馴染まなくてはなりません。

●――三軸修正法では祖先以前からの自然の知恵を「三軸自在」に活かす――●

ヒトの歴史は、三百五十万年とも四百万年とも言われています。

その長い年月の間に、一代も途切れるコトなく、続いてきたイノチが、今ここにあります。

そのイノチが貴方でもあり、私でもあるのです。

ヒト一人には親が二人、その両親にも親は二人……と十代も遡れば、一人のヒトに一〇二四人もの祖先がいたコトになります。一代遡るごとに、その数が倍々と増えますから、四百万年という年月の間に見当もつかないほどの数の祖先がいたコトになります。

その膨大な数の祖先がその時代時代に生きていたという確かな証拠と、その生きざまの知恵を、一つ残らず伝え、その結果として、いま私たちはここに在るのです。

その代々途切れずに伝えられた、生きるというコトの情報のほとんどは、暖衣・飽食に慣れきった、今の私たちには想像もできないほどの、過酷な自然環境のもとで、いかに生き続けたかというコトであったはずです。

私たちは、この過酷の時代に生き続けた祖先の、貴重な情報をもとにした生きざまを忘れ、イノチの凄さを忘れているようです。

生まれてわずか数十年の、つたない経験や知識、自分の周囲だけにある狭い文化や規範だけに頼り、その両方の情報のバランスを自ら欠いて、この豊かな時代を生きるコトへの不安を、自らつのらせているようです。

ヒトというモノ、あるいは、そのモノが、「生きもの」として営むさまざまのコトを、どのように捉えるのかは、諸説が紛々していて、各人各説です。

ヒトの、より良いとされる「生き方や営み」に関してのコトは、その時代の自然の環境や、社会の規範によって、都合よく変化しますから、その大きな流れに沿いやすいヒトは生きやすく、その時代に与するコトを潔しとしないヒトには、生き難いと感じるコトは、当然、昔も今も変わりありません。

今は、どの道を行くのか、多少の困難がともなっても、各人の運び方次第で、各人各様の生き方がまあまあ可能なよき時代です。

しかし、時代を超え、人類が誕生する以前からあり、未来にも続く自然法則のような、ヒトにとって選択の余地のないコトに対しては、謙虚にそれを受け入れ、そのコトを理解した上で、上手に生きるコトを選んだ方が得策です。

三軸修正法では、ヒトにとって、選択の余地のないコトに無理なく従って生きるコトを、「自在」と心得て、それをヒトの勝手から切り放し、その「自在」にあえて三軸の自由を与えて「三軸自在」と名付け、困ったときに、自分の頭で考え込むまえに、すでに自分の裡にある、先祖以前の自然の知恵、モノの存在のカタチを形作っている自然の知恵を、引き出すコトへの銘（金属に記すコト。転じて、ココロに刻んで忘れないコト）としています。

自然の変化はきわめて漸次的で、決して飛躍はいたしません。

周囲の環境も、ヒトのカラダも自然と心得れば、ここ数十年の間にめまぐるしく変化するのは価値観だけで、カラダの本質はそう簡単には変わりません。

カラダに関して困ったときに、狭い範囲の中から得た知識のみで、下手に考え込むと、せっかくの祖先の、あるいは祖先以前からの、自身にそなわっている知恵を押さえ込んでしまいます。

困ったときに、あれこれ想うコトがヒトの浅知恵です。

そのようなとき、自分を自然に委ねたときに、フーッと浮かんでくるコトが祖先の知恵です。ヒトの生き方に無理があれば、それを、あるときは痛みで教え、また、あるときには凝りで教えるのが、自然の知恵です。

私たちの祖先も、自然に反したときには、痛みや凝りを味わい、それを過ごしてきました。カラダのあちこちに生ずる、痛みや凝りの意味を、三軸自在に味わい直すと、これからの生きざまの針路がハッキリしてきます。

今までに、地球の表面に生きるコトで、避けられない諸々のコトを観てきました。

そのコトは、一つのカラダに輻輳していますから、そのコトにより、かえって、一つの要素による結果がカラダに固定せず、行きつ戻りつしながら、流動的に、全体としてバランスがとれ、ヒトを生きやすくしているようです。

生きにくい状態が固定するコトは、非常に希有なデキゴトであって、そのコトは非常に不安定の平衡を保っているにすぎないコトが多いようです。

次に、周囲との関連において、カラダに起こるさまざまのコトの、脆さの典型を観ていくコトにいたします。

4

カラダの中の浮力

●——重力に拮抗する「浮力」という力の由縁を探ってみる——●

カラダが自由に、どの方向にもスムースに動けると言うためには、カラダを構成している微細な粒子が、カラダというシステムのなかで、そのシステムという秩序を保ちながらも、三次元的に向きを変え、三次元的にその位置を変えられるコトが、保証されていなければなりません。

生理学では、カラダを動かす仕組みを、互いに拮抗する筋肉の、収縮と弛緩の繰り返しが、骨を動かすコトによるとしています。

筋肉も、微細な粒子から成っていますから、それが、スムースにイノチのオーダーに従って、方向を変え、位置が変えられないと、自由にカラダを動かすコトはできません。

そのためには、それらの粒子がイノチの秩序に従って自由に動けるための、いくつかの物理的な条件を、クリアーしていなければなりません。

そのクリアーすべき条件のうちの一つである、下向きの地球の重力に拮抗して、それと釣り合う、上向きの力のコトを考えてみる必要がありそうです。

方向がまったく反対の、上向きの力と、下向きの重力の大きさが拮抗し、それらの粒子に平衡（equilibrium, いくつかの力が同時にある物体に作用して、その結果、物体が静止状態を保つコト。力の釣り合い）の状態を保証しなければ、粒子は他の系からの微少な力に、自由に反応するコトができません。

海岸の近くにいるヒトは、約一気圧の空気の圧力のもとで過ごしています。

この一気圧という圧力の大きさは、かなりのもので、単位面積あたり、水の柱にして約一〇メートルの高さの重さに相当する大きさです。

すなわち、一メートル四方の地表の上に、一辺が一メートルの立方体の升に水を充たし、それを縦に十個積み上げた重さに匹敵する圧力です。

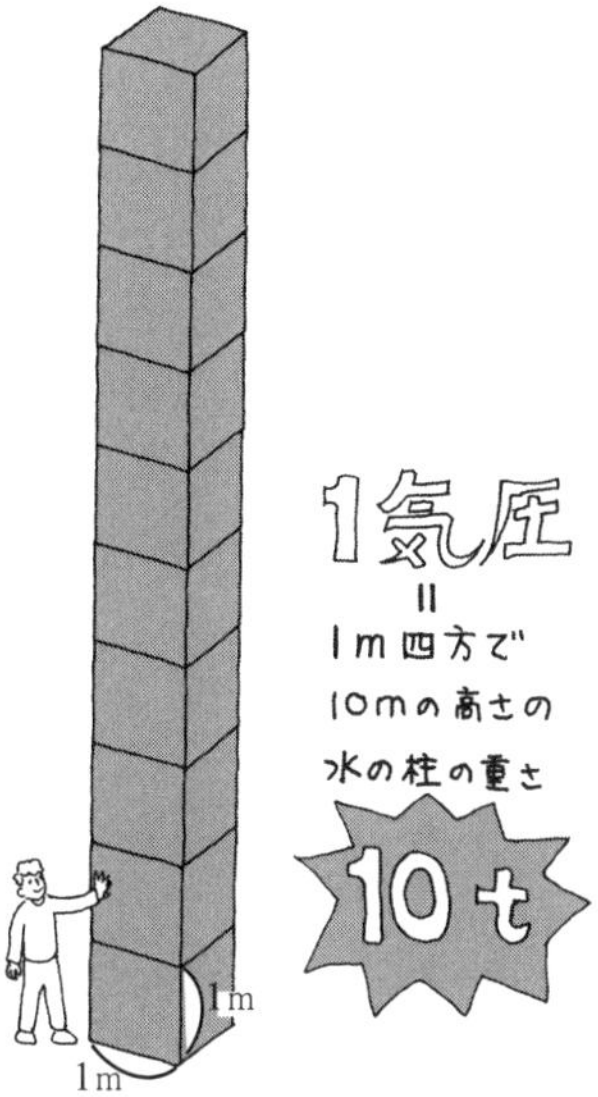
1気圧
=
1m四方で
10mの高さの
水の柱の重さ
10t
1m
1m

一平方メートルあたり、一〇トンもの圧力が、鉛直方向だけに真上から掛かっていれば、ヒトはその圧力にとても耐えるコトはできませんが、幸いなコトに、気圧は上からも、下からも、横からも、斜めの方向からも、その気圧の支配下にあるヒトやモノの各面に、あらゆる方向から垂直に作用し、その圧力は、ヒトのカラダに対しては、おおよそ釣り合っていますから、その圧力を重いと感じるコトはありません。

空気は、私たちの上空に行くにしたがい、

徐々に薄くはなっていくものの、十数キロメートルにも及ぶ厚みをもっているとされています。

逆に考えれば、地表というところは、十数キロメートルの深さの、空気の海の底であるというコトも言えそうです。

空気は軽いというイメージが一般的ですが、地表が、かなり深い空気の海の底というイメージが抱けますと、そこには、かなりの圧力が存在しても不思議ではないと想えてきます。

その、ほぼ一気圧という圧力下の、空気の海の底で、カラダは、カラダの体積と同じ体積の、空気の重さに等しい「浮力」を受けていますが、その値が小さいというコトと、生まれたときから、地表の空気中にいますから、その物理的な条件が一様であるというコトから、その浮力の存在が気になりません。

一気圧という気圧と、ヒトにかかる気圧の圧力差から生ずる「浮力」を、カラダの調子の良いときには感ずるコトはありませんが、それらが存在するコトは確かです。

水は、その比重（ある物質の密度と標準物〈普通はセ氏四度の蒸留水〉の密度との比）が空気の約十倍もありますから、一気圧という圧力の違いを体験しようと想えば、水中に十メートルも潜れば、簡単にその凄さを知るコトができます。

水面でいっぱいに膨らませた風船を持って、十メートル潜れば、その体積は半分に圧縮されてしまいます。再び水面に浮上すれば、その風船の大きさは、当然、もとの大きさ（体積）に戻るコトになります。

一気圧という圧力は空気という気体の容積を半分にする能力を持っているのです。

急激に十メートルの水深まで潜水すれば、外耳と内耳の圧力差が急激に起こり、慣れないと耳に激痛がはしり、下手をすると鼓膜がその水圧で損傷してしまうかもしれません。

水は私たちのすぐ身近にあって、毎日その恩恵を受けていますが、空気中の生活に慣れているヒトが水に入ると、その水圧と、その水圧差に起因した浮力に慣れないために、水中で想ったように振舞うには、多少の訓練が必要です。

水のなかでは、モノも、カラダも水面からの深さに比例した水圧を受けます。

その水圧の大きさは、水の密度・重力加速度・水深の三つの要素の積に値します。

この水圧に、水圧のかかる面の面積を掛けると、その面に働く力が得られます。

狭い範囲での、水の密度と重力加速度を一定と見なせば、水中に存在する所定のモノの各部位の、水面からの距離（水面からの深さ）の「差」が、「浮力」という上向きの力を導きだす鍵を握っているようです。

重力に拮抗する上向きの力のおおよその輪郭が見えたところで、「浮力」という力の由縁を探ってみるコトにいたします。

いま、各辺の長さが等しい立方体（各面が正方形である平行六面体。真四角の箱）が、その上下の二つの面が、水平のまま、水中にあるコトにします。

この箱の、横の四面からの水圧は、互いに打ち消しあいますから、考える必要はありません。

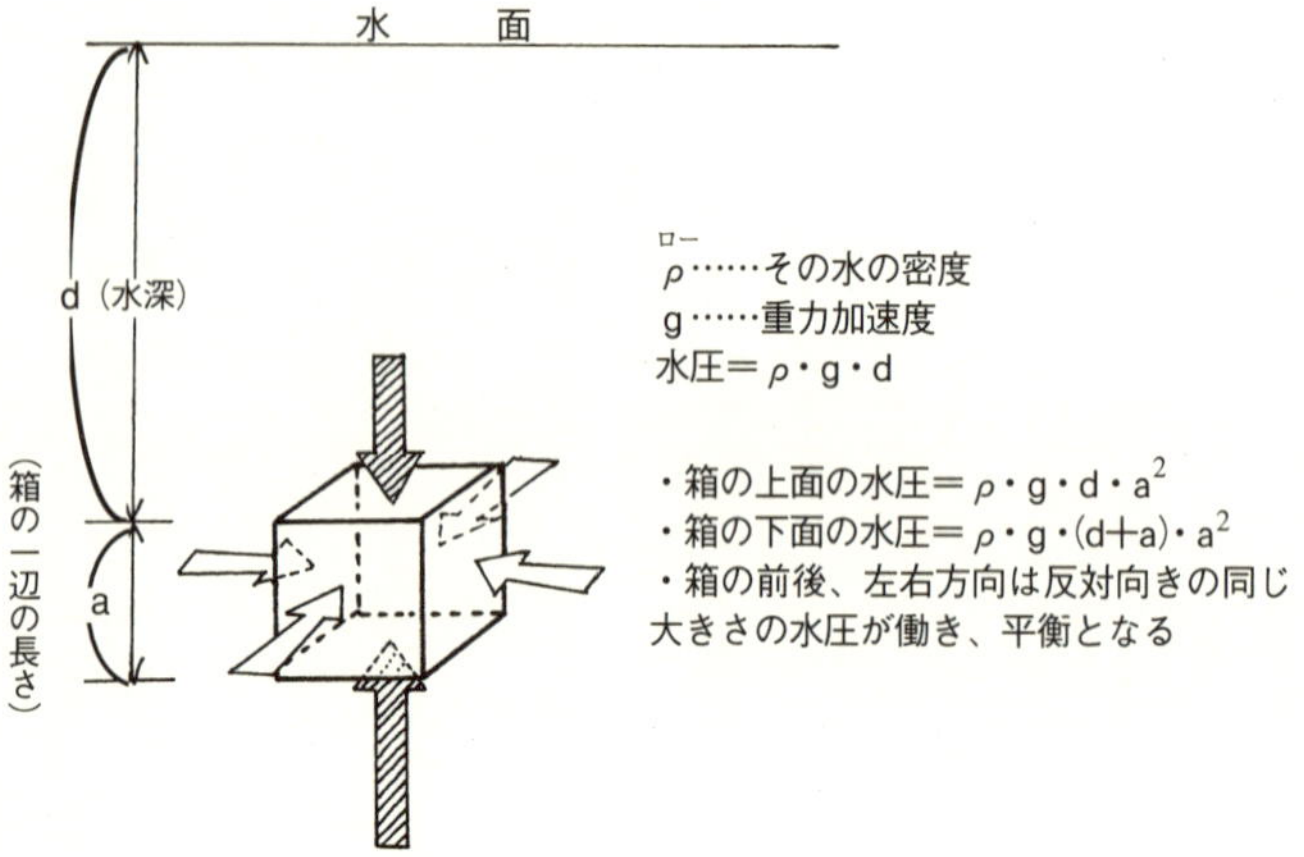
水　面
d（水深）
a
（箱の一辺の長さ）
ρ《ロー》……その水の密度
g……重力加速度
水圧＝ρ・g・d
・箱の上面の水圧＝ρ・g・d・a²
・箱の下面の水圧＝ρ・g・(d＋a)・a²
・箱の前後、左右方向は反対向きの同じ大きさの水圧が働き、平衡となる

a……箱の一辺の長さ
ρ《ロー》……その水の密度
g……重力加速度
d……この箱の上面までの水深

とすると、この箱の上面には、この水深での水圧（$\rho \times g \times d$）に上面の面積（aの二乗、a^2）を掛けて、$\rho \times g \times d \times a^2$の力が、下向きに働きます。

この箱の下面の水深は、上面の水深よりaメートルだけ深いわけですから、下面に働く上向きの力は、$\rho \times g \times (d + a) \times a^2$となり、その結果、この箱の上下の面に働く、方向の違う力の差、$\rho \times g \times a^3$の力が、上向きに働き、この力が、鋼製の数十万トンもの船を水に浮かべたり、川底の小石を水中で軽くもする「浮力」という力の正体です。

以上のコトから分かるように、水中のモノに働く「浮力」とは、水中にあるモノの体積に、水の密度と重力加速度を掛けた値というコトが分かります。

すなわち、水中にあるモノと、同じ体積の水の重さに等しい力が、重力と反対の方向に働くコトになるのです。

流体の中にあるモノは、立方体だけではありません。しかし、どんな形のモノにでも、そのモノが排除した、流体の重さに等しい値の「浮力」が働きます。

この「浮力」の由来で注目すべきコトは、水中にあるモノの、上下の水深の「差」(水圧の「差」)がポイントです。そのモノがある水深(水圧)そのものが、浮力を生み出すわけではありません。

空気中と水中では、その物理的な条件が、かなり異なっているように感じられますが、「浮力」に関するかぎり、その密度が異なっているだけです。

しかし、密度という条件の一つが異なっただけの環境で、カラダを動かしてみますと、かなり勝手が違って感じられます。

ヒトは物理的な条件が、かなり限局した空間でしか、快適には過ごせないようです。

先ほどの、水中にあった立方体の箱には、上下と横方向からの水圧が働いていました。

横方向の水圧は、その深さに応じた、前後、左右の方向から、反対向きの同じ大きさの圧力が働き、水平方向には、常に力が拮抗して平衡を保っていますが、上下の水圧の「差」から生ずる「浮力」のために、その箱は上の方に浮いていってしまいます。(その箱に働く重力が、その浮力に勝れば、いくら浮力が働いていても、当然、沈んでいってしまいます)

水中でその箱が、同じ深さのところに留まっているためには、その箱に働く、重力と浮力の大きさが等しく、下向きの力と上向きの力が、ピッタリ拮抗していなくてはなりません。

その力の大きさに、ほんの少しでも「差」があると、その平衡は即座に壊れ、そのモノは、そのときの条件に従い、上下のどちらかの方に動き始めます。

平衡（いくつかの力が同時に、ある物体に作用して、その結果、物体が静止の状態を保つコト）状態というのは、そのモノに力が働いていても、その系の中からは、仕事（力が働いてモノが移動したとき、モノの移動した向きの力と、モノが移動した距離の積）が取り出せない状態で、そのモノに作用している、いくつかの力の大きさと方向と向きが拮抗していて、モノが動けない状態にあるコトです。

その静止の状態は、一見、安定しているように見えますが、その状態をキープするコトに参加している力以外の、異なった方向からの力には極めて不安定で、異なった系からの力が働けば、運動の法則に従って、そのモノは動いてしまいます。すなわち、

＊モノに働いている、拮抗した圧力や張力は、大きさが同じならば、そのモノに平衡の状態を与えていますが、いったん、その力の「大きさ」のみのバランスが崩れると、力の「差」が生じ、大きい力の作用線の方向にモノは動き出してしまいます。（並進運動を生ずる）

＊モノに拮抗した力が働いて、モノに平衡の状態を与えていても、力の「方向」のみが崩れると、そのモノを回転させてしまいます。（回転運動を生ずる）

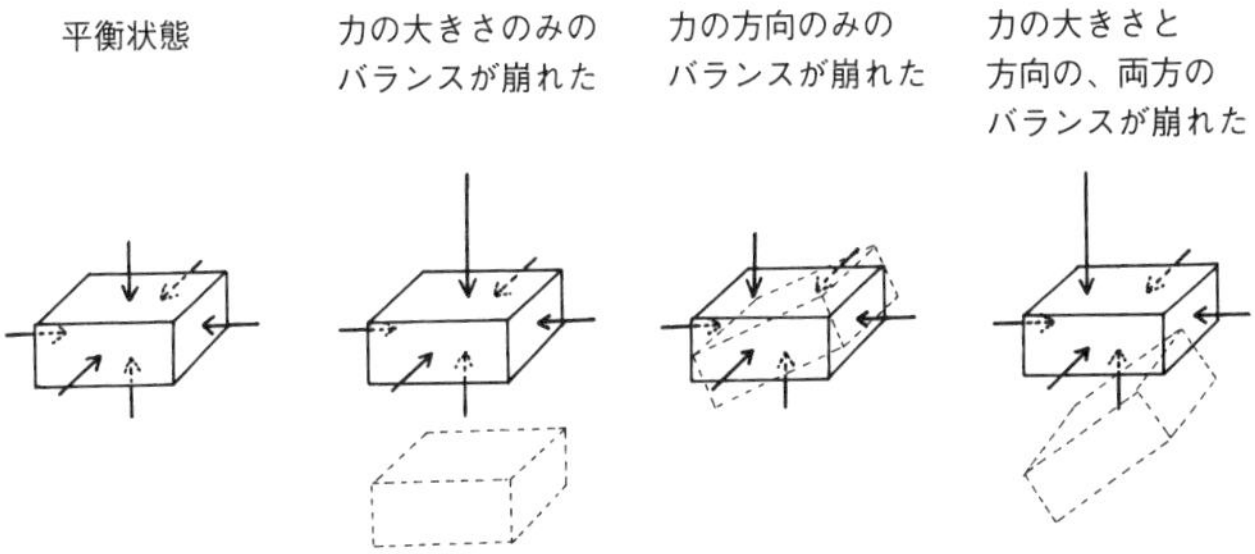

＊平衡状態にあるモノに働いている力の大きさと方向に「差」が生ずると、そのモノは、重心の移動と回転運動が同時に生じてしまいます。

一見、安定を保っているように見えているモノは、チョットした弾みで、安定を失い、動き出す可能性をはらんでいます、

一定のバランスのもとにある、モノ・コトの裏側には、常に、そのバランスは崩れるというコトの可能性が潜んでいます。

宇宙に在る、すべてのモノ・コトは、常にそのバランスを壊し、新たな平衡を求めて、いつでも動いています。

カラダもモノであるかぎり、いったん獲得した健全な状態を、いつまでもキープしておこうと希望しても、それは不可能です。

その不安定な状態を保とうとするよりは、カラダが自然との間に不調和を起こしたときに、簡単に調和を取り戻すコトを、自然から学び、それを実行するコトを心がければ、何にも怖れるコトはありません。

それには、普遍的（すべてのものに共通に存するコト。宇宙や世界の全体について言えるコト）に存する、モノ・コトの性質を

自然から学び、カラダを特殊のモノとはせずに、そのコトに倣ってカラダを作用させれば、ほどほどの安心とアキラメ（明らかにする、限界を知る）が得られそうです。

●―カラダという容器の中の粒子は「浮力」を得て「重力」と拮抗し、平衡を保つ―●

背の立たない、チョット深めのスイミングプールで泳いでいて、急にプールの底まで潜ろうとすると、水深が深くなるにしたがい、外耳と内耳の圧力の差が生じてきて、鼓膜が水圧で内側に押され、痛みをともなう不快な圧迫感が耳に起こってきます。

さらに深く潜ろうと想えば、鼻をつまんで息（空気）を耳管に送り、内耳の圧力を上げ、鼓膜の内外の圧力が平衡になるように調節しなければなりません。

慣れないうちは、怖さもともなって、一メートルを超えるあたりからそれを強く感じてきます。

実際に経験をしてみますと、水深が一メートルを超えるところの水圧からカラダに受ける水の圧力は、けっこう大きい力だというコトが実感できます。

普段、私たちは立っているときに、床からかなり高さのある頭の周辺と、床のすぐ近くにある足のあたりの「圧力差」などというコトを気にもとめません。

しかし、ヒトのカラダは一般的には七〇パーセント以上が水分と言われていますから、立っているヒトの上部と下部の間には、相当の圧力（水深）の差が存在しているはずです。

また、立ったり、座ったり、寝たりして、その床からの高さを変えても、その高さに応じて急激に変化するはずの、カラダの内側の圧力の変化を感じるコトはまずありません。

カラダというモノ、カラダというシステムは、そのコトに適応するようにできているから、そんなコトは当たり前で、そのコトをことさら考えるまでもない、と想ってしまえばそれまでです。

今まで、当たり前として片付けていたコトに、なぜ?という疑問を投じ、その秘密を探ってみますと、水のなかのモノ（カラダを構成している微細な粒子）には、そこの水圧に応じた（水深に比例した）水圧の大きさそのものではなく、水深が深く、どんなに大きい水圧のところにあっても、そのモノの上下に作用する「水圧の差」によって生ずる「浮力」が、そのモノに作用して、その「浮力」の大きさがちょうど「重力」と拮抗し、平衡の状態になっているというコトが重要です。

「浮力」は、そのモノの上下に作用する水圧（空気中にあっては気圧）の「差」によって生じますが、そのモノに真横から作用している圧力は、その大きさと方向が拮抗していて、前後、左右には平衡の状態が保たれているコトが前提になっています。

カラダの外郭を一つの容器になぞらえますと、カラダを構成している粒子は、それが位置する床からの高さ（水圧に比例する）に関係なく、その容器の中で、上下・前後・左右の三次元の方向に対して、平衡状態であり、圧力や痛みを感知する受容器もその状態にありますから、痛みなどを感ずるコトはできません。

水（液体）は、少々の力では圧縮するコトができませんから、カラダのほとんどは水分であるとしたとき、カラダのような小さな一つの容器の中では、前記のコトが保証されています。

それに対し、空気は水深十メートルでその容積が半分になってしまいます。

鼓膜のように、内耳の空気と、外耳の水という性質の異なったモノに挟まれている部位には、その条件に応じての圧力差が傾度力を生み、鼓膜にそれに応じての変化が起こり、その変化を痛みの受容器が感知すれば、耳に痛みを生じてしまいます。

このような部位では、意識的に隣り合う圧力差（その差から生ずる力）を調節してやらないと、不快感を取り除くコトはできません。

不快の生ずるトコロには、必ず、不快を感知する受容器が作用するに足りる、何がしかの物理的な「力」の存在がなくてはなりません。

そのためには、いままでの平衡が崩れるというコトがあり、そこに「力」が生じ、その「力」が受容器を作用させて、はじめて不快感が生じます。

したがって、肩凝りや腰痛などの不快を取り除くためには、その受容器の周辺の、平衡を崩す要因である、隣り合う部位のポテンシャル（高さや硬さ〈密度〉の差、等々）を下げ、無駄な「力」を生じさせないコトが必要です。

カラダをスムースに動かすという見地からは、カラダを構成している粒子が、物理的な平衡という関係を、その周囲と結んでいないと、少ないエネルギーでカラダを動かし、外部からの小さい力の働きに、スムースに反応するコトができません。

カラダというシステムは、カラダというモノを外部から切り放し、さまざまの機能を獲得してきた、と考えるよりは、水分をカラダに多く取り込むコトにより、ヒトのカラダが出来る以前から存在する、地球の「重力」と、その重力に起因して生ずる「浮力」という自然法則を、当然のように利用して、ヒトの機能に沿ったカタチを成してきたようです。

ヒトの骨をカラダの外に取り出して、重さを測ると、そうとう重く感じますが、それが、カラダという、内部がみずみずしい容器の中では、その容積に値する、水の重さに匹敵する「浮力」を得て、骨は少ない筋肉の収縮する力で、スムースに動くコトができます。

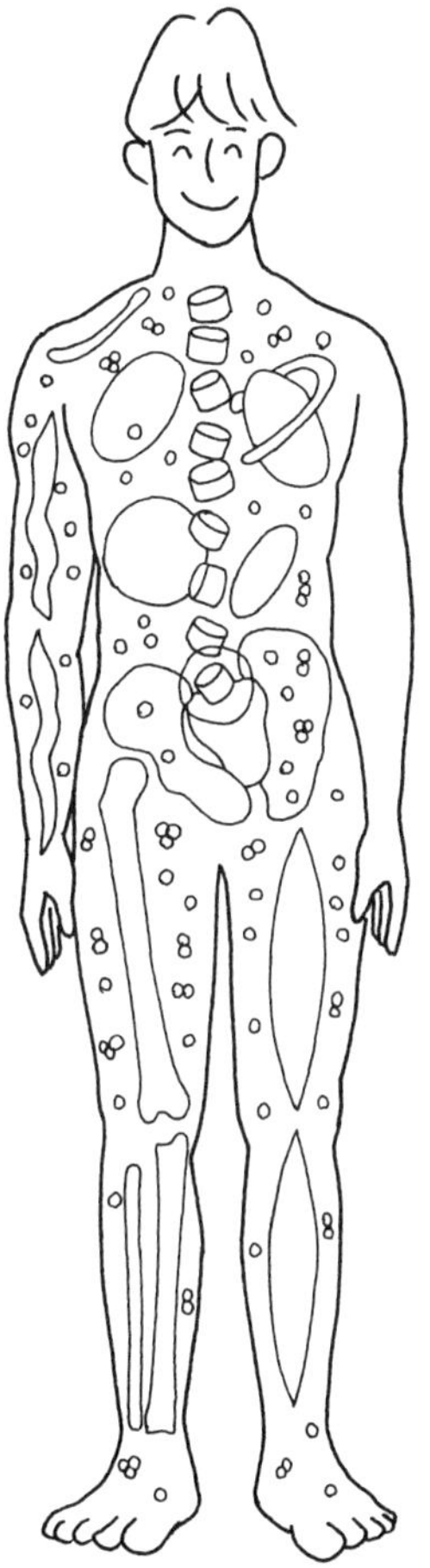

カラダの中は、骨も筋肉も内臓も、取り入れた食物にいたるまで、重力と拮抗する浮力が生じている

川の底にある、少々大きめの石を、水中で動かしてみますと、意外に軽く感じます。その石を空気中に取り出した途端に、同じ石でもかなり重く感じてしまいます。

カラダの中では、骨だけではなく、カラダの中の、筋肉や内蔵などのカラダそのものだけではなく、取り入れた食物、不要になった排泄物にいたるまで、このようなコトが生じていて、省エネでカラダは機能していますが、このコトにはチョット気がつきません。

●――カラダというモノ・コトは妙にサスペンスフル――●

以上のようなコトとして、カラダというモノを三軸自在の遊びゴコロで見直してみますと、カラダというモノが妙にサスペンスフル（サスペンスに満ちた）なモノに感じられてしまいます。

サスペンスを広辞苑で引いてみますと、「suspense, 小説、映画などで、物語中の危機が、読者や観客に感じさせる不安・懸念の気持」とあります。

研究社中辞典（英和）によりますと、suspenseは、suspend（他動詞）の名詞形とあります。では、suspendとは、ラテン語の「下に掛ける」の意から、サスペンダー（ズボン吊り）の語源にもなっていて、あるモノをその位置にとどめておく、塵・微粒子などを、空中（水中）に、沈みも落ちもしないで、宙に浮かせておく、浮遊させる、という意味があるようです。

また、過去分詞（suspended）で、塵・微粒子などが空中・水中に浮かんだ・漂った状態を示し、形容詞的にも用いられる、とのコトです。

要するに、suspenseというコトは（精神的に）宙ぶらりんの状態、あやふや、どっちつかず、不安、気がかり、持続的な緊張感、はらはらする状態を示すコトです。

それまでの、持続的な緊張感が、チョットした筋書きの展開で、さらに緊張が高まって不安がつのったり、その反対に、そのときまでの不安が、筋書き次第で急に安心の方向に話が転じていくコトの面白さが、サスペンスにはあるのです。

カラダの中には、それを構成している粒子たちが、イノチのオーダーというあらすじのもとにありながらも、隣どうしとの系とは平衡を保ちながら、かなりな三軸の自由も許されていて、その物語の筋書きがチョットでも修正されると、悲劇にも、喜劇にも転じ得る可能性を秘めたカタチで存在しているようです。

そのようなコトがイメージされると、私にはカラダというモノ・コトが、妙にサスペンスフルなモノの営みに感じられるのです。

イノチというコトを、固定した概念で捉えずに、未来に向かったコトのプロセスと捉えると、筋書き次第で、如何様にもなる、そのシナリオの展開が楽しくなってきます。

ややもすると、悲劇で終わりそうなシナリオに、チョット手を加え、ハッピーエンドに終わらせると、その物語は気の利いた、お洒落な話に転じます。

それには、勘所を心得た、チョットしたテゴコロが入り用で、そのチョットしたコトが粋な物語をつくり出し、ゴテゴテと手を加え過ぎると、途端に、野暮になってしまいます。

カラダを快の方に転ずるには、自然の原理を心得た、ほんのチョットのテゴコロをスマートに加えて、カラダのアラインメントさえ整えれば、カラダは、その奥に温存していた祖先の知恵と、自然の知恵を、十二分に発揮いたします。

自然法則に根ざした、しっかりとした信念に基づかない、借り物の知識による調整を、カラダにゴテゴテと加えると、施術者の不安が、クライアント（client, 依頼人。顧客）に伝わり、良い結果は期待できません。

●——カラダの裡でも力学的な系がダイナミックに機能する——●

サスペンスフルなカラダの裡（内側）は、そこに群れるたくさんの粒子たちが、その役割分担に応じて配列し、系を成し、隣どうしとは、かりそめの平衡を保っていて、それは、一見、安定して平穏に見えはしても、その物理的な系に対しての、内外からの微少な作用にも素早く反応し、周囲との新たな平衡に向けて、その状態を変化させます。

スキューバ・ダイビング（scuba diving, 潜水用呼吸装置を用いて行う潜水）のスキル（skill, 手腕。腕前。熟練）の第一歩は、背中に背負ったタンク（tank）内の圧縮空気を、ＢＣ

と呼ばれる、浮力調整用のベスト（vest）に、その水深（水圧）に見合った分だけ出し入れして、カラダの浮力のコントロールを、自由自在に行えるように訓練するコトから始めます。

　そのコトが上手にできるようになると、どんな水深においても、浮きも沈みもしないで、その深さに留まっていられるようになります。

　その状態は、上向きの「浮力」と、自分のカラダ（この場合は、自分のカラダ、ウェットスーツ、潜水用呼吸装置、それらに見合ったウェート〈weight〉等々）にかかる「重力」が拮抗していて、前後・左右・上下の三次元方向に平衡が保たれた状態です。

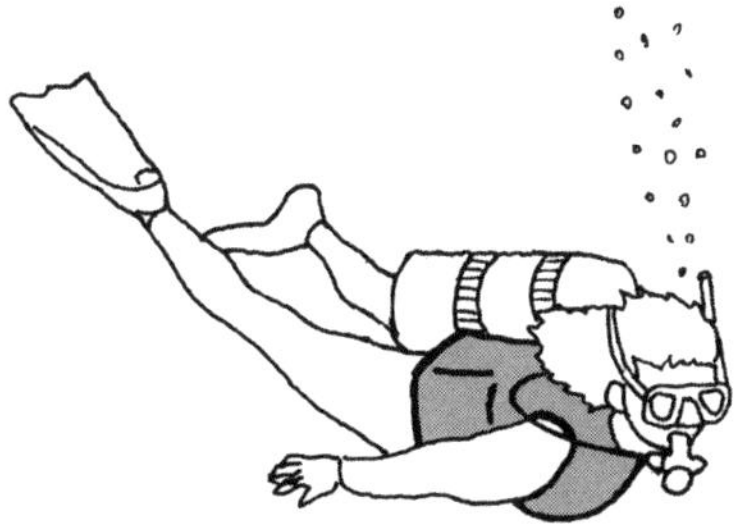

スキューバ・ダイビングのスキルの第一歩は「中性浮力」のマスター

　圧縮されて高圧になったタンク内の空気をレギュレーター（regulator, 圧力調整器）を通して、その水圧に見合った圧力にして、その空気をほんの少し吸うと、カラダは微妙に上方に浮上し、息を少し吐くと、その位置（水深）に停止し、さらに吐くと沈み始めます。

　その状態を微妙にコントロールができるようになると、水中でのカラダのコントロールが想いのままになり、ダイビングがグーンと楽しくなってきます。

　この状態をダイビング仲間では、なぜか、「中性浮力」と呼んでいますが、要するにこの状態は、一見、水中の

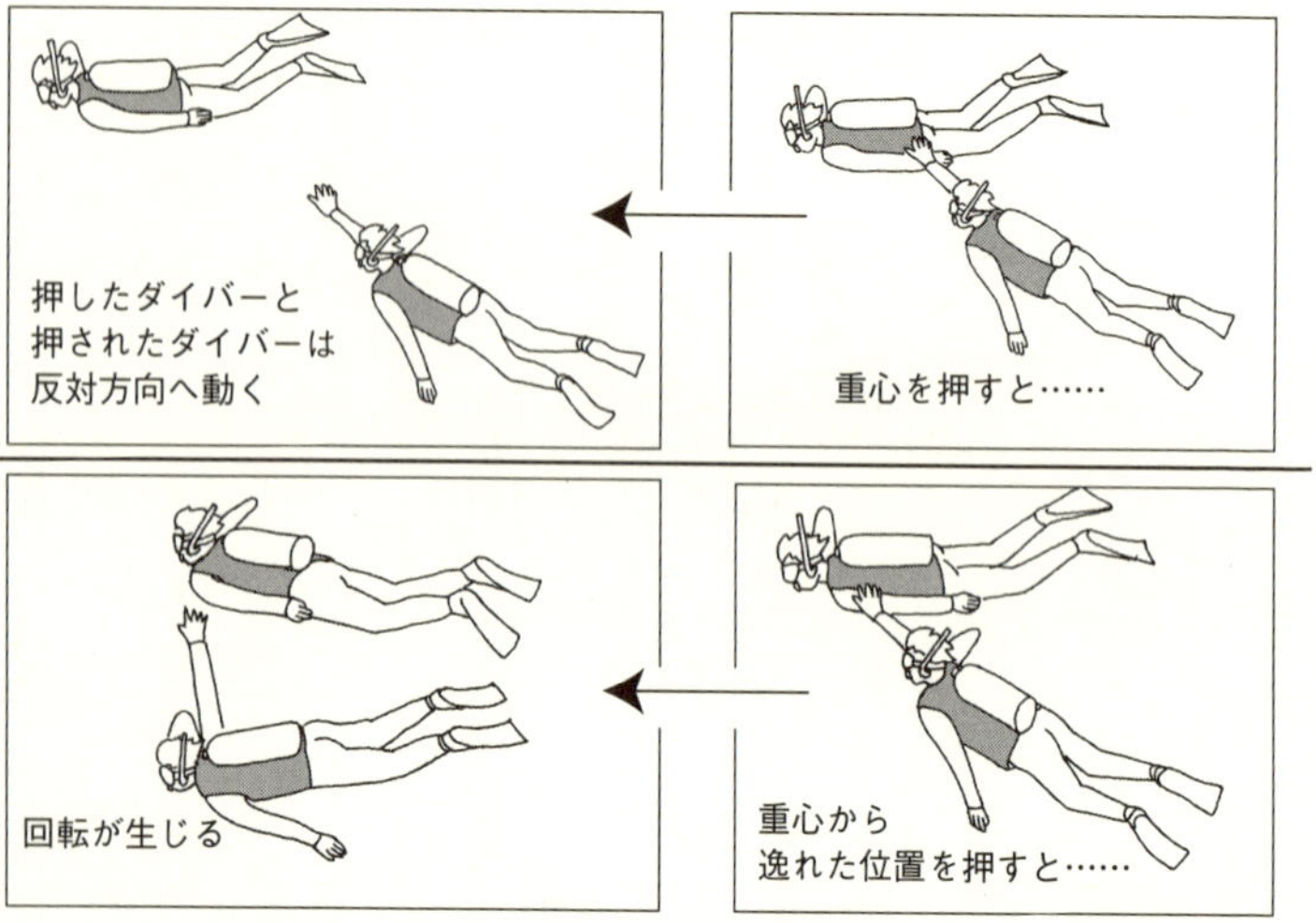
重心を押すと……
押したダイバーと
押されたダイバーは
反対方向へ動く
重心から
逸れた位置を押すと……
回転が生じる

ある位置に安定して静止しているように見えますが、そのカラダに、あらゆる方向から作用して、平衡状態を演出していた「力」に「差」が生じ、その平衡が少しでも崩れると、カラダは、勝った「力」の作用線の方向に移動を始めるか、その「力」の作用点によっては、カラダは旋回を始めてしまいます。

「中性浮力」を保っているダイバーの重心を、その隣に静止した他のダイバーが押すと、押されたダイバーは、その力に見合った分だけ、押された方向に動き始め、押した方のダイバーは反対方向に動き始めます。

押した位置が、重心から逸れていると、その条件に見合った回転が、押されたダイバーに生じ、押した方のダイバーにもそれなりの動きが生じます。

この実験は、ダイバーのスキルの程度にもよ

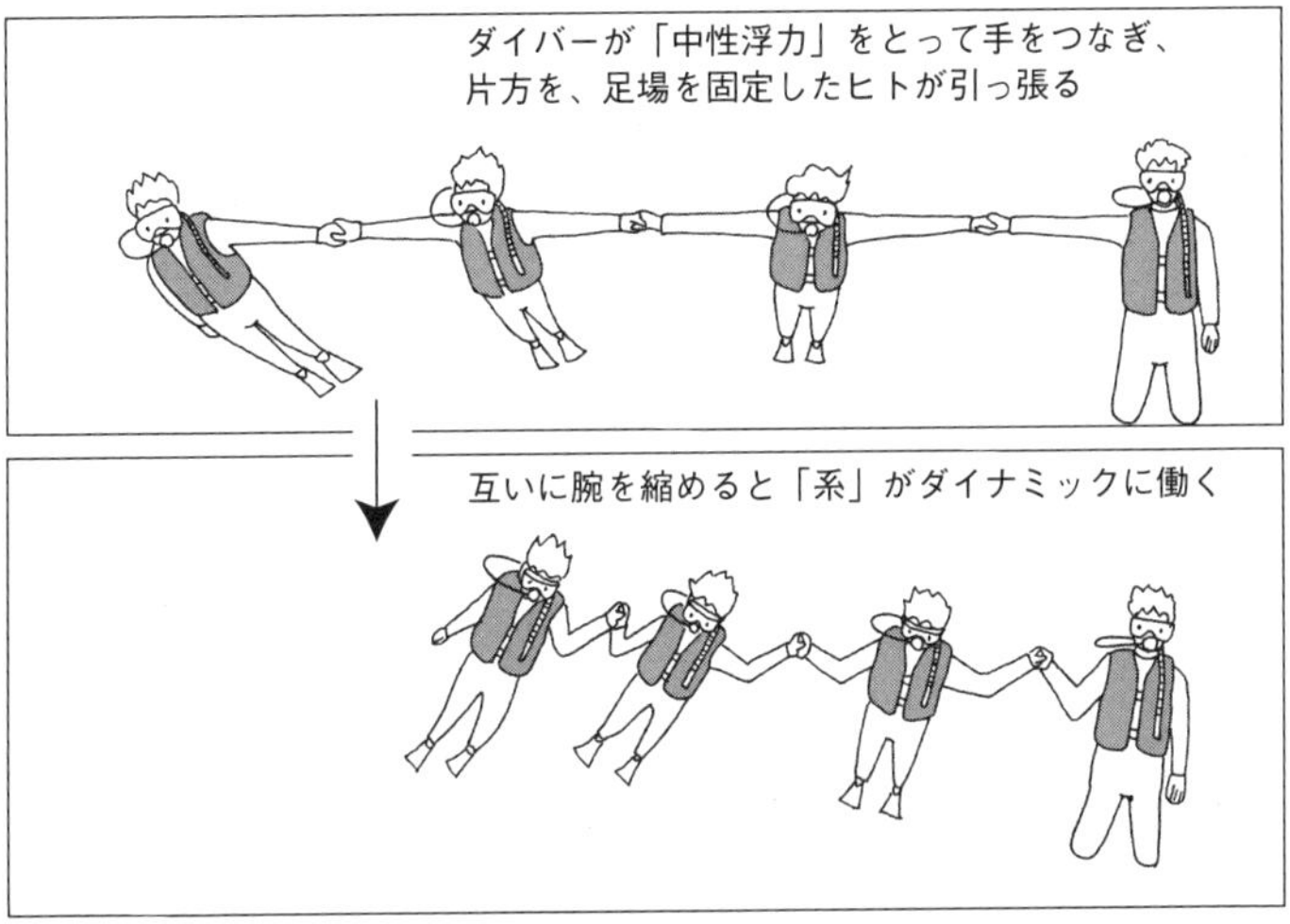
ダイバーが「中性浮力」をとって手をつなぎ、
片方を、足場を固定したヒトが引っ張る
互いに腕を縮めると「系」がダイナミックに働く

りますが、

「力」の平衡（一つの物体に複数の力が同時に作用し、その物体が静止の状態を保つコト）とは、どのようなコトか。

「作用・反作用」（二つの物体が互いに力を及ぼし合う時には、これらの力は常に大きさが等しく、向きが反対であるコト）とは、どのようなコトであるか。

また、水中で平衡状態を保っている状況は非常に脆く、少しの力の「差」で、その状況は変化し、新たな状態が生ずる。

〈水の中では、カラダが動き始めても、その水の抵抗のために、その動きがほどほどのところで、止まってしまうというコトがミソ〈特徴とする点〉です〉

……というコト等々が、ハッキリ認識できます。ダイビングを趣味にしている方は、以上のコトを意識しながら実験を試みてください。

数人の「中性浮力」を上手にとれるダイバーが手をつなぎ、その片方を、足場をしっかり固定したヒトが引っ張ると、その「力」が順に伝わり、その条件にしたがって、次々に全員が動き始めます。

慣れてきますと、引っ張るヒトの意志が、その条件にしたがい、かなりの確度で伝わっていきます。お互いにつないでいる手（腕）を縮めると、末端のヒトがより速く近づいて来て、系がダイナミックに機能するコトがうかがえます。

その「力」の伝わっていくトコロを、力学的な系と見なせば、カラダの裡でも、きっと、このようなコトが起こり、複数の系が巧妙に組み合わさって、カラダの機能を生み出している可能性がイメージされてきます。

三軸修正法では、カラダというモノを、以上のようなモノというイメージで捉え、カラダに、遠隔的に、あるいは直達的に力を効率的に加え、カラダのアラインメント（alignment，一直線に整列された状態。立て付けの良い状態）を微妙に調整するコトを試みます。

5

アラインメントを直すと治る

三軸修正法は普遍的な自然法則を応用している

カラダの内側は、つねにみずみずしく、そのなかでカラダを構成している粒子たちは、「浮力」を得て「重力」に拮抗し、三次元的に周囲の系とは平衡して、内外からの、ほんのわずかの「力」の作用に、敏感に反応しやすい状況をつくりだしています。

そのようなカラダに、外部から避けようのない作用が輻輳し、カラダはそれらの作用に対し、自然法則にもとづく運動で応え、周囲との軋轢を避け、カラダの内部のポテンシャル（歪み）を下げようとする方向の、新たな平衡を常に模索しています。

その流れは、ヒトの意志、あるいは願望とはまったく無縁に、自然法則に則って進行しています。

それに気づかず、ヒトは、ヒトの都合でカラダを想いのままに操れるモノと錯覚して、いろいろ試みますが、自然法則のもとにあるカラダと、ヒトの想いとの間のギャップに、ヒトはときどき悩まされます。

自然の法則は、決してヒトの想いには耳を貸しません。

ヒトが、その自然の法則を理解し、それに沿って生きれば、無理がありません。

その生き方を模索するのが、「三軸自在」の生き方です。

自然に対して無理をおかせば、必ずその結果を、ヒトは自身で負うコトになり、それが肩凝り、腰の痛み、ある種の運動制限、等々の無理なカタチとなって現れます。

その無理を緩解し、自然とヒトの想いを無理なく一致させる方法が、「三軸修正法」です。

したがって、「三軸修正法」の原理は、きわめて単純で、素直になって周囲を見渡せば、どこでも普遍的に観られるコトばかりです。たとえば、

＊手に持っていたモノを離せば、下に落ちる。（地球の重力）

＊手に持っていたモノは、地球とだけ引き合うのではなく、すべてのモノと引き合っている。（万有引力）

＊右回りに回っているコマは、勢いが減じて倒れていくときには、必ず、頭を右回りに回しながら倒れていく。

＊ヒトの住んでいる地表は、自転している球の表面である。その地表の回転運動の要素は、緯度によって異なる。

＊ヒトは、緯度によって異った地表の運動の影響を受ける。その影響の受け方は、コマの倒れ方、転がっていくコインの倒れ方に似ている。（プレセッション）

＊地表を移動するモノは、緯度の高い地方では、地球自転の影響を受け、モノの高さの高いトコロ、圧力の高いトコロから、低いトコロに直截には移動しない。（コリオリの力）

＊モノは、流体のなかで、「重力」があるゆえに生ずる「浮力」の影響を受ける。
カラダの内側のモノは、すべて「浮力」を得ている。・・・等々。

以上のような、すべてのモノに共通に作用する自然法則は、必ずヒトのカラダにも、単純なカタチとなって現れるに違いない、という見地から、そのコトの確からしさを、さまざまな前提条件を定めて、実験で確認してきました。

類推の根拠となったコトと、実験の結果が、必ずしも一致しているとは今の段階では言い切れませんが、カラダに関しての、作用に対しての結果に、ある規則性が数々認められました。

ヒトのカラダのアラインメントの修正に、この規則性を応用すれば、ヒトのカラダに起こる自然現象と、ヒトの願望のギャップを簡単に埋めるコトができそうです。

●――三軸修正法ではカラダとそこに作用する力をこのように捉える――●

カラダという有機的な（有機体のように、多くの部分が集まって一個のモノを作り、その各部分の間に緊密な統一性があって、部分と全体とが必然的関係を有しているさま）モノを観察するときには、まず、カラダというモノは、どのようなモノかというコトを規定しなくてはなりません。

三軸修正法では、カラダというモノは、カラダの内側を構成している粒子、あるいは、それらがカラダの機能のために集合して構築された、房や群れ（クラスター、cluster，構造単位）が、原理的（principle，存在の根拠を意味する、モノのよって立つ根本法則。認識または行為の根本法則。原則的）には、上下、前後・左右の六方向に対して三次元的に平衡をなしていて、そこに作用する内外からの微小の力の差に、自然法則に従い、即座に反応できる状況にあり、それらのクラスターが機能的に配列された有機体（生活機能をもつように組織された物質系。すなわち、生物を他の物質系と区別していう語）と見なします。

カラダという、みずみずしい有機体の内側は、カラダ全体に鉛直方向下向きに作用する巨大な地球の重力には、その「重力」により必然的に生ずる「浮力」をもって辻褄を合わせ、上下方向への機能的な自由を得ています。

「重力」に対しての「浮力」をいうときには、前後・左右に対しては平衡であるという前提に拠っていますから、カラダの内側は、三次元的に平衡の状態が常に確保されていて、内外からの作用に対して、かなりな自由度をもって順応する可能性を潜めています。

カラダの外のモノを手で動かし、その動かし難さになれた感覚で、カラダの機能を推しはかるよりも、カラダの内側は、はるかに効率よく小さな力で機能し、カラダを合目的々に作動させています。

私たちは、同じ物質であっても、空気中の地上にある時より、水中（カラダの比重は海水の比重に極めて近いとされています）に浮遊しているときのほうが、はるかに小さな力で動き始めるコトを経験的に知っています。

カラダの中では、すべてのモノが、あたかも海水の中に浮遊しているような状況にあると言っても過言ではないような気がいたします。

そのような見地からカラダと、そこに作用する微小な外力との関係を、今まで観察してきました。それらを整理しますと、

＊カラダの近くで、ある重りを吊り下げると、カラダの内側の上下方向の偏倚《へんい》（偏差。一定の位置・方向などから、かたよりずれるコト）が修正され、カラダの機能が向上する。（上下方向の偏倚が修正されれば、それは、重力・浮力の関係に関連して生ずるコトですから、必然的に前後・左右の偏倚も正されるコトになります）

＊カラダの近くでモノが動けば、そのモノにカラダを構成している粒子が引かれて、あたかも、モノが動いた方向に粒子が回転するように、カラダの柔軟性に変化が起こる。（体の前で、任意のモノを上から下に動かせば、前屈がしやすくなる、等々）

＊ヘソの前で、任意のモノをRRに回せば、カラダは右屈がしやすくなり、RLに回せば、左屈がしやすくなる。
脇腹のあたりで、任意のモノをPFに回せば、前屈がしやすくなり、PBに回せば、後屈がしやすくなる。

＊北半球のある場所に、どんな姿勢をしていても、北の方にカラダが屈曲しやすくなる。

北を向いていれば、前屈が、
東を向いていれば、左屈が、
南を向いていれば、後屈が、
西を向いていれば、右屈が、
しやすくなる。

＊立ったまま、Y_Lにカラダを少し（三十度ほど）回し、その直後に、R_Rにカラダを少し傾けると、前屈がしやすくなる。
立ったまま、Y_Lにカラダを少し回し、その直後に、R_Lにカラダを少し傾けると、後屈がしやすくなる、等々。（カラダにプレセッションのような現象が起こる）

＊北半球でカラダをY_Rに回せば、柔軟性が増し、Y_Lに回せば、柔軟性が減ずる。
カラダに仰臥、あるいは腹臥させ、おなじ部位の高さを比べ、高い方（硬い方）の上で、任意のモノをY_Rに回すと、その部位は、周囲と高さと硬さが均される。低い方（軟らかい方）の上で、任意のモノをY_Lに回せば、低さも軟らかさも、周囲と均される。

なぜ、これらの現象が起こるのか、その理由はハッキリしませんが、これらの現象に相当の規則性が見出せるコトは確かです。

上手に、これらの規則性を応用して、カラダのアラインメントの修正に役立てるコトを工夫すれば、カラダに不調をもたらしているカラダのアラインメントの偏倚を収拾するコトができ、そこからくる肩凝りや腰痛等を効果的に処理するコトができそうです。

次に、それらを効果的に処理するための前提として、カラダのアラインメントというコト、そのアラインメントに偏倚をもたらしている、カラダの姿勢による「歪み・ポテンシャル・仕事をする潜在能力」について、修正すべきカラダの現状の見分け方（診断法）を探り、その現状を、前記の現象を応用して理想的な状態にする方法の数例を探っていきます。

カラダをスムースに動かすための三つの条件

カラダを自発的に動かそうとすれば、筋肉が、その意志のとおりに収縮し、関節を機能させなくてはなりません。

関節を機能させる筋肉（骨格筋＝随意筋）は関節を挟んで、近位の骨と遠位の骨に付着しています。

筋肉が収縮して、遠位または近位の骨が、関節を挟んで動いたコトを、その関節をピボット(pivot, 回転軸）にして、骨が回転運動を起こしたと表現することにいたします。

そのように表現しますと、その位置での、すべてのカラダの動きを、複数の関節をピボットにしての回転運動として捉えることができます。

そのような観点でカラダの運動を観察しますと、カラダがスムースに動くための、いくつか

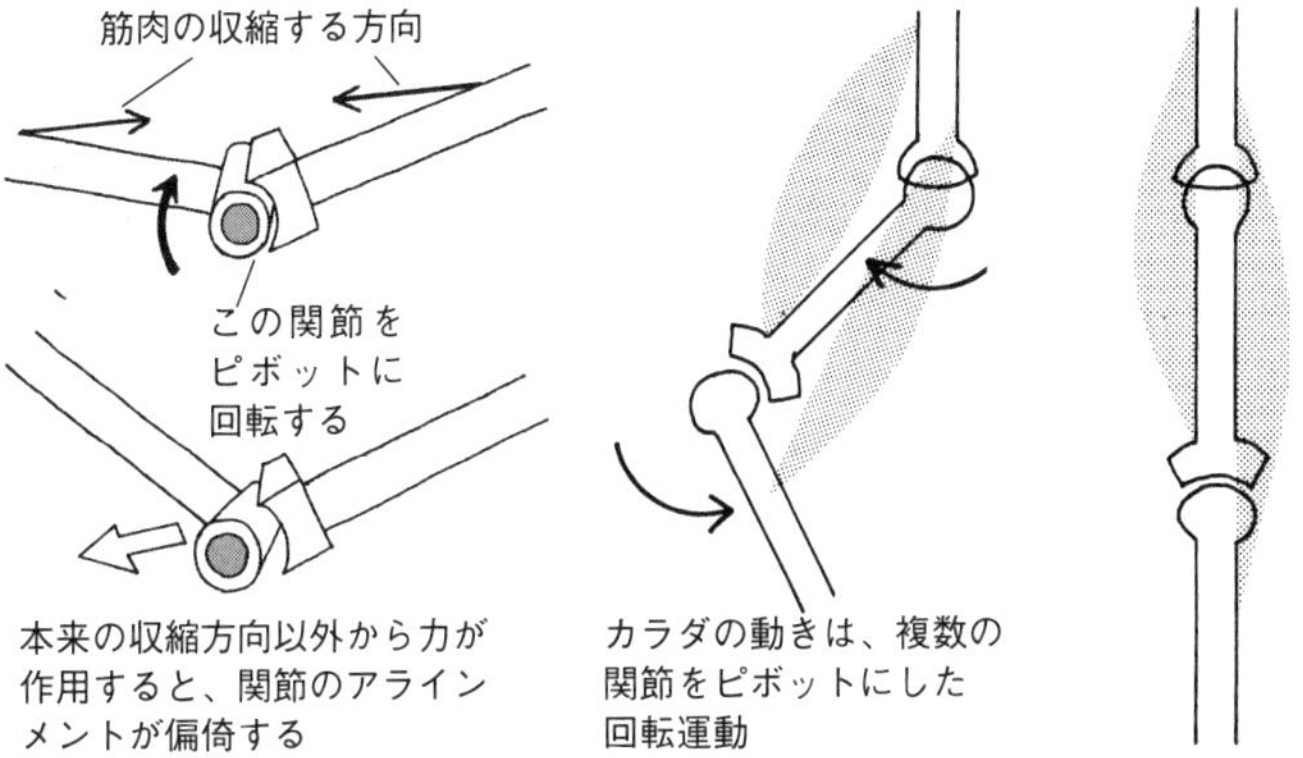
筋肉の収縮する方向
この関節を
ピボットに
回転する
本来の収縮方向以外から力が
作用すると、関節のアライン
メントが偏倚する
カラダの動きは、複数の
関節をピボットにした
回転運動

の条件が観えてきます。

その第一には、筋肉の収縮により生ずる、骨の回転面と、その筋肉が収縮する方向にズレがあると、関節のアラインメントに偏倚が生じ、それが、やがて、カラダのスムースな動きに支障を来たします。

第二には、全身を動かすときには、その姿勢を変えるごとにカラダの重心の位置は変化します。

その頻繁に位置を変える重心を鉛直下向きに通る、重力の合力の作用線（重心線）が、いつでも、そのときの姿勢の基底部の中心にあれば（立っているときには、両足の外側が囲む形の中心点）、カラダはスムースに、しなやかに動きます。

第三には、ある関節を挟んで運動する複数の骨（その周辺の組織を含んで）の、回転運動のピボットが、カラダの重心線上に近ければ近いほど、その回転運動に関する慣性モーメント（回転運動における剛体の慣性の大きさを表す量。質量が回転軸から遠くに分布しているほど

姿勢の位置を変えれば、カラダの重心の位置はつねに変化する

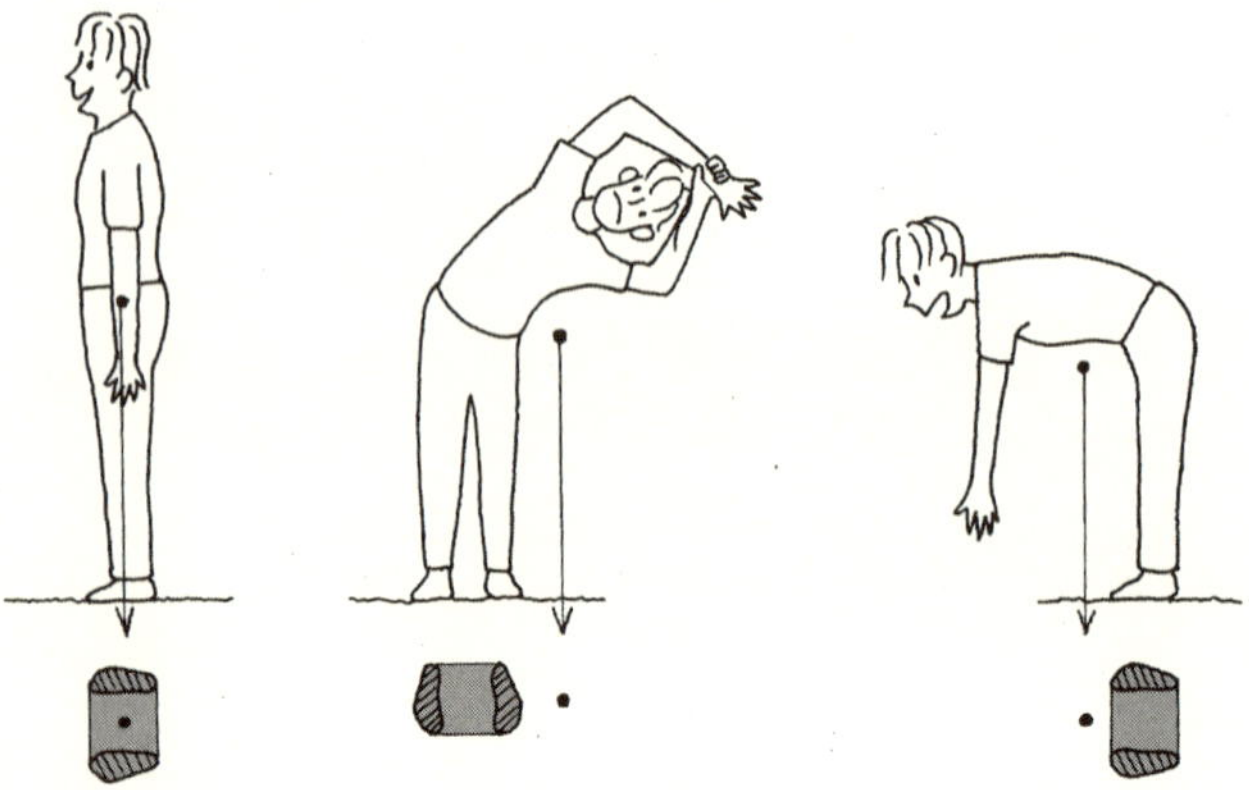

大きい。慣性能率）は小さく、関節の機能は小さな力でスムースに発揮される、というコトです。

カラダをスムースに動かすための、第一の条件に関しての、アラインメントというコトについて考えてみます。

アラインメント（a・line・ment＝a・lign・ment）とは、その接尾語の-ment（動詞や形容詞から結果・状態・動作・手段などを表す名詞を造る）が示すように、a・line＝a・lign（一直線にする）にするコト、すなわち、一列に整列するというコトの結果・状態・動作・手段などを表したコトバです。

衝突などによって、自動車のシャーシーや車軸に偏倚が生ずれば、そのクルマの機能は十分には発揮されません。その状態をアラインメントに狂いが生じたと表現しています。

その異常な状態を、本来の正常な状態に戻すコ

トを、アラインメントを直す、正す、調整するなどと、表現いたします。

骨格のアラインメントが正常という状態は、骨格を構成する各々の骨が、理想的な位置関係にあって、その各々の関節面の接触面積が一番大きな状態であるというコトです。

その各々の関節を機能させる筋肉に、本来の収縮の方向以外からの「力」が作用すれば、関節のアラインメントに必然的に狂いが生じ、その接触面積が小さくなってしまいます。

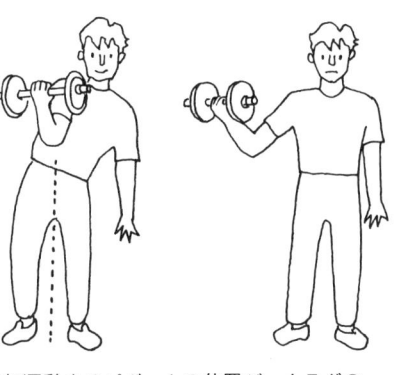

回転運動するピボットの位置が、カラダの重心線上に近いほど、この運動は楽になる

関節を機能させれば、その関節面には、当然、圧力（押さえつける力）がかかります。

圧力は、二つの物体が接触面で、または、物体内の二つの部分が、面の両側で垂直に押し合う力です。それは単位面積に働く力でその大きさを表わしますから、同じ大きさの力が、その関節を機能させるにしても、その関節面の大きさが大きければ、そこにかかる圧力は小さく、関節面が小さければ、その小さな関節面にかかる圧力は大きくなってしまいます。

したがって、アラインメントが異常のまま、関節を動かしていると、生きている関節は、そこにかかる圧力を小さくするために、その接触面を大きくしようとして、関節の形状を変化させてしまいます。

また、その偏倚した関節を機能させるために、筋肉は本来と異なった方向への収縮を強制させられますから、やがてその機能に障害を来たし、その本来の機能を低下させてしまいます。

したがって、そのアラインメントを正常に保たせるためには、それを異常にする、異状の方向からの「力」を減殺する以外に方法はありません。

カラダは正直ですから、ある関節のアラインメントが狂うと、その違和感を頼りに、カラダを屈《かが》めたり、横に傾けたり、ねじったりして、少しでも各関節の接触面を大きくするように、いちばん楽な姿勢、すなわち、その時々に「いちばん機能がしやすい、機能する姿勢」をとるようです。

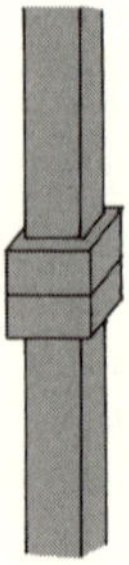

接触面が大きいと、単位面積に働く力は小さくて済む

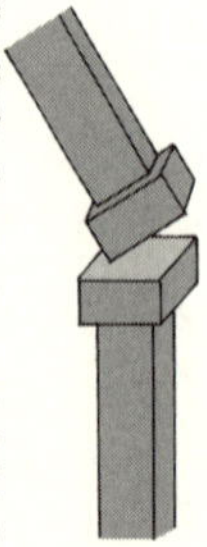

接触面が小さくなると、互いの圧力を小さな面で受けとめなければならない

このときの「機能する姿勢」は、必ずしも理想的な、「社会通念上の良い姿勢」とは限りません。

この「機能する姿勢」は、カラダにもともと具わっている、痛みや、つっぱり、凝り、等々の異常を知らせる感覚にしたがった、自然の動作によってなされる、いちばん楽な、その時点ではいちばん健康的な姿勢です。

しかし、一般的な、真っ直ぐというコトが正常である、あるいは、真っ直ぐでなくてはならないとする、一般社会の規範に束縛された価値観からすると、その「カラダが機能する姿勢」は、むしろ異常で、健康を害する姿勢であるとされてしまいます。

そのときに、いちばん楽な「カラダがいちばん機能しやすい姿勢」を、無理に真っ直ぐな、「社会通念上の良い姿勢」にすると、カラダの内側に「歪み」が生じ、その「歪み」のポテンシャルがなす「仕事」が、関節を機能させる筋肉に異状な方向から作用し、その正常な筋肉の収縮の方向を阻害して、関節のアラインメントを狂わせてしまいます。

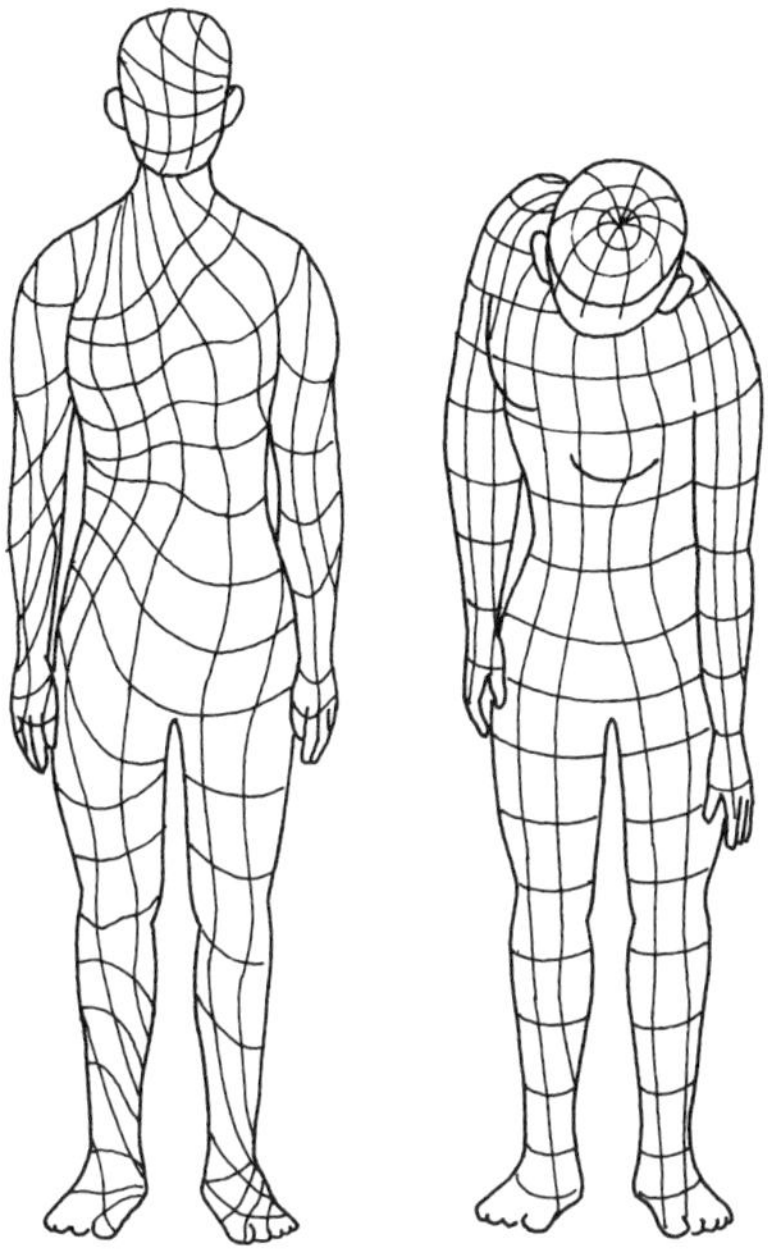

社会通念上の良い姿勢

外見は格好良くてもカラダの内側は歪みが生じている状態

機能姿勢

外見はおかしく見えても、カラダの内側には歪みのない状態その「歪み」のポテンシャルを、ほどよく全身に分散させてバファー（buffer, 緩衝。緩和）できれば無難ですが、そのポテンシャルが、ある「系」に集中して「仕事」をすると、その「系」に関係の深い筋肉や組織を異常に緊張させ、結果的に組織に障害を与えたり、結果的に関節のアラインメントに異常を生じさせてしまいます。

「カラダが、いちばん機能しやすい姿勢」を簡単に「機能姿勢」と呼び、「社会通念上の良い姿勢」を、単に「良い姿勢」と呼び換えれば、「機能姿勢」と「良い姿勢」のギャップがより少ない状態が、理想的な健康状態である、というコトが言えそうです。

力の三要素

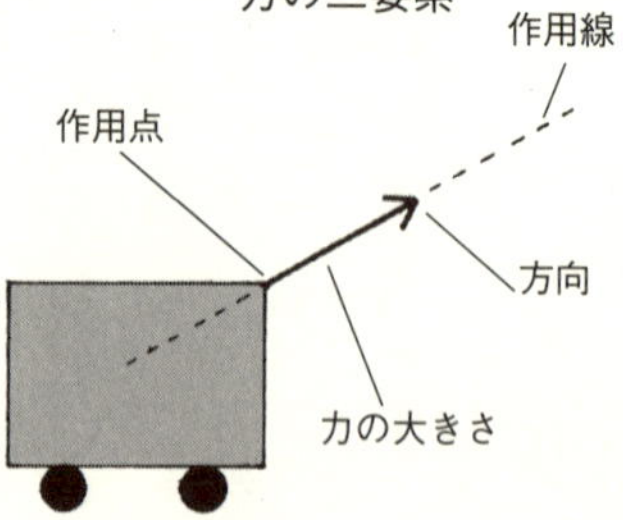
作用線
作用点
方向
力の大きさ

そうするためには、まず「機能姿勢」を三次元的に分析して、その結果から、そのときの条件に合った、簡単で無理のない方法を選び出し、「機能姿勢」を修正して「良い姿勢」に合致させる最善の方法を、そのつど考え出せばよいのです。

いま、カラダがいちばん機能しやすい、楽な姿勢が、そのときの健康的な姿勢の「現状」を表わしていますから、まず、「機能姿勢」の「現状」を知って、その姿勢を〝理想的な〟「良い姿勢」に近づけるコトを試みる、と言い換えれば分かりやすいかもしれません。

全身を動かすときには、重心線がカラダの基底部の中心を通るようにいつでも心がければ、カラダはスムースに、しなやかに動くという、第二の条件について考えて見ます。

地球の引力は、カラダを構成している粒子に、均等の重力加速度（物体に働く重力を、その物体の質量で割ったもの。ほぼ毎秒毎秒九・八メートルの割合の速度変化に等しい）を与えます。

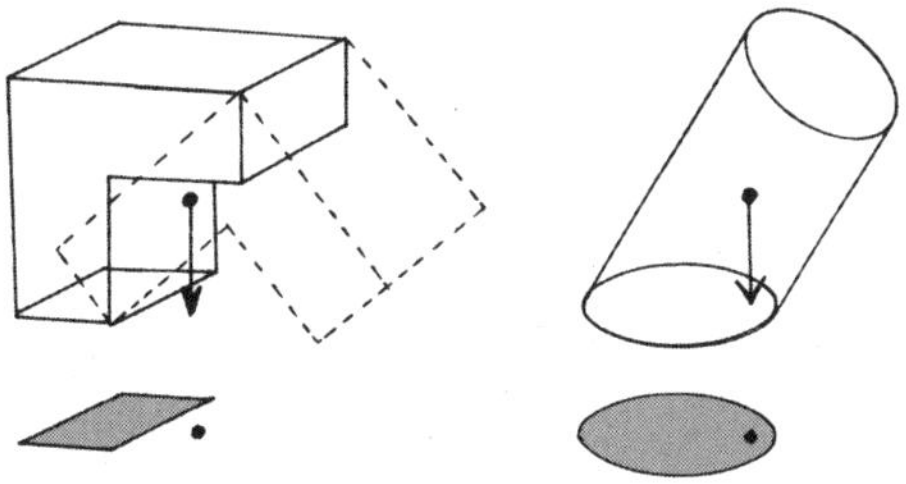

モノは、基底部の外に重心線がはみ出すと、転倒してしまう

重力は、ある物体の質量と重力加速度の積で表わされ、地球上の物体に下向きに働いて、重さの原因になる力です。

したがって、重力はその物体を構成している、すべての各部分に、その各部分の質量に応じて下向きに働いています。

ある物体は、各部分が一つになって形成されていますから、その物体の各部分に働く、重力の合力が作用する点を考えると便利なコトがあります。

その重力の、合力が作用すると考えられる点を、質量中心、重力中心、重心などと呼んでいます。

力とは、静止している物体に運動を起こし、また、動いている物体の速度を変えようとする作用のコトです。

したがって、力という作用が物体に及ぶと、その物体は、その運動の状態を変えますが、その状態を変える様子は、力の三つの要素によっています。それは、「力の大きさ・作用点・作用線とその方向」の三つの要素です。

重力も力ですから、その大きさ、作用点、作用線の方向の三つを言わないと、重力がある物体に、どのように運動の状態を変化させるのかを明確に言うコトができません。

ヒトは簡単に姿勢を変えるコトができますから、地に足を付けてカラダを動かし、姿勢を変えると、重心の位置もその姿勢によって変化いたしますが、そのつど、その質量に応じた重力（力）が、その時々の重心（作用点）に、鉛直下向き（作用線と力の方向）に作用するというコトができます。

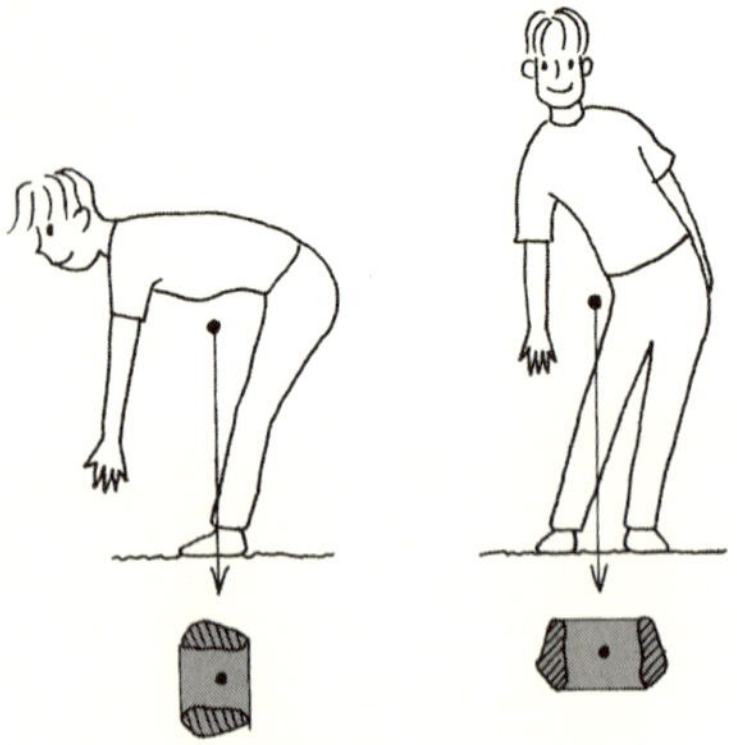

カラダの重心線をつねに基底部の中心に収めるようにしていると、カラダはしなやかになる

その位置で、立ったままカラダをスムースに動かすには、いくらカラダを動かしても、いつでも、両足の外側を囲んだ基底部の外に、重心を通る下向きの作用線（重心線）がはみださないという条件を満たす必要があります。

理想的には、基底部の中心点を、重心線がいつも貫いているコトが一番望ましい状態です。無理なく、その状態にカラダがあれば、カラダの内側は、前後、左右、上下に、ほぼ平衡の状態が確保されていて、カラダの内側の自由度は高く、さまざまな循環も滞りなく行なわれます。

カラダを動かすというコトは、さまざまな関節を介しての骨の回転運動ですが、その動きに応じて変化する重心線が、いつでも両足の中間点（基底部の中心点）を通るという条件がみたされれば、カラダはスムースに、しかも、しなやかに動き、カラダの柔軟性も高まります。（前屈をするときには、その度合いに応じ、腰を後ろに引かなくてはなりません。カラダを右に傾ける時には、その程度に応じ、腰を左にスライドさせなくてはなりません、等々）

ある関節を挟んで運動する、複数の骨の回転運動のピボットが、カラダの重心線上に近いほど、関節の機能は小さな力で発揮されるという、第三の条件について考えてみます。

たとえば、ダンベルのようなモノを片手に持って、肘の関節を動かしてみます。

そのときのカラダの姿勢の重心線から、ダンベルを遠くに離すにしたがい、ダンベルは同じ重さであっても、そのダンベルは重く感じ、肘関節の屈伸運動はやり難くなっていきます
ダンベルをカラダの重心線に近づけるにしたがい、肘の関節の動きは軽く、スムースになってきます。

ふつう、このようなコトは、日常の動作のなかで経験していますから、そんなコトは当たり前と想い、とくに、なぜだろうとは考えません。

今度は、肘をテーブルの上で支え、ダンベルを動かしてみます。

すると、ダンベルが非常に軽く動くように感じられます。

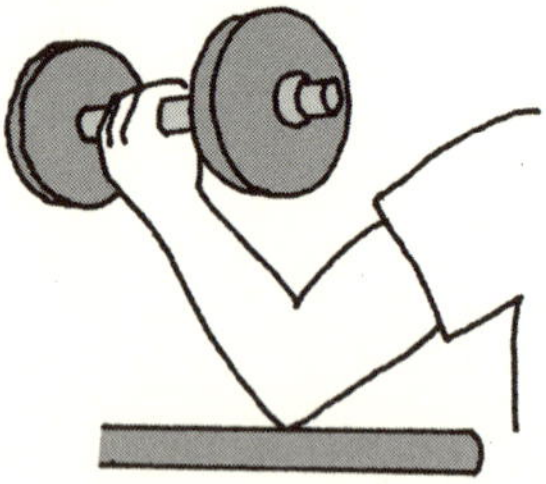

肘をついて動かすと、
ダンベルはとても軽く動く

テーブルの上で支えた肘の位置を、カラダの重心線に近づけても、遠ざけても、ダンベルの動かしやすさに、それほどの違いは感じられません。

このようなコトを手関節で行っても、同じ結果が得られます。手関節を支えてダンベルを動かせば、ダンベルは軽く動き、カラダの重心線からの遠近には関係がなさそうです。

このような、ふだん、気にもとめずに行っているコトを、関節の運動はすべて回転運動であるとしたうえで、なぜだろうとチョット探ってみますと、回転運動に潜んでいる秘密（慣性モーメントと力のモーメント）が見えてきます。

そのコトが分かればカラダの使い方が上手になり、カラダの下手な使い方からくる、肩凝りや腰痛などの不快感から解放されるかもしれません。

野球のバットやハンマーなどのように、細長いモノの片方が重く、反対側が軽いモノの一方の端を持って、手関節を動かしてみます。

バットやハンマーそのものの、重さ自体は変わらなくても、そのモノの軽い方を持って、手首を動かすと重く感じ、重い方を持って手首を動かすと軽く感じます。

このような経験は誰にでもありますが、この経験に潜んでいるコトが「慣性モーメント」と言われている、モノの「回転し難さ」を決定づける量（測量の対象となる、モノの大小・多少）です。

この「回転し難さ」を決定づける量である「慣性モーメント」は、そのモノの「質量」と「回転軸から物体までの距離の二乗」の積で表わすコトのできる量です。

すなわち、同じ質量（重さ）のモノでも、そのモノに回転運動をさせるときに、そのモノの質量に、その回転のピボット（回転軸）から、そのモノの質量中心（重心）までの距離の二乗を掛けた値が、そのモノの回転させ難さを表わします。

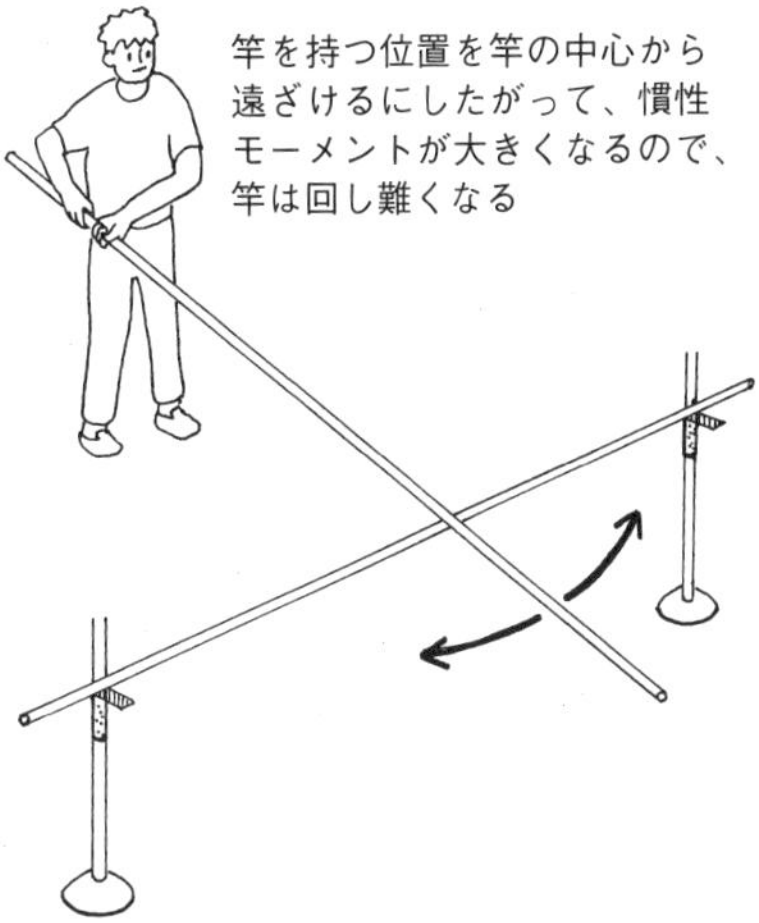
竿を持つ位置を竿の中心から
遠ざけるにしたがって、慣性
モーメントが大きくなるので、
竿は回し難くなる

バットのように、片方が重く、片方が軽いモノは極端にそのコトが分かりますが、物干し竿のような、細長いものでもその事情が理解できます。

物干し竿の中心を持って、それを水平に回転させようとすると、あんがい簡単に回りだしますが、持つ位置をずらして回転軸を中心から遠ざけていくと、急に回転し難くなってゆきます（この実験を行うときには、下向きの重力の影響を少なくするために、水平に置いたもう一本の物干し竿の上を滑らせ、水平に回転させようとする竿が、水平に回りやすくなるような、チョットした工夫が必要です）。

以上のコトをふまえて、ダンベルを持った肘関節の屈伸運動のコトを振り返ってみますと、ダンベルがカラダの重心線から離れれば離れるほど、その距離の二乗に比例して、ダンベルは回転し難くなるコト（慣性モーメントが増大して）に加えて、ダンベルと腕に下向きにかかる重力によるトルク（物体を回転させる能力の大きさ。力のモーメント）が、ダンベルを持った腕全体を、肩をピボットにして上下に回転させようとします。

そのために、肩と肘を所定の位置に固定させるのに、それに拮抗する分の筋力の系が、カラダ全体に生じ、それに費やす筋力が必要になり、肘の関節を屈伸させるコトだけに筋力を使うコトができないという事情が生じますから、当然、その分だけダンベルを肘関節で動かす筋力が減殺されてしまいますから、ダンベルは動かし難く感じてしまいます。

それに対し、肘関節を何かで支えると、躯幹を保持するために使用される筋力も少なくてすみ、肘関節を屈伸させる筋力がフルに利用できますから、肘関節のピボットがカラダの重心線の近くにあっても、多少遠くにあっても、その作用のしやすさにはそれほどの違いは感じられません。

要するに、カラダの基底部（立っていれば両足の外側が囲む形）から外れた、カラダの部位は静止していても運動していても、カラダの重心線から、その部位の中心までの距離と、そこにかかる重力の積の値の「力のモーメント」により、その部位は、ある部位をピボットにして下方に回転を余儀なくされます。

そのことに対応して、それなりに躯幹を保持するのに余分な筋力が必要となります。運動している場合には、以上のコトと「慣性モーメント」による、回転運動のし難さの度合いを加味して考えないと、地表で楽にカラダを動かすコトはできません。

これらのコトを短い文にして説明するコトは、大変難しく、それにも増して、この文から文意を汲み取っていただくことは至難のコトと想いますが、カラダはすでにこのコトを知っています。

カラダの重心線が、足の外側を囲む基底部の中心を無理なく貫いているときには、どんな姿勢をしていても、カラダの内側はかなりな自由が確保されています。

このような状態のときには、どこの筋肉にも無理な収縮が起きていませんから、循環もよく、呼吸も楽にできます。

筋肉も内外からの作用に対し即座に順応できて、カラダの動きもスムースです。

下向きの重心線が、カラダの基底部を外れると、ヒトは立っていられませんから、その条件をみたすために、カラダは無意識のうちに強制的にある筋肉を収縮させて姿勢を変えて、基底部内に重心線が入るようにいたします。

そうするコトにより、無理に収縮を余儀なくされた筋肉や、その付着部、あるいは、その筋肉の収縮によって生じた力学的な系のどこかに、やがて支障が来たされ、その状態を続けていると無理が生じている部位が障害されてきます。

カラダのどこかに、凝りや痛み、あるいは運動制限が起こっている場合は、カラダの内側に必ず無理な状態が生じています。

そのようなときには、まず、両足を適度に開いて立ち、両足の間（基底部の中心）に体重をのせて（重心線が基底部の中心を貫くように）、その状態が崩れないように注意しながら、カラダを前後、左右に気持ちよく揺すります。

このときに、顔をいつでも鉛直に保ちながらカラダを揺すると、簡単にカラダの内側の自由度が回復して、凝りや痛みなどの不快な感じが緩解いたします。

この動作が上手くゆくと、呼吸が楽になり、カラダが急に軽くなったように感じます。

「機能姿勢」を「良い姿勢」に修正する作業が必要

ヒトのカラダの動きは、非常に複雑に見えますが、躯幹の動きを、鉛直・前後・左右のピポット回りの回転運動として捉えると、次の六つのモード（mode, 様式）に分析できるということを以前に詳述しました。すなわち、

ヨーイング＝鉛直軸回りの回転（左右の回旋、ねじれ）Y_LとY_R

ローリング＝前後軸回りの回転（左右の傾斜、屈曲）R_LとR_R

ピッチング＝左右軸回りの回転（前後の傾斜、屈曲）ＰＦとＰＢの六モードです。このコトをふまえて、「機能姿勢」というコトを探ってみます。

先日、クルマで追突され、右頸部から右肩、右上腕にかけての激しい痛みを訴え、さらに右の肩関節に運動制限のある、Ａさんが訪ねてきました。

私は、Ａさんに、楽な姿勢で立ってくださいと指示してから、その背後にまわり、Ａさんの体重が両足に均等にかかるようにしてから、腰仙関節（骨盤のすぐ上）から、上半身を右に四十五度傾け（ＲＲ）、その状態から前方に三十度傾け（ＰＦ）、さらにその姿勢から、上半身を脊柱を中心に左に三十度ねじって（ＹＬ）、そのままの格好で、右肩関節の運動をしてもらうと、かなり自由に右上腕が動き、しかも痛みもほとんど感じなくなっていました。

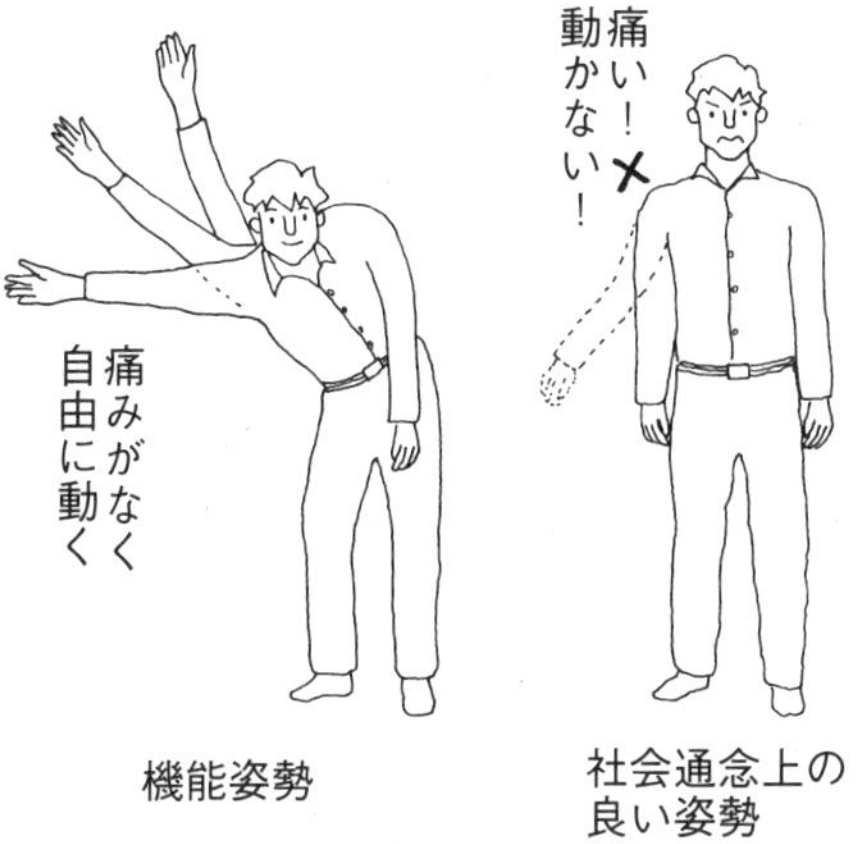
痛い！
動かない！
痛みがなく
自由に動く
社会通念上の良い姿勢　機能姿勢

　上半身が右に大きく傾き、そこから前屈して、さらに左にねじれているという、一見おかしな格好が、そのときの、Ａさんのカラダの機能がいちばん発揮された「機能姿勢」です。

　Ａさんが、痛みと運動制限を訴えていた姿勢は、社会通念上の「良い姿勢」でした。

その「良い姿勢」を無理につくろっていたために、カラダの内側に「歪み」が生じて、その「歪み」がカラダの機能を低下させる「仕事」をしていたようです。

そのことを言い換えると、Aさんが、「良い姿勢」にすると、カラダの内部に「歪み」が現れ、RR・PF・YLにすると、外観はおかしくても、カラダの内部は、比較的「歪み」の少ない状態であるというコトが言えるのです。

Aさんの痛みをなくし、肩関節の機能を回復させるには、その時点での「機能姿勢」の「現状」をまず把握して、その「現状」から理想的な「良い姿勢」をしたときに、カラダの内側に「歪み」が残らない状態にカラダを修正する作業が必要です。

その作業をしないまま、無理に「良い姿勢」を強制すると、痛みや運動制限、等々の機能低下をきたしてしまいます。

一般的には、いわゆる「良い姿勢」をするコトが健康的であり、楽な姿勢をしていると、カラダを悪くするという常識がまかり通っていますから、その常識にしたがって、かえってカラダを損ねているヒトがほとんどです。

「良い姿勢」と「機能姿勢」が一致しているコトが理想的ですが、カラダにはさまざまな、内外からの作用が輻輳していますから、その理想的な状態を保持するコトは、自然法則からみて至難のわざです。

その至難のコトを求めて汲々とするよりは、自然法則に根ざした、簡単にできるカラダの修正法をマスターして、カラダのどこかにチョットおかしな状態が起こったときに、その簡単な修正法を使ってカラダを修正するほうが得策です。

そのようなコンセプト（concept. 全体を貫く統一的な視点や考え方。概念）にもとづいて研究されているのが「三軸修正法」です。

●——今までのカラダの常識を観察し直してみると……——●

私たちのアイデンティティ（identity. あるヒトの一貫性が成り立ち、それが時間的、空間的に他者や共同体にも認められているコト。同一性）は、幼い頃からの教えや、社会の規範や習わしによって築かれていますから、今までの生き方に、アタマで合理的と認めた新しい情報を、早急に取り入れ、新しい生き方を始めようとしても、なかなか上手くいきません。

三軸修正法を、自分の健康法として、あるいは、いままで実行してきた治療の方法に取り入れるには、今までの健康法とは、かなり違ったコトを認めていかなくてはなりません。

三軸修正法は、自然法則に沿っていますから、そのコンセプトをいったん認めてしまえば、効果的な結果が簡単に得られますが、その結果に一通りの満足はできても、今までの健康法や治療法と比較しながら理解しようとするタイプのヒトが、芯からその結果を納得して受け入れるには、多少の時間と忍耐と根気が必要かもしれません。

今までに、貴方が触れてきた健康法と、三軸修正法を直接比較するコトをしないで、今までの健康へのアプローチの方法とは一味違った、新しいコンセプトとして、三軸修正法を丸ごと受け入れて下さい。

一般的には、

＊カラダは、無理をしてでも、真っ直ぐにしていなくては健康に良くない。
＊カラダを真っ直ぐにしていないと、カラダに「歪み」が生じてしまう。
＊縮んだ筋肉は、その筋肉を直接ストレッチ（引き伸ばす）すれば伸ばすことができる。
＊関節のアラインメントに狂いがあれば、牽引するコトにより修正できる。
＊毎日持ち歩いているカバンなどを、持ちやすい方だけに持っていると、カラダに「歪み」が生じてしまう。
＊本などを読むときに活字に眼を近づけて読んでいると視力が低下してしまう。

……等々のコトが常識になっています。

これらの常識は、その真偽のほどを確かめられもせず、かなり深く社会に根をはって生き続けています。しかし、それらのコトを、よく観察してみますと、その常識にしたがっていると、かえってカラダの機能を損ねてしまうコトが多いように見受けられます。それらの常識を三軸自在に観察し直してみますと、

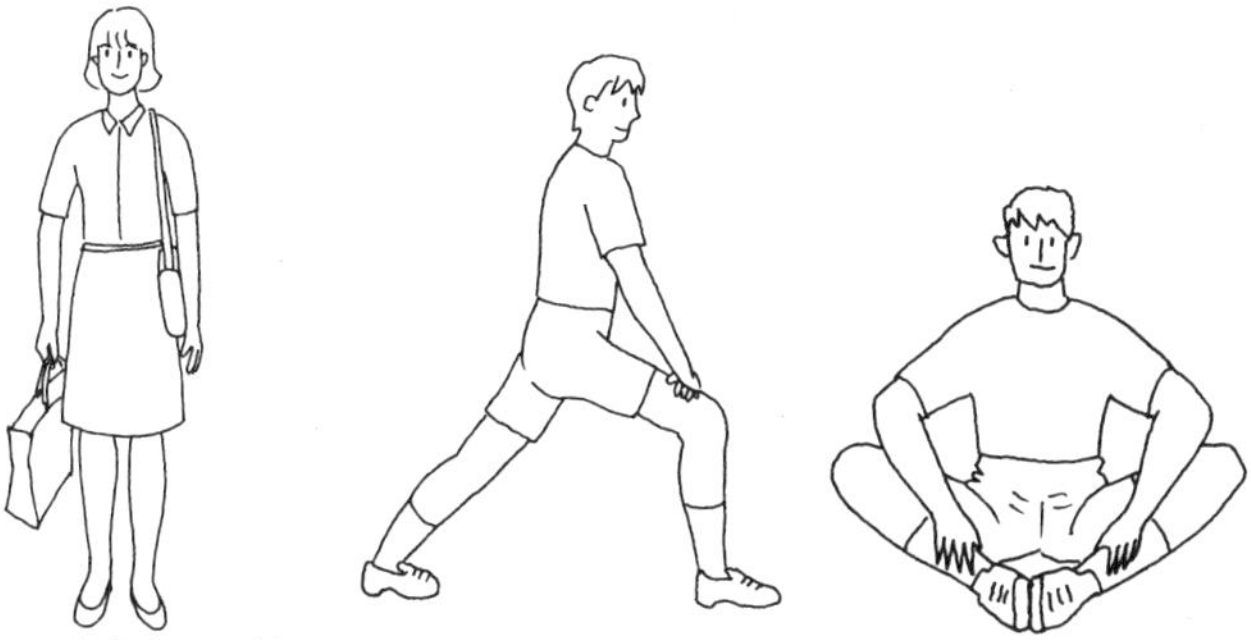

カバンを左右交互に持つように工夫しても、カラダの歪みを防止したり、整えるコトはできない

縮んだ筋肉をストレッチしても、その筋肉の柔軟性を回復させ、カラダのバランスを整えるコトはできない

・カラダを無理に真っ直ぐにすると、かえってカラダの内側の自由度が低下して、機能を低下させてしまう。
・真っ直ぐな、社会通念上の「良い姿勢」は理想的な状態であり、無理にガンバッテ、カラダを真っ直ぐにしていようとすると、かえって、「歪み」がカラダの内側に生じてしまう。
・縮んだ筋肉を無理にストレッチしていると、その筋肉はゴムのように見かけの上では伸びるが、その実状は、位置のエネルギーのポテンシャルが上がり、カラダの、ある部位に変化（筋肉の付着部の骨を肥厚させたり）をもたらし、あるいは、関節のアラインメントを偏倚させ、カラダの内外の「歪み」を助長して、生理的なことを無視して、力学的な辻褄を強引に合わせようとする。
・関節のアラインメントの異状は、その関節の属する「力学的な系」内に生じている「歪み」によって生ずるコトであり、その「歪み」のポテンシャルを無視して、その偏倚した関節を直接牽引しても、正常には戻らず、その行為が、力学的な「仕事」をして、カラダの他の部位にダメージを与えてしまう可能性が高い。

・カバンなどを持ち歩くときに、持ち難い側で持とうと努力しても、カラダのアラインメントが修正されるコトはない。

・無理に「良い姿勢」をして、活字から眼をはなして、字を読もうとすると、眼の機能をコントロールしている筋肉が疲労して、かえって視力を低下させるおそれが生ずる。

……等々と、一般的な常識とは、かなりかけ離れた実状が観えてきます。

カラダの使い方に関する慣習には、チョット考えただけでは、かなり本当っぽいコトが多いようですが、新しい視点で実状を素直に観察してみますと、希望していた状態とは、まったく逆さまの結果が現れているコトが多すぎて、ビックリいたします。

ヒトのカラダは、それぞれの役割をもった、たくさんの細胞が集まり、一つの社会としか言いようない構造を形づくり、有機体としてのシステムを、長い年月をかけて完成してきました。

そのカラダというシステムは、「自分のカラダの裡に起こった故障を、自分で見つけ出し、自分の能力で修復する」という基本的な機能をもっています。

この機能を具えているというコトが生物学的な見地から観ると、生物であるヒトと、生物以外の他のモノとの、根本的な違いのようです。

しかし、三軸自在の遊びゴコロで、力学を恣意的に解釈して、それをモデルにしてヒトのカラダというものを観察しますと、ヒトというモノが、ヒトというコトを完成させようとする過程で、以前から宇宙に在ったコト（自然法則）に、カラダを順応させながら、そのカタチと機能に、その自然法則を巧みに取り込んできているようにも観えてきます。

カラダというモノは、自然法則をその進化の過程で、巧みに取り込んだと言うよりは、いくら進化を繰り返しても、また、いくらヒトが望んでみても、自然法則の支配からは一歩も踏み出すコトはできず、むしろ、その存在の仕方や有り様（あるべき理由）は、自然そのモノと言った方が妥当のようです。

はじめから、カラダというモノとコト（機能）は、自然というコトの、存在の一つのカタチであると見なせば、カラダは自然の法則に素直に従うコトの方がむしろ当然で、その結果に、ヒトの希望的観測の入り込む余地などは、まったく存在しないとしたほうが、カラダにまつわる、自然というコトの成り行きがよく観えてきます。

自然そのものともいえる、カラダというモノが先に在って、やがて、そのカラダというカタチを、自然環境の中で、維持し保全するために意識が芽生え、ヒトというコトが生じました。

やがて、自然そのものであるカラダというモノと、意識によってなされるコトとのバランスが崩れて、ヒトというコトが、自然を超える何かを希求できるのではないかと錯覚するようになると、始めは自然環境の中でカラダを保全するために生じた意識が、本末を転倒させて、ヒトというコトのために都合よく自然環境を保全しようなどという価値観を持ってしまい、そのコストの高さに汲々としているコトが現代の実状です。

健康維持という価値観を抱くコトもまた然りで、それを願えば、そのコストの高さを覚悟しなくてはなりません。

健康の状態が限りなく続いていくコトを夢見るような、自然との関わりのなかで可能性の薄いコトを希望するよりは、自然というコトの成り行きに、ヒトの希望や理想を託した方が、生きやすいのではないかと想えるのです。

ひとことで、自然（宇宙）というコトの成り行きを言い当てるコトは至難ですが、古人は、そのコトを、

諸行無常〈すべてのコトはとどまるコトを知らず、移ろって行く〉
諸法無我〈すべてのモノは単独では存在できず、相互に関連しあっている〉
涅槃寂静《ねはんじゃくじょう》〈それらのコトを納得して、あきらめれば〈明らかになった自然の成り行きを素直に認め実行すれば〉ココロとカラダは平静でいられる〉

と言い当て、現代の私たちにその意味の深さを諭しています。

いちど獲得した健康の状態を維持しようと、汲々と過ごすよりは、カラダに不都合が生じた時々に、そのつど、その現状を認め、自然の成り行きの出様にならって、希望のカタチにカラダを修正し直せば、より気楽に、しかも、快適に過ごせそうです。

「治る」メカニズムが機能する環境を整備すべき

ヒトは生物であって、それ以外の何ものでもないと、ふつうは思われています。

生物であるヒトと、生物でないモノとの決定的な違いは、ヒトは、「自分の故障を、自分で見つけ、自分の能力で治す」コトができますが、一般的なモノは、いくら精密に造られたモノであっても、そのような便利な機能を具えてはいないというコトです。

「治す」というコトは、その「故障」を持った個体だけができるコトであり、他の個体はそのコトに直接的に参加するコトはできません。

自分が、自分のカラダを、無意識のうちに「治す」のであって、あれこれ考えたからといって早く治るわけでもありません。ましてや、他人に「治してもらう」コトなど、できるわけはありません。

カラダが「治る」コトに関して、アタマで考えてできるコトは、ほとんどありませんが、そのいくつかを、しいてあげてみますと

第一に、カラダの故障をいたずらに心配して、一生懸命に治そうとしているカラダのやる気を削がないコトです。

第二に、「治る」というメカニズムは、ヒトが地上に生まれてから今までの、非常に長い年月の間に獲得してきたコトですから、今のところ、それ以上のメカニズムを望んでみても、ど

うするコトもできないという事実を認めるコトです。

第三に、「治る」というコトのメカニズムを知って、それが機能するために必要な環境を最小限に整備するコトくらいです。

医学的な立場にあるヒトは、そのコトをわきまえながら、つねに最善を模索し、器質的な病変に対してはかなり成果をあげているコトは周知の事実です。

また、そのような模索の結果から、ヒトを構成しているわずかなモノの要素と、ヒト以外のモノの構成要素との間には、たいした違いはないというコトも分かってきています。

ヒトのカラダは、外から摂り入れたモノから成っていますから、その摂り入れたモノによって、結果に違いがでるコトは当然です。

カラダはヒトである以前に、モノであったのですから、そのモノから構成されているカラダは、モノが従うべき「自然法則」の支配下にもありますから、いくらヒトが望んだところで、モノであるヒトの部分は、その「法則」以外のコトを叶えてくれるはずはありません。

「自分の器質的な故障」は、先祖伝来の「自分を治すメカニズム」に任せるコトにして、あれこれ想うアタマは、モノが従うべき「自然法則」を探って、その範囲内で、カラダのモノの部分をコントロールするすべを工夫して、カラダが無意識に「治す」ためのよりよい環境を整備すべきです。

無意識のうちに「自分の故障を、自分で見つけ、自分の能力で治す」というのは、ケガや細菌感染などによる器質的な病変に対してのコトであって、力学的な作用によってもたらされている、アラインメントの偏倚による運動制限・凝り・痛みなどに対しては、カラダは無意識に動きやすい方向に動いて、周囲との相互作用で自然に調整されるコトにまかせているにすぎませんから、この分野をチョット工夫すれば、今まで知らなかった、ヒト本来の機能を効率よく十分に引き出すコトができるかもしれません。

この分野こそが、現代の東西の医学や医術、あるいは、今までの健康法が見落としていたコトのような気がいたします。

力学の基礎的なセンスのあるヒトが、三軸自在にカラダという有機体を観察すると、カラダの内外に力学（物体の運動や力の釣り合いに関する物理法則を研究する部門）的なダイナミクス（dynamics, 変動。過程）が見えてくるはずです。

それは、カラダというモノは、カラダという独立して固定化されたモノとしてではなく、カラダの内と外との、相互の連関のなかで、力学的な平衡をつくり、かつ、その平衡を壊し、つねに新たな平衡を求めて揺れ動いている粒子、あるいは、クラスターの集合体として映るはずです。

ヒトの眼に見える、カラダに生ずる現象は、微細なモノがつくる、カラダの機能のためのカタマリが、カラダの内外からの働きかけによって、その体裁（モノの外から見える形、様子）を整えているスガタ・カタチにすぎません。

この様子は、たくさんのモノ（物質）と、たくさんのコト（力の作用）とがシンクロナイズ（syncronize, 二つ以上のモノ・コトが同時性をもつ、同時に起こる）して、ほんのひと時に垣間見せるデキゴトです。

その一瞬一瞬のデキゴトをその状態にとどめておくコトは、自然の法則からしても不可能なコトです。

何かの偶然が働き、複数のモノとコトがシンクロナイズして現れたデキゴトが、運動制限や痛みとなって感知されても、その状態を継続的に維持しているコトの方が自然法則からいっても難しく、余分のエネルギーを必要としています。

そのデキゴト（現象）は、自然法則に則った適切なきっかけで、消え去る可能性のほうが大きく、目的にそったチョットしたきっかけ（作用）を、その現象の属する力学的な系に与えれば、即座に新たなデキゴトを現わし、先ほどの現象は消滅してしまいます。

宇宙（宇は天地四方、宙は古往今来。空間のヒロガリと時の流れ）のなかのデキゴトは、たえず揺れ動く、モノ・コトの相互作用により、移ろって行くコトこそが本来のスガタ・カタチです。

ヒトのカラダも、たえずその状態が移ろって行くコトこそが自然のスガタです。

そのときのカラダの状態が、気に入っていればそれでよし、気にいらなければ、その時々に都合のよいように修正すればすむコトです。

調子が悪いからといって、想い煩うコトはありません。

十分な栄養を摂り、不要なモノを排泄し、不安な時は医療機関に委ね、自分でできそうなカラダのアラインメントを整え、あとは天命を待つばかりです。

意識的に、カラダを「治す」コトはできませんが、自然法則を知って、それに沿った方法で、意識的に地球の重力に対して無理のない、素直な状態にカラダを修正するコトは可能です。

そのような状態のときに、「治る」メカニズム（自然治癒力）はフルに機能します。

重力に対し、〝素直〟な状態を創りだすコトを「直す」と表現すれば、カラダは、「直せば」、「治る」というコトが言えそうです。

●――まず「機能姿勢」の現状を六つのモードに分析する――●

無理に、社会通念上の「良い姿勢」にすると、カラダの内側には力学的な「歪み」が生じ、骨格のアラインメントの偏倚を招きます。

外観はおかしな格好でも「機能姿勢」にすると、カラダの内側の「歪み」は減少し、無理に「良い姿勢」をしたときよりはアラインメントも正されますが、この状態では、まだ本来のカラダの機能が十分に発揮される姿勢とは言えません。

直立したときの「良い姿勢」が「機能姿勢」と一致するコトが理想です。その状態になると、前後、左右にシンメトリー（symmetry，対称。互いに対応してつりあっているコト）になり、カラダの内側の「歪み」も少なく、アラインメントも整って、カラダの重心線が、両足の外側が囲む基底面の中心を貫き、立っていてもカラダのどこにも無理を感じず、ココロもカラダも健やかです。

カラダを、この理想的な状態にする方法はたくさん考えられますが、いちばん安全で、しかも効率の良い方法は、回転運動の特性を使って、カラダを構成している運動に関係する粒子の向いている方向を、都合の良い方向に向け直す方法です。

そのためには、そのときの自分のカラダの「機能姿勢」が、いまどのようになっているのか？まず、カラダの「現状」を把握してから、いちばん安全に理想的な状態（良い姿勢がいちばん機能的である姿勢）に近づけるコトを工夫すればよいのです。

カラダの「現状」を知る方法にもいろいろありますが、回転運動の特性を使ってカラダを修正するコトが無難ですから、それがしやすいように、鉛直・左右・前後の三軸の回りに、どのような回転の偏倚が生じているのか？　以前に詳述した六つのモードに分析する方法を考えてみます。

ふだん、私たちは無意識のうちに呼吸をしていますから、とくに胸苦しさを感じたり、激しい咳が止まらないようなとき以外には、どんな姿勢のときに、いちばん呼吸がしやすいかなどとは考えません。

しかし、肩が凝ったり、腰に痛みを感じたりするときなどに、チョット呼吸に注意を向けながら、カラダがいちばん楽な「機能姿勢」をすると、呼吸もスムースになっているコトに気がつきます。そのコトから、どのモードのときに、いちばん呼吸がスムースにできるのかを探るコトによって、そのときの「機能姿勢」現状を見つけだすコトができます。

このときの呼吸は、肩を上下する胸式の呼吸ではなく、横隔膜がスムースに動き、空気が肺の奥まで気持ちよく入る、いわゆる腹式呼吸が、どのモードのときにいちばんスムースにできるかを確認する方法です。

顔は鉛直に
お尻を上手に移動させて、つま先にもカカトにも、体重が片寄ってかからないように！
ピッチングの観察

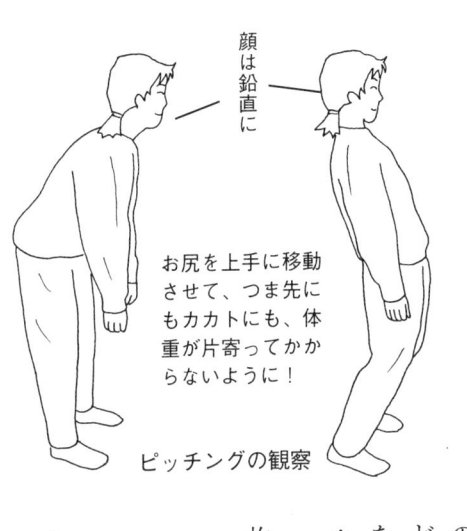

＊まず、ピッチングについて観察します。

両足をほどよく開いて、体重が両方の足の裏に均等にかかるように立ちます。

a、カラダを少し前傾させて腹式呼吸をしてみます。ただ立っていたときよりも、この姿勢のほうがスムースに呼吸ができれば、カラダの「現状」はPFであると判断します。

b、カラダを少し後ろに反らせて腹式呼吸をしてみます。この姿勢のほうが、ただ立っていた

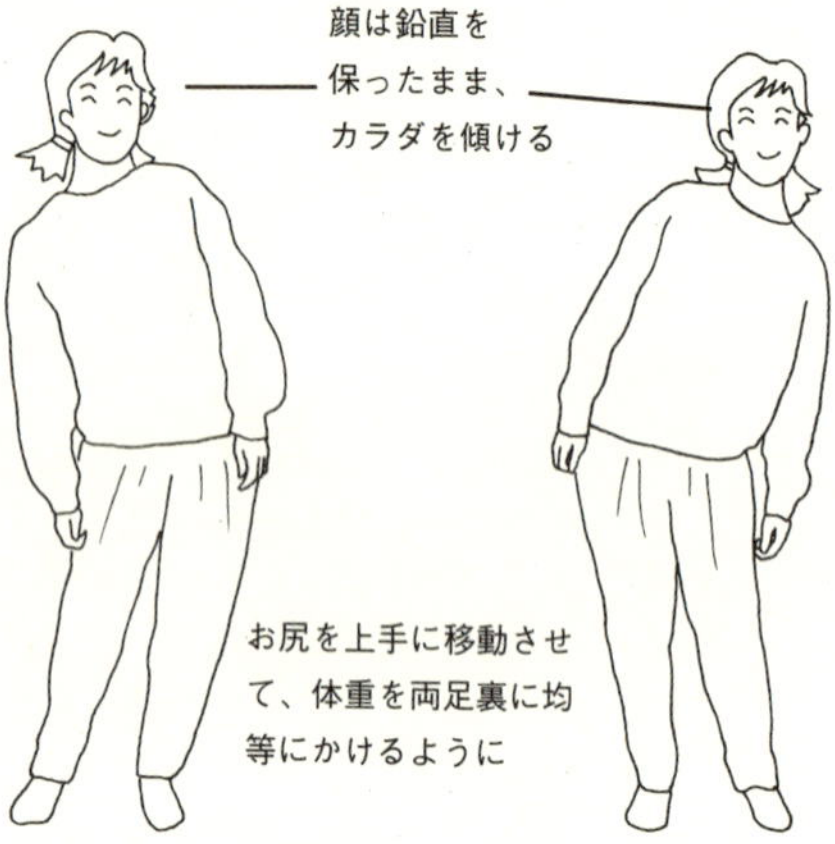
顔は鉛直を
保ったまま、
カラダを傾ける
お尻を上手に移動させ
て、体重を両足裏に均
等にかけるように

ローリングの観察

ときよりも、スムースに呼吸ができれば、カラダの「現状」はPBであると判断します。

このテストをするときの要領は、いつも体重が両方の足の裏に均等にかかっている状態をキープするコトです。

体重のかかる部位が、つま先に移動したり、踵のほうに移動しないように注意します。

＊次に、ローリングについて観察します。

両足をほどよく開いて、体重が両足の裏に均等にかかるように立ちます。

a、腰仙関節（第五腰椎と仙骨との関節。骨盤のすぐ上あたり）から、少し左に上半身を傾けて腹式呼吸をしてみます。ただ立っていたときよりも、スムースに呼吸ができたときには、カラダの「現状」はRLと判断します。

b、腰仙関節から、少し右に上半身を傾けて腹式呼吸をしてみます。ただ立っていたときよりも、スムースに呼吸ができたときには、カラダの「現状」はRRと判断します。

このテストをするときの要領は、上半身を左、あるいは右に傾けるときに、体重が片方の足のほうに移動しないように注意して、つねに、体重が両足の裏に均等にかかっているように心がけるコトです。

＊今度は、ヨーイングについて観察します。

体重が両足の裏に均等にかかるように、両足をほどよく開いて立ちます。膝をほんの少し屈曲してから、カラダをほんの少し前傾させます。この姿勢をすると、腰椎の前方への湾曲が減少して、脊柱をピボットにして、カラダを左右にねじりやすくするコトができます。

　股関節の動きを止めて、骨盤を動かさないように注意しながら、

　a、上半身を少し左にねじり、腹式呼吸をしてみます。ただ立っていたときよりも、呼吸がスムースにできれば、カラダの「現状」は、Y_Lと判断いたします。

　b、上半身を少し右にねじり、腹式呼吸をしてみます。このときのほうが呼吸がスムースにできれば、カラダの「現状」はY_Rと判断いたします。

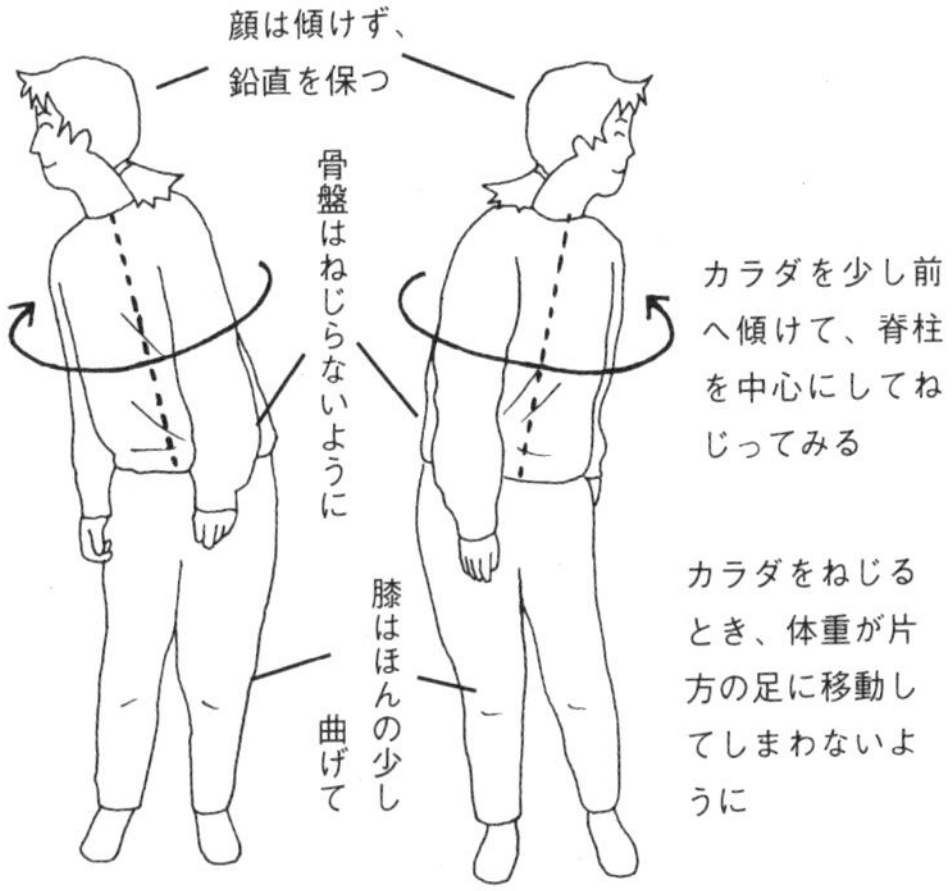
顔は傾けず、鉛直を保つ
骨盤はねじらないように
カラダを少し前へ傾けて、脊柱を中心にしてねじってみる
膝はほんの少し曲げて
カラダをねじるとき、体重が片方の足に移動してしまわないように
ヨーイングの観察

このテストをするときにも、体重がつねに両足に均等にかかっているように注意して行なってください。

つねに、両足に体重が均等にかかるというコトは、いつでもカラダの基底部の中心に重心線が貫いているコトを意味しますから、その状態でテストをしますと、カラダが比較的スムースに動き、六つのモードのうちの、どの状態にカラダの「現状」がなっているのかを確かめやすくなります。

どんなテストを行うときにも、テストの条件を一定にしておくコトが肝要です。

カラダの「現状」を知るための、以上のテストでは、カラダの重心線が、いつでもカラダの基底部の中心を貫いているという、一定の条件が満たされますと、テストの確度が上がります。的確にカラダの「現状」（そのときの「機能姿勢」）が把握できれば、その「現状」をいちばん理想とする「良い姿勢」に修正すれば、少々のカラダの機能低下は立ちどころに軽減いたします。

次に、その修正の方法について考えていくコトにいたします。

●――カラダに不都合なシンクロを壊し、アラインメントを直すと治る――●

ヒトのカラダは、ヒトがこの世に誕生してからの悠久の時を経て、その時々の環境に順応しながら、適応し、現在のカタチを得ています。

カラダに関して、これ以上のカタチも機能も、現時点では望むコトはできません。

その意味において、ヒトのカラダは完成しています。

その完成された、カラダの機能が阻害されるというコトは、カラダの内、外のあらゆる要素が、偶然に、カラダの機能を低下させるという、一つのコトにシンクロナイズしていなくては成り立ちません。

カラダの内外のあらゆる要素を、人工的に、一つのコトにシンクロさせるのは至難の業です。

そのシンクロした要素の一つが欠けても、その寸前の状態とは異なったコトが生じ、その寸前の状態と同じコトを、人為的に再現するコトは不可能です。

その意味で、カラダの機能に不都合が生じているというような状態に、多数の要素をシンクロさせ、その不安定な状態を継続させておくコトは、非常に困難です。

その不安定な状態を継続させておくコトより、そのシンクロした状態を外す、あるいは壊すコトのほうが、はるかに可能性が高く、しかも簡単です。

すべてにおいて、新しい状況を創り出すには、旧いコトを打ち壊さなくてはなりません。

ヒトのカラダに関しても、まったくその通りのコトが言えるようです。

さまざまな要素がシンクロして、カラダに不都合な状態を生じさせている、その旧いシンクロの状況を壊せば、イノチの働きが活発になり、カラダは治るきっかけを得て、治るというコトの機転が働きはじめます。

ヒトは、長い歳月をかけて、重力に対してはからだの内側に浮力を得て、それらを上手に利用しながら、立ち上がる必然があって、無理なく立ち上がり、歩き出しました。

直立するコトには、もともと力学的な無理はありませんが、たまたま何かの拍子に直立するコトに不向きのシンクロが生じ、直立するとカラダのアラインメントが不整になる状況が生じたときには、カラダがいちばん楽な「機能姿勢」で活動していれば、やがて、直立に向いたアラインメントを回復するコトができます。

しかし、現代の社会のテンポは速く、その本来のイノチのテンポでカラダが治っていっても、そのテンポでは社会のニーズに応えるコトはできません。そこで、その不都合なシンクロの状況を、カラダのアラインメントを修正するという目的に沿った、効率的な壊し方で、人為的に壊してやれば、直立に適したカラダのアラインメントは、簡単に、しかも、即座に回復させるコトができ、カラダの不都合も取り除くコトができそうです。

カラダに生じている、不都合なシンクロを「壊せば」、アラインメントが「直り」、アラインメントが修正されれば、カラダの内外の滞りが流れ、カラダが「治る」のです。

そのような理由から、三軸修正法では、「壊せば直り、直せば治る」と説いています。

「治る」というコトは、その病んでいる個体だけに具わっている機能です。

いくら名医と言えども、他人を「治す」コトはできません。

他人にできるコトは、「治る」というコトの機転が芽生え、「治る」というコトが順調に推移するための環境整備でしかありません。

「治る」ためには、病にいたる因縁（直接的原因〈因〉と間接的条件〈縁〉）のシンクロを「壊し」、不要なモノを出しきり、必要なモノを取り入れ、カラダのアラインメントを「直し」、自分のカラダを信じ、運を良くして（自分の運びを周囲に調和させて）安心して天命を待つのみです。無用な心配は「百害あって一利なし」です。

医療や健康法のあり方は、その民族や文化に応じてさまざまですが、以上のコトは、そのすべてに共通している基本的な条件です。

また、その方法は「無害で有効」でなくてはならないというコトです。

その一つが欠けても、「治る」というコトが順調に推移いたしません。

これらのコトは、健やかな生き方をするのに、必要にして、最低の条件ですが、この最低の条件を、自分の生き方に素直に取り入れるのは、なかなか難しいコトです。

その難しいコトを、時間をかけて、ユックリ体得していくプロセスが、三軸自在のコンセプトです。

そのコンセプトのなかから、カラダのアラインメントを効率よく修正するための、一つの方法が「三軸修正法」なのです。

●――ココロが病んだらカラダを直し、カラダが病んだらココロを癒す――●

カラダの近くで、モノが動けば、そのモノの動きにつれて、カラダの内側は規則的な変化をして、その変化の程度は、カラダの柔軟性の変化に規則的に現れる、というコトを以前に詳述しました。たとえば、

＊脇腹の近くで、手のひらをＰＦに回せば、前屈がしやすくなり、手のひらをＰＢに回せば、後屈がしやすくなります。

＊臍の前で、手のひらをＲＬに回せば、左屈がしやすくなり、手のひらをＲＲに回せば、右屈がしやすくなります。

カラダの前屈、後屈、左屈、右屈をスムースにさせるには、こんな簡単なコトで充分です。カラダをある方向にねじりやすくするには、以上のコトを組み合わせれば、簡単に事足ります。

たとえば、

＊ミズオチ（鳩尾。胸骨の下の方、胸の中央前面のくぼんだところ）の前で、手のひらをＲＲに回しながら、カラダをほんの少し前屈すると、左の方にねじりやすくなり、手のひらをＲＲに回しながら、カラダをほんの少し後屈すると、右のほうにねじりやすくなります。

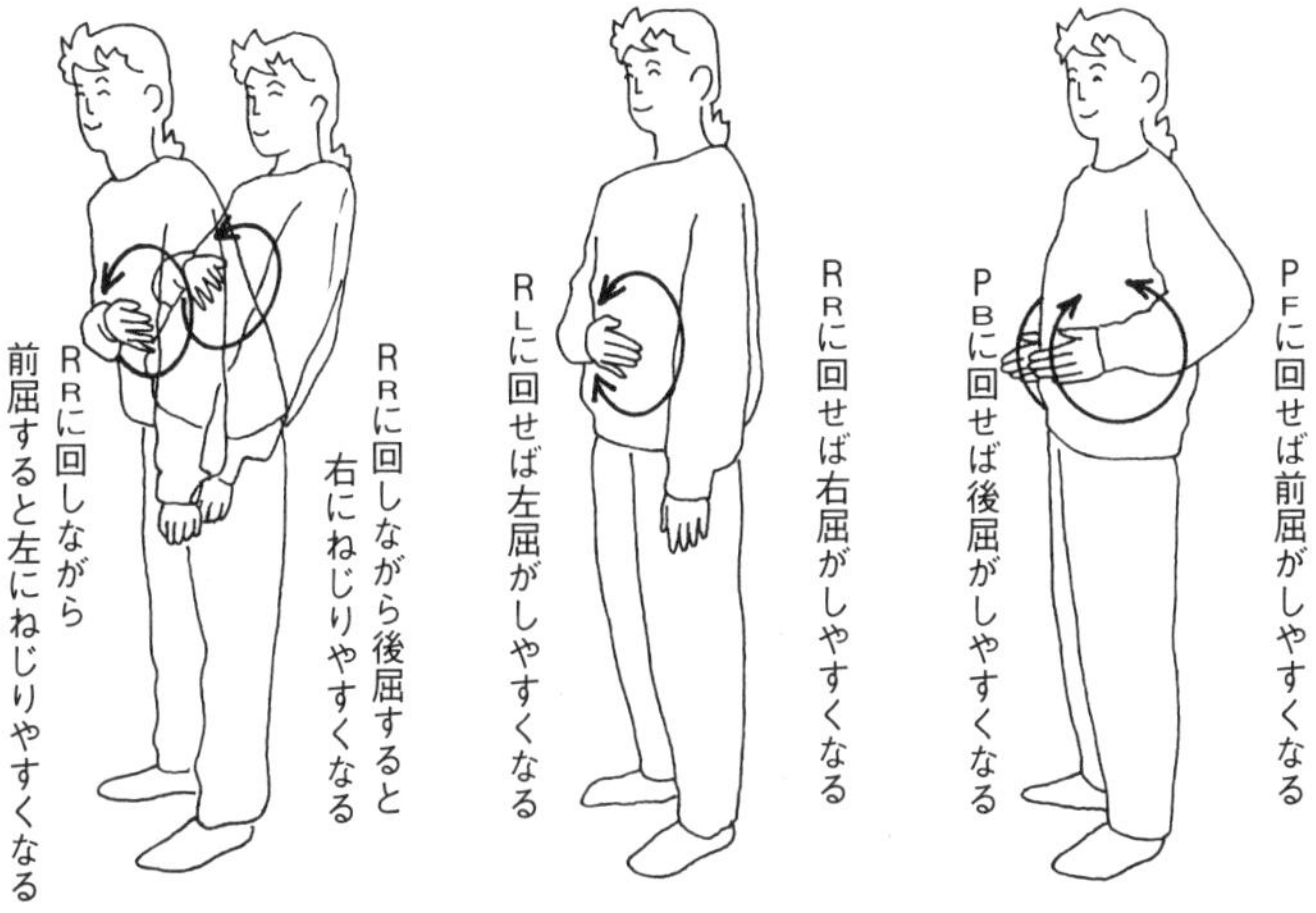
P_Fに回せば前屈がしやすくなる
P_Bに回せば後屈がしやすくなる
R_Rに回せば右屈がしやすくなる
R_Lに回せば左屈がしやすくなる
R_Rに回しながら後屈すると右にねじりやすくなる
R_Rに回しながら前屈すると左にねじりやすくなる

（これは、三軸修正チャートの応用です）

カラダは、こんな簡単なコトで、規則的に変化して、先ほどまでのシンクロの様子を一変させてしまいます。

右にあげた例は、ほんの一例で、脇腹や臍の前、あるいはミズオチの前だけはでなく、カラダのあらゆる部位の近くで、モノを動かし、それらを組み合わせれば、その部位はそのモノの動きにつれて、規則的に変化します。

腹式呼吸のしやすさ、し難さによって、カラダの「現状」が確認できれば、その「現状」、すなわち、そのときの「機能姿勢」を、理想的な「良い姿勢」に一致させる方向に修正すれば、カラダの不都合は立ちどころに消滅してしまいます。

とは言っても、当然のコトながら、器質的な病変のある場合には、まず、カラダのアラインメントを無理なく整え、医療機関に委ね、安心して

「治る」ときを待つにこしたコトはありません。

いずれにしても、複数のモノとコトが、偶然シンクロして現れたデキゴトが、ヒトの営みに不都合を及ぼす確率は、非常に小さく、また、それは不安定で壊しやすいので、そのシンクロのメカニズムと、壊し方の仕組みを理解すれば、器質的な病変にいたるまでに、早めに不都合を解き放つコトは簡単です。

カラダに生じた不都合は、容易に壊せますが、厄介なのは、ヒトのココロに生じたコダワリです。

それまでのココロの癖と、カラダに生じた不都合の度合いにもよりますが、そのコダワリは、生じやすく、壊しにくいようです。

カラダに生じるデキゴトと、ココロに生ずるコダワリとは密接な関係にありますから、まず、カラダに不調をもたらしているデキゴトを壊し、カラダのアラインメントを直すと、カラダの内側の自由度が増し、通りが良くなりますから、生命のレベルが上がります。

イノチのレベルが低下していたときに、ココロを占めてしまったコダワリは、生命のレベルが高まると、もはやそこには留まれず、自然に解放される可能性が生まれます。

三軸修正法では、

「ココロを病んだときには、カラダを直し、カラダが病んだときには、ココロを癒す」

とも言っています。

これが、健やかに過ごすための極意です。

部分を治すのではなく全体のアラインメントを直す

三軸修正法では、肩凝りを治す方法、膝の痛みを治す方法、等々のように、それぞれの部分の苦痛を個別に取り除く方法は考えません。

三軸修正法は、カラダのどの部位も、カラダの全体の一部分と認め、その部分を個別に治そうとするコトより、カラダ全体のアラインメントを修正するコトを心がければ、部分の痛みや不快感は自ずと解消するはずである、というコンセプトによっています。

器質的な病変でないかぎり、頭痛や、指の痛み、肘の痛み、肩凝り、腰痛、膝の痛みなどの、カラダのどこかに不快感や機能低下などが生じている場合には、とにかく、全身のアラインメントを直せば、カラダは直ちに治そうと機転を働かせ始めます。

カラダのアラインメントの修正が上手くいくと、まず、背が伸びたような感じがして呼吸が楽になり、目の前が明るく感じ、カラダ全体が軽くなったような爽快な気分がやって来ます。

筋肉を無理にストレッチしたり、強く押したり、揉みほぐす必要はありません。

カラダは周囲の物理的な変化に、敏感に、しかも、規則正しく反応する性質をそなえているということを記してきました。

その性質を自由に応用してカラダを整えれば、カラダはそれなりに活き活きしてきます。

三軸修正法の根本的なコンセプト（全体を貫く統一的な視点や考え方）は、今までに述べてきましたカラダに関する情報を、自分なりに加工して、自分なりの方法（やり方）を創造するコトです。

カラダの直し方の方法（やり方）は、そのときのカラダの状態によってそのつど異なりますから、この場合にはこのように直すというコトを固定的に言ってしまいますと、そのわずかな例が、聞く側の固定観念になって、自由の創造の妨げとなり、三軸修正法の可能性をかえって狭くしてしまいます。

三軸自在な、カラダに関する基本的な情報を、あなた流に加工して利用すれば、その可能性は無限に拡がります。

そのやり方の例をあげるコトは、私の本意ではありませんが、三軸修正チャートの応用の例を少々図示しておきますから、あなたの三軸修正法を創造するための参考にして下さい。

三軸修正チャートの応用例

簡単にできる三軸修正チャートの応用例をいくつかご紹介いたします。

応用例は、イラストとその説明で構成されています。

まず三軸修正チャートをご覧ください（本文154ページ）。

プレセッションを使った三軸修正法の動作は、この三軸修正チャートに集約されています。

このチャートを上手に活用することで、あらゆる動作に応用させることができますので、ご自分でもチャートのどの項目を利用するのがいちばん便利か考えながら読み進めてみて下さい。

三軸修正チャートの使い方

チャートの左上を見てください。現状↓修正方向と書いてあり、その下にはPB↓PFと書いてあります。これは、観察者から見て後ろに傾いているものを前方方向に修正したいときにこの行を見ればその方法が書いてあるということです。

その行には動作が4種類あって、そのどれを選択するかは行う人の自由ですし、その動作はどれも同じことなのですが、カラダに当てはめたとき、行いやすいものと行い難いものがありますので、動作しやすい、あるいは手勝手がよい方法を選択するようにして下さい。

動作についても注意点が二つあります。

その一つ目は、たとえばＹＬＲＲという動作の場合、左へねじり、右に倒すという動きになるのですが、この二つの動作は間をあけずに行われなければならないということです。これは、二つの回転の合成によりプレセッションが起こるということを考えれば、しごく当然といえるでしょう。

そして二つ目は、一つ目の動作を行った後、二つ目の動作に移る際に、一つ目の動作が終わった状態のまま元に戻さないように気をつけて二つ目の動作に移らなければならないということです。

たとえばＹＬＲＲの場合、左にねじったものを戻さずに、その姿勢から右に倒さなくてはならないということです。ＹＬから元に戻してしまうと、それはＹＲを行ったのと同じことになってしまうので注意が必要です。

以上、これらの大まかな注意点に気をつけて三軸修正チャートを使ってみましょう。

実際の動作の説明で、もう少し詳しい説明をいたしますので、先へ進んでみてください。

若さの指標としてよく皆さんがしている柔軟性のテストで三軸修正法を体験してみましょう。

両足の開脚修正

まず、イラストのように足を伸ばして座って、どれくらい足が開くか試してみてください。

この姿勢がスタートです。

まず右足を右に開いて見ましょう。

右足を右に開くということは、Y_LからY_Rにしたいということなので、チャートのY_L↓Y_Rを見てみます。4種類の動作がありますが、ここでは(i)の「R_RP_B」を選択して足を広げてみましょう。

① R_Rは、右足を右にねじる動き（右足の爪先を右に倒す動き）です。

② P_Bは上体を後ろに反らす動きです。

この上体からチャートのもう一つの動きを連続して行なえるので続いてY_L↓Y_R(ii)のR_LP_Fも行なってしまいましょう。

③ R_Lは右足を左にねじる動きです。

④ P_Fは上体を前に傾ける動きです。

いかがですか？　右足が開きやすくなりましたか？

次は左足を開きやすくしてみましょう。

今度はY_R↓Y_Lの中から選択します。

ここでは、R_LP_BとR_RP_Fを右足同様、連続して行ってみます。

⑤ R_Lは左足を左にねじる動きです。

⑥ P_Bは上体を後ろに倒す動きです。

開脚修正

右足を開きやすくする

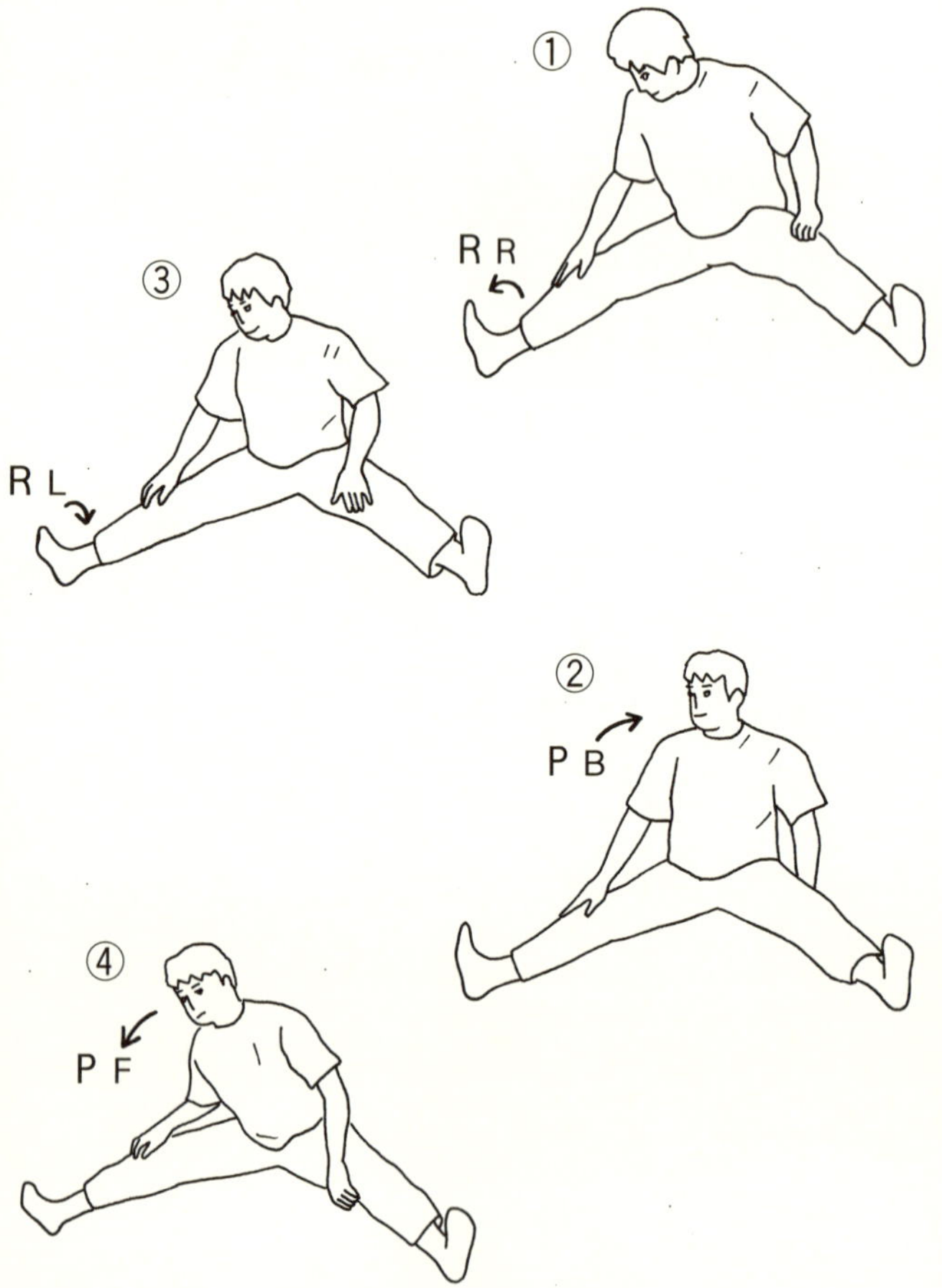
①
R R
③
R L
②
P B
④
P F

両足の

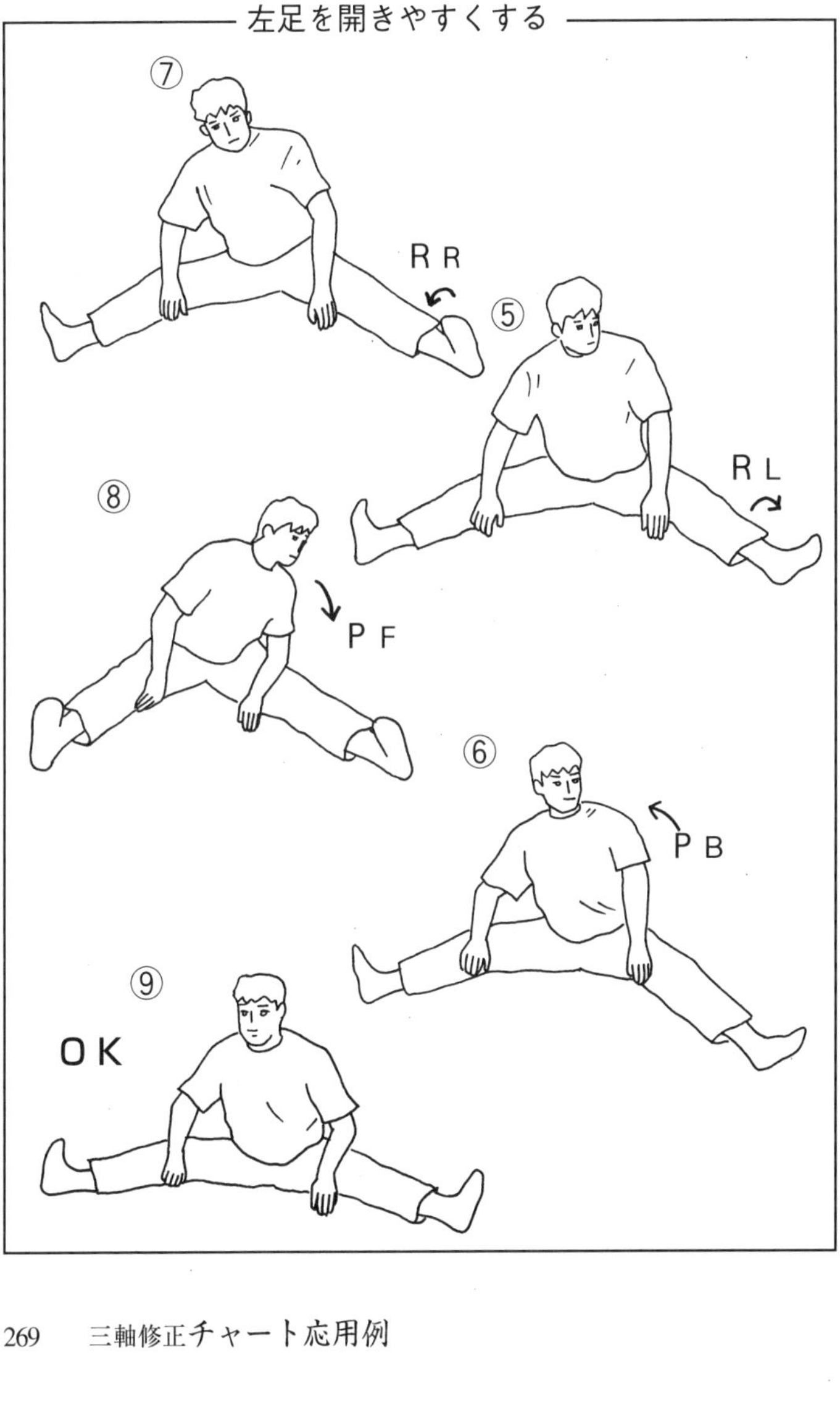

左足を開きやすくする
⑦
RR
⑤
RL
⑧
PF
⑥
PB
⑨
OK

⑦　Ｒ$_R$は左足を右にねじる動きです。
⑧　Ｐ$_F$は上体を前に倒す動きです。
⑨　これで両足とも開きやすくなったことでしょう。

このとき注意しなくてはならないのは、例はあくまでも例ですので、これにとらわれてはならないということです。ご自分の発想で、動かしやすいものを選択しておこなっても同じ結果が顕われます。様々な方法を試して下さい。

また、Ｒ$_L$などの記号に動作の説明を加えていますが、これらは、たまたま足を開くという動作に当てはめた場合の説明ですので、ご注意下さい。Ｒ$_L$はあくまでも、Rolling Leftwardという意味です。

次に手首の動きを使ってＰ（Pitching）、Ｒ（Rolling）、Ｙ（Yawing）、の確認をして見ましょう。

手首は自由に動かすことができるので、Ｐ、Ｒ、Ｙの3動作について理解を深めることができるでしょう。

まず、観察しやすいように基本の姿勢をつくります。

立った状態で肘から先を手前に曲げます（小さく前へならえの状態、イラスト参照）。このとき親指が上にあるように構えて下さい。

手首のヨーイング修正

基本姿勢から、手首のヨーイングについて左右差を調べてみましょう。

両手を同時に反らせてみて、反らせにくいほうを見つけます。それでは、どうも右手が反らせにくかったとして、それを修正してみましょう。

基本姿勢から右手を反らせにくいということは、ヨーイング方向で右に回転させたいということですので、チャートの$Y_L \to Y_R$の中の動きを行なえばよいのです。ここではR_L P_FとR_R P_Bを組み合わせてみましょう。

① R_Lは手の平を内側にねじる動きです（角度はわずかでかまいません。以下、どの動きも同様です）。

② P_Fは手を前へ倒す動きです。

③ R_Rは手のひらを右に起こす動きです。

④ P_Bは手を手前に起こす動きです。

⑤ これでY_R方向に修正されました。

手首のピッチング修正

今度はピッチング方向の修正です。

小指を下に傾けるような動作で手首を下に傾けます。では、右手が動かしにくかったとして、

動きを修正

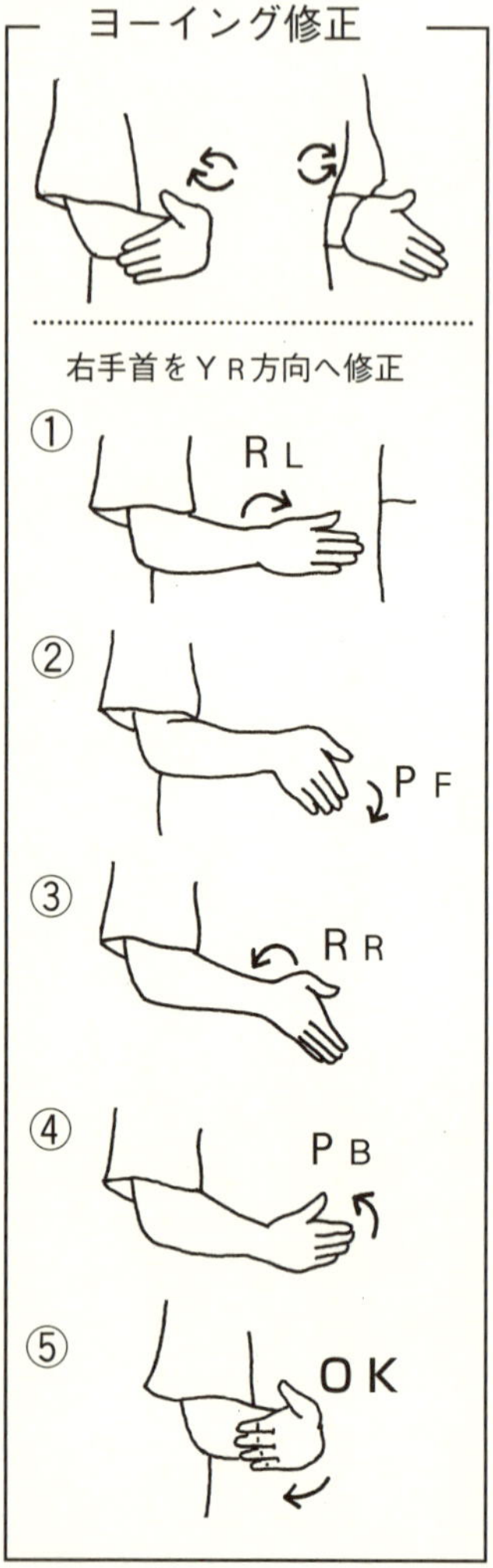
ヨーイング修正
右手首をＹＲ方向へ修正
①
R L
②
P F
③
R R
④
P B
⑤
OK

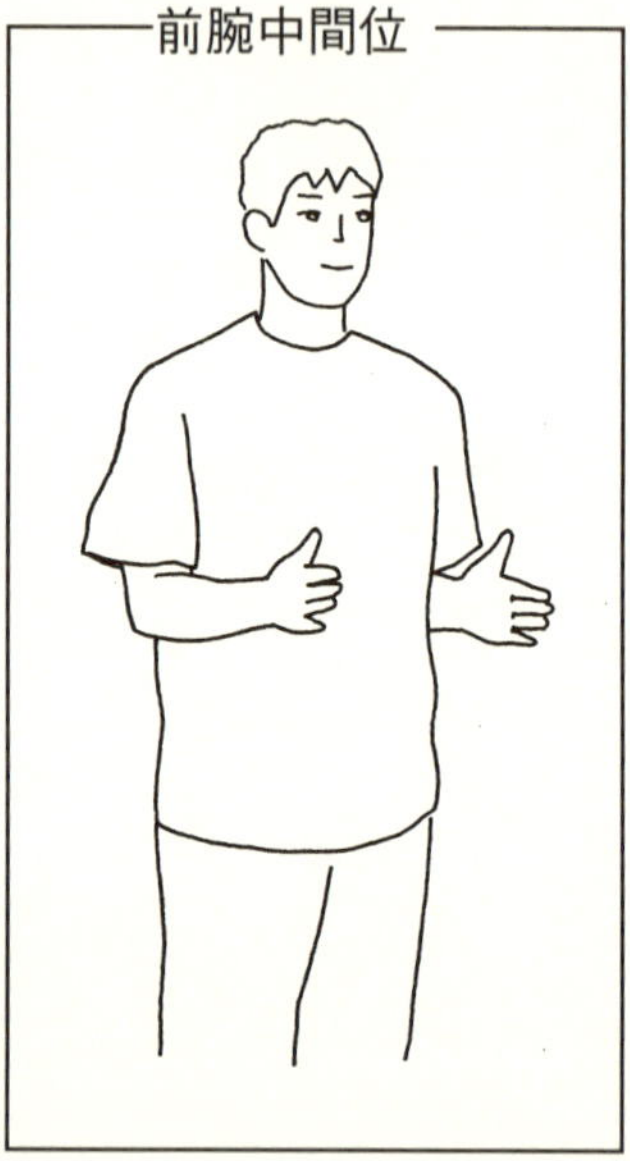
前腕中間位

手首の

ローリング修正

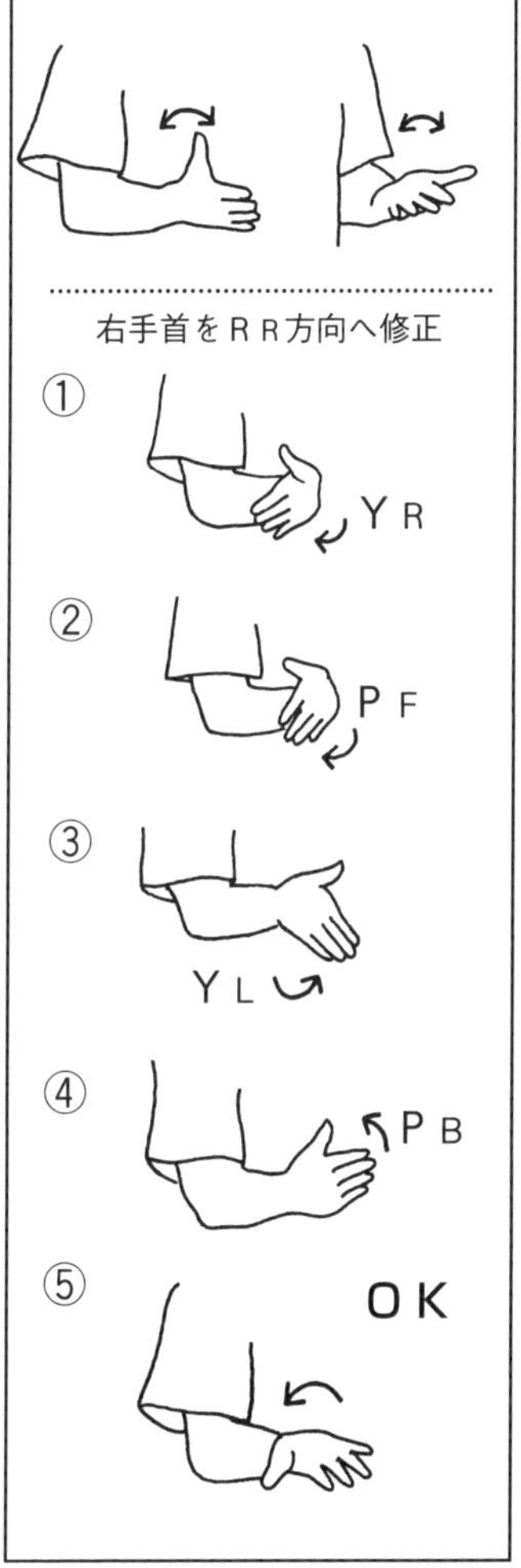

右手首をＲＲ方向へ修正
①
ＹＲ
②
ＰＦ
③
ＹＬ
④
ＰＢ
⑤
ＯＫ

ピッチング修正

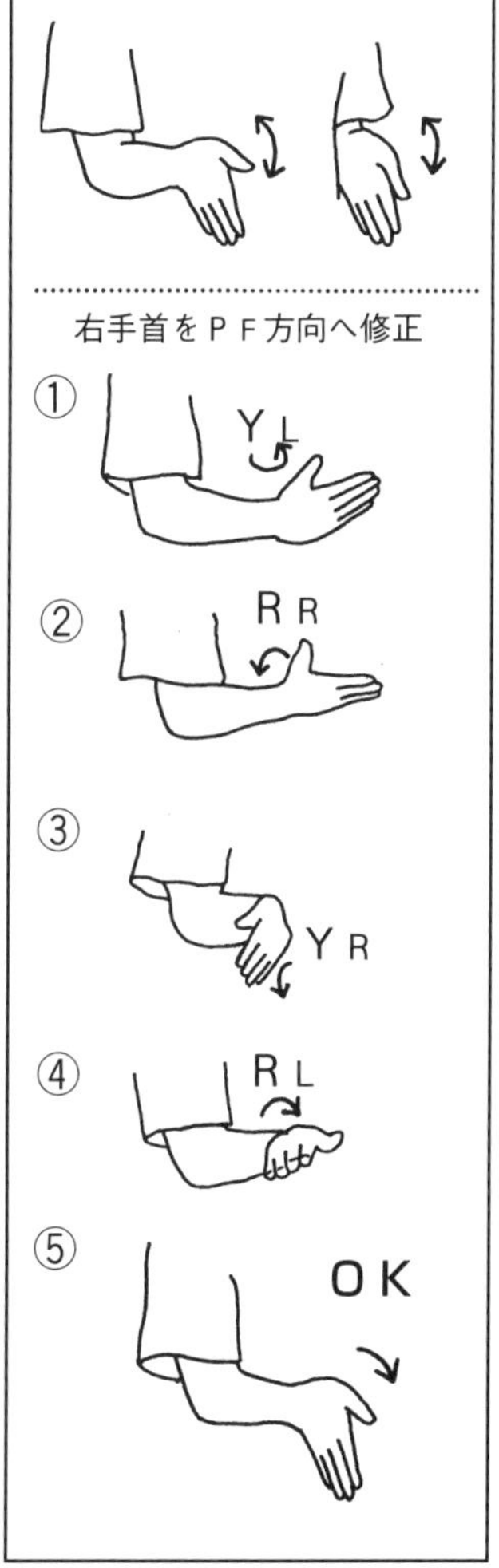

右手首をＰＦ方向へ修正
①
ＹＬ
②
ＲＲ
③
ＹＲ
④
ＲＬ
⑤
ＯＫ

それを修正してみましょう。

下に傾けにくいということは、P_Fの方向に修正すればよいので、チャートのP_B↓P_Fから選択します。

ここでは、$Y_L R_R$と$Y_R R_L$を組合せてみます。

①　Y_Lは手のひらを内側に曲げる動きです。

②　R_Rは手を外へねじるような動きです。

③　Y_Rは手を外へ曲げる動きです。

④　R_Lは手のひらを内側へねじるような動きです。

⑤　これでピッチング方向の修正ができました。

手首のローリング修正

最後にローリング方向の修正です。

両手を外にねじるような動きで、左右を比較してみましょう。

では、右手が動かしにくかったとして、それをR_R方向へ修正してみましょう。

チャートのR_L↓R_Rから$Y_R P_F$と$Y_L P_B$を選択しました。

①　Y_Rは手を外へ曲げるような動きです。

②　P_Fはそのまま手を前へ倒すような動きです。

③　Y_Lは外に曲げた手を元に戻す動きです。

④　P_Bは手を手前に起こすような動きです。

⑤　これでローリング方向の修正ができました。

P、R、Yの感覚を少しずつ理解されてきたと思います。この感覚を広げていけば、様々な状態に応用ができますので、どんどん活用してみて下さい。

イラストを終えて

ヒトは自分自身が周囲や社会の習慣の中で作り上げてしまった価値観で、自分を知らず知らずのうちに縛って苦しめているものです。それは時代や環境の変化、身体上の問題が起きたとき、一層顕著になります。

自ら作ってしまった自分自身の持つこだわりに気づいて、心の底から自分を開放し、自分の本当の可能性を拓いていくためには、今まで自分が作り上げてきた価値観で、モノ・ゴトを見たり、考えたりすることを、ちょっとストップさせ、自然の法則の中でヒトの存在を見つめ直し、そこから、自らの生きる道を探っていった方が、生命《イノチ》の理に適っていると言えるのではないでしょうか。

どんなに文明が進んだと言っても、ヒトは自然の一部であることから逃げて生きることはできません。人の世も、そして私達ひとりひとりの存在も、さらにどんな些細に思われるカラダや周囲に起こったでき事も、もとは自然の営みの中から発しています。

ですから、自分やその社会で作った価値観で判断することを止めて、一度、自然側のスケールからモノ・ゴトを捉え直してみるのです。すると、押しても引いても、右にも左にも動きようのない膠着感に包まれて、不自由さを感じていた自分の内《うち》・外《そと》の世界に、この宇宙の姿のように、普遍的な法則と秩序の中で、豊かで、変化に富み、躍動的で、活気溢れるモノ・ゴトの存在の様子や、その宇宙の一部を担っている、自分の生命《イノチ》の存在に気づくことができます。

三軸修正法は、非常に合理的かつ効果的なカラダの調整法であるばかりではなく、いちばん身近な自然であるカラダのフルマイを通して、モノ・ゴトの観方、考え方を学び、自分のセンスを磨いて、どんな状況の中でも、溌剌として生きていけるよう、心とカラダの自由度を亢めていこうとするレッスンでもあるのです。

今回描いたイラストの多くは、私が主催する三軸修正法の研究会の場で、それぞれのコンセプトの説明のために使ってきた簡単な模式図を、少しでも読者の皆さんの興味を膨らませていただけるよう工夫して描いたつもりです。その中でも特に、小宇宙と言われるカラダの粒子としてのハタラキであるとか、絶えず流動して変化していく様を表現できればと、実際にクライアントさんの調整にあたるとき、終始、自分の中にある宇宙のイメージや、自然界のダイナミックな動きを投影して向かうように心がけてみました。（普段調整にあたるときは、特別意識せずにやっているのですが）

そんな試行錯誤の結果、なんとか描き終えました。しかし何と言っても、私のイマジネーションの乏しさや、自然科学に関する浅学さ、描写力の拙さは如何ともし難く、そのあたりのところは、読者の皆さんの豊かな感性で補って下さい。

最後になりますが、池上六朗先生、アシュラム・ノヴァの皆さん、おかげ様で無事イラストを描き終えることができました。本当にありがとうございました。

そして、福岡でともに三軸修正法を学び、育てて来てくれた、あーす☆わーくす（福岡三軸自在の会）の皆さんに、深く深く感謝いたします。

田代光児

あとがき

カラダの近くでモノが動くとそれにつれてカラダに規則的な変化（柔軟性などに）が起こるコトは認める、しかし、なぜ、そのようなコトが起こるのか？

前著『カラダ・ボンヴォヤージ』を読まれた人々から、右のような質問がいちばん多く寄せられました。

この質問に答えるのは、私にとって、いちばん厄介なコトなのです。

なんとかお茶を濁すコトはできても、本当のところは、今の私には答えるコトはできません。

人類の歴史は数百万年とも言われていますが、今のところ、いままでにこの本で記したようなコトを、誰も研究した形跡は見当りませんから、なぜ、カラダの近くでモノが動くと、それにつれてカラダに規則的な変化がもたらされるのか？　という問いに対しては、後の研究者の研究結果に期待するしか仕方がありません。

しかし、この本に記したコトが、カラダに規則正しく顕れるコトだけは確かです。

そこに規則性が認められれば、その現象の原因は定かではなくても、カラダを「直す」コトにはその規則性が利用できます。

私はアカデミカルな研究者ではありませんから、そのなぜ？にこだわるコトには興味はありませんが、今までの、カラダに関する常識が、チョット怪しいのではないか、というコトには大いに興味をそそられます。

その常識の怪しさの最たるものは、人類が立ち上がるコトによって、宿命的に肩凝りや腰痛が生ずるというものです。

なぜ、このような常識が定着したのか、それには、おおよその見当がつきます。

そのような常識を信じ、それをまことしやかに喧伝しているヒトは、おそらく、カラダの内側のデキゴトと、カラダの外側のデキゴトを一緒くたにしているようです。

レントゲンの映像を見ますと、立っているヒトの脊柱は、いくつもの椎骨が縦に積み重なっているように窺えましたから、そのコトを煉瓦を積み上げたコトと同じように考えてしまい、腰椎の下の方に（腰仙関節などに）上半身の体重がすべて掛かっているように錯覚しているのかもしれません。

生きているカラダの内側は、常にみずみずしく、常に動いています。

私は商船学校で教育を受け、十年ちかく現役の航海士としての経験があります。

船乗りの感覚からして、水の中のモノには、その体積に見合う分だけの水の重さに相当する浮力が、重力の働く方向とは反対に、上向きに働くコトが常識です。

船は水という液体に浮いていますが、船の煙突から出る煙は空気に浮いて上昇をしていきます。

船には、少々の力では動かすコトのできない、大きなモノも積みますが、チョットの力で動かすコトのできる粒状のモノや、粉状のモノも積載します。

そのようなモノは船が動くと、流体として振舞い、その中のモノに浮力を与えます。

たとえば、箱の中に乾いた砂を入れ、その中にピンポンの玉を埋め込みます。

砂が動かないでいるときには、その玉は砂の中に埋もれていますが、箱を動かし砂が流体として振舞いはじめると、ピンポン玉が浮いてきて、砂の上に顔を出します。

食卓にある胡麻塩のビンを振っていると、軽い胡麻が塩の上に浮いてきて、胡麻と塩の配分が変わってしまいます。

浮力は水のような液体の中だけに生ずる力ではなく、気体の中でも、粉や粒子状のモノが動いて流体になるとその中でも生じます。

流体の中のモノに働く上下の圧力差によって生じますから、浮力は重力がなければ生じません。

また、浮力は液体の中のモノの上下の差のみによって（そのモノの横方向からの圧力は釣合って打ち消し合います）生じますから、その流体の量には関係ありません。

たとえば、ヒトのカラダは大海原でも、プールでも、風呂の中でも浮くコトができます。

ヒトのカラダがヤット入る狭い容器の中でも、海水が満たされていれば、大海原のときと同じ浮力が得られます。

頭のテッペンまでの深さのプールの底に立って、その足の甲の上に、他のヒトが（たとえ小錦関のような大きなヒトでも）つま先で立っても、その重さを感じるコトはほとんどありません。

いくら重いヒトでも、水中では、小指一本で上下に動かすコトができます。

カラダの内側は絶えず動いていて、しかも、水分が満ち満ちています。

カラダの内側のモノはすべて、そのモノの上下の圧力差により、浮力を得ていますから、そのモノをカラダの外に取り出して、重さを測り、それらが積み重なったモノがヒトのカラダだと想像するコトは、明らかに勘違いです。

生きているヒトの骨は（特に椎骨は）、立つコトによって、宿命的に負わされている重力に抗するためにあるのではありません。

その証拠に、水の中で浮力を得ながら生活している、イルカの椎骨を水族館などで観ますと、イルカは自分と同じくらいの大きさなのに、かなり大きな椎骨が連なって、立派な脊柱を成しています。

このコトから、椎骨と椎骨の面に、なにがしかの圧力が掛かったとしたら、それは、筋肉の収縮により生ずる圧力です。

プールの底に立って、その足の甲に小錦関がつま先で立っても、痛みは感じませんが、反対側の自分の足の先で、足の甲を押すと、けっこう痛く感じるものです。

重力によって足の甲が押されたわけではありません。

これは、あきらかに、反対側の脚の、自分の筋力によって、足の甲が押されたのです。重力によって足の甲が押されたわけではありません。

カラダの内側では、このようなコトが起こっているのです。

骨格のアラインメント（立て付け）が狂ったまま、カラダを動かすと（筋肉を機能させると）関節の接触面が小さくなり、ちょうどプールの中で反対側の足の甲をつま先で押すようなコトが起こります。

圧力というコトは、単位面積あたりに、どれだけの力が掛かるかというコトですから、同じ筋力で足の甲を押しても、つま先ではなく、足の裏ぜんたいで押せば痛くありません。

このコトをわきまえてカラダに関する常識を疑い始めますとキリがありません。

この本で記したコトを確かめた上で、それを基にして、カラダに関する常識のウソを暴き始めますと、判じ物を解くようで、けっこうオモシロく、けっこうハマリます。

退屈な時などには打ってつけです。

「カラダ・ランドフォール」の覆刻にあたり、内田樹先生からご丁寧な解説を頂戴しました。望外の幸せです。

先生の著書「寝ながら学べる構造主義」が取り持つご縁ですが、寝ながらではとても構造主義は学べませんでしたが、こんなに素敵なご縁に繋がる素晴らしい本です。

三軸修正法を研究される方は、世界や社会の諸々の出来事から関係の構造を取り出して、その連関を考える試み、方法、とも言われる構造主義に触れられるコトをお薦めします。

　カラダのコトを知ろうとすると一般的にはまず解剖学の洗礼を受けます。そこで私たちは骨や筋肉などの事物があって、それに名前（記号）をつけたのだなと思い込んでしまい骨や筋肉に意味を感じてしまいます。でも骨を筋肉と言い、筋肉を骨と今日から言おうよとみんなで取り決めれば、何の不都合も生じません。そのモノ・コトが何であるかの意味を決める標識はモノ、コトそのものではなく、他のモノ・コトがそうでない、という〝差異〟によって決まるというコトが分かると、ヒトに対する観察の仕方も変わってきます。しかし、わたしたちは、その時代、その地域、集団の使う言葉で考え、感じるコトから自由ではありませんから、自分の思考回路の配線を変えてみようと試みてもナカナカうまくいきません。

　そこで観察と言うことは、どの様なコトかと改めて考えてみますと、その観察する対象を意味付けることであると言うことに気がつきます。その意味付けると言うことは、その母体、たとえばその固有の母体に意味があるのではなく、そのもの自体に実質があるのでもなく、そのものの周辺との〝差異〟すなわち違いを見付けるということです。その標識として言葉というものが存在するのだということも、自ずと理解できます。ですから対象を観察するときの言葉を換えてみますと観察されるモノとコトが違って認識される可能性が生じてきます。

　ですからカラダというモノを観察するときに今までの常識、たとえば、骨とか筋肉などの解剖学や生理学でもちいる言葉のグループから遠く離れた言葉のグループで観察する工夫をしてみますと意外な事実が観察され始めます。

三軸修正法では、カラダというモノを新しい視点で観察するために、本文でもちいた力学の用語を使って思考実験をしてみました。カラダは、私といつも一緒にいる貴重な実験室です。様々な実験材料が備わっている便利なモノです。みなさまも色々実験してみて下さい。新しい成果を是非お知らせ下さい。

覆刻にあたり何回もアシュラム・ノヴァに足を運び、私の我が儘を聞き届けて下さったＢＡＢジャパンの皆様に心から感謝いたします。

内田先生の貴重な「解説」に啐啄され「三軸自在」という蟠竜《はんりょう》が昇天できるかもしれません。

有り難うございました。

２００３年９月28日

著者略歴

池上　六朗（いけがみ　ろくろう）

1936（昭和11）年、長野県松本市生まれ。富山商船高等学校専攻科（航海科）、中部柔整専門学院、姿勢保健均整専門学校卒業。現在、「三軸自在の会」主宰。

イラスト協力

田代　光児（たしろ　こうじ）

1960（昭和35）年、東京生まれ。あーす☆わーくす（福岡三軸自在の会）主宰。福岡を中心に、三軸修正法の指導・普及に活躍中。

アシュラム　ノヴァ
〒160－0023
東京都新宿区西新宿４―32―６　パークグレース新宿408
03-3320-8931　http://www.sanjiku.com/

■装幀■
中野岳人

自然法則がカラダを変える！

三軸修正法

2003年11月10日　初版第１刷発行
2016年５月10日　第12刷発行

著　者　池上六朗
発行者　東口敏郎
発行所　株式会社ＢＡＢジャパン出版局
〒151－0073東京都渋谷区笹塚１－30－11中村ビル
TEL 03-3469-0135（代表）03-3469-0190（編集部）
FAX 03-3469-0162
URL http://www.bab.co.jp/
E-mail shop@bab.co.jp
郵便振替00140-7-116767
印刷・製本　株式会社　シナノ

ISBN4-89422-620-0　C0077
＊乱丁・落丁はお取り替えします。

BOOK & DVD Collection

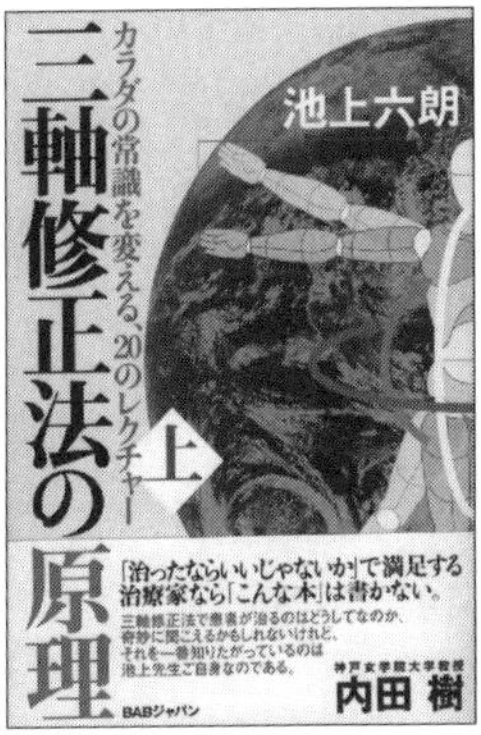

BOOK

三軸修正法の原理 上巻

20 の講話が、アナタの“カラダ観”を変える!
あの“幻の処女作”の新装版!

11 年前に発刊され、絶版となって久しく、ファンの間で幻の書として復刊を待望されてきた、池上六朗氏の処女作の新装改訂版。

■目次:コンセプト/ポジション/三軸自在/引き合う力/エントロピー/粒子/重力/カラダの構造/コリオリ力/方位と曲げやすさ

●池上六朗 著　●四六判　●332頁
●本体1,900円+税

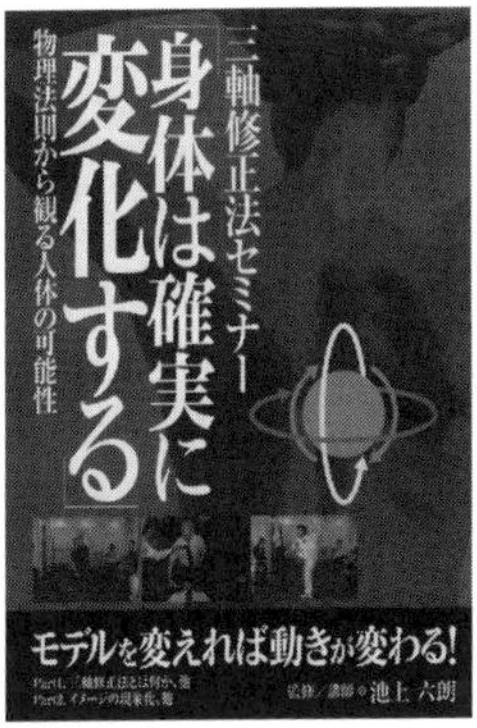

DVD　三軸修正法セミナー

身体は確実に変化する

様々な事例を通して三軸修正法の実際を紹介。身体の安定や柔軟性、動きの滑らかさ、そして個と個の関係性など。人体をごく小さな粒子の充積体として捉え全ての状況を必要最小限の物理法則で解釈。単純な動きと意識の違いで、身体は確実に変化する!!　講師◎池上六朗

■内容:第1部(三軸修正法とは何か/三軸の実際 1/微粒子に働きかける/三軸の実際 2/三軸の実際 3/自転の影響/向きを考える/コリオリの力/空間での影響/感じる大切さ)、第2部(三軸の実際 4/三軸の実際 5/三軸の実際 6/発想を柔軟にする/振動と整列/イメージの現象化/三軸の実際 7/投げとプレセッション/ベクトルとは/三軸の体感 1/三軸の体感 2)

●収録時間102分　●本体9,524円+税

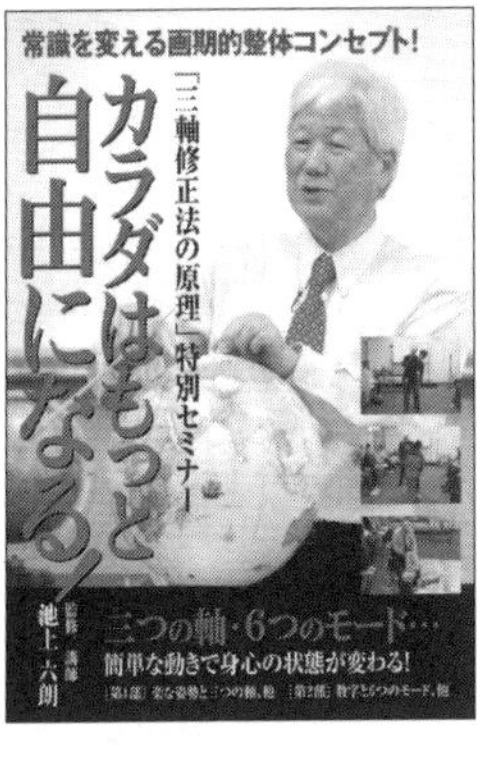

DVD　『三軸修正法の原理』特別セミナー

カラダはもっと自由になる

三つの軸・6 つの方向…　簡単な動きで身心の状態が変わる!　物理法則と簡単な動きで、身心を整えていく画期的な整体コンセプト—　“三軸修正法”。 本巻はその基本と実践例を豊富なボディワークを通して詳しく講習していきます。　講師◎池上六朗

■収録内容:Part1(74 分)…自然界との関わりと変化の予測・楽な姿勢と三つの軸・三つの軸を回転させる・状態は相手に伝わる・同じ状態は一秒も続かない・コヒーレンスと状態の変化・イメージでも状態は変わる・人間と小さな粒の集まり・その他　■ Part2(59 分)…三つの軸の原理と働き・プレセッションという現象・数字と6 つのモード・様々な部位への対応・地球の自転と人間の変化・骨盤の調整と開排制限の改善・頭部の調整・その他

●本体9,000円+税